高齢鍼灸学

高齢者の保健・福祉と鍼灸医療

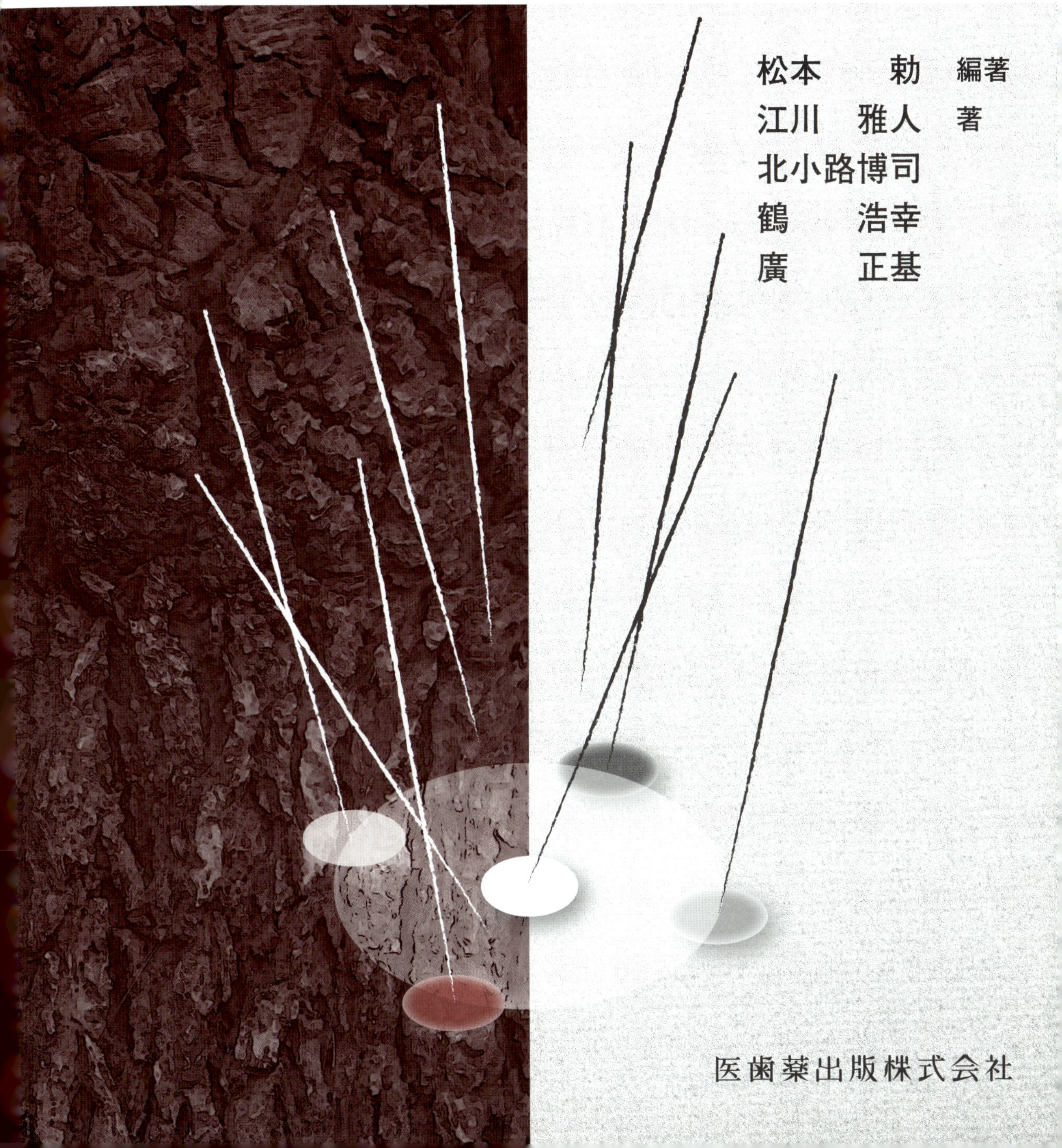

松本 勅 編著
江川 雅人 著
北小路 博司
鶴 浩幸
廣 正基

医歯薬出版株式会社

執筆者一覧

【編著者】
　松本　勅（まつもと　ただす）　明治国際医療大学名誉教授

【著　者】（五十音順）
　江川　雅人（えがわ　まさと）　明治国際医療大学教授
　北小路博司（きたこうじ　ひろし）　明治国際医療大学教授
　鶴　浩幸（つる　ひろゆき）　明治国際医療大学講師
　廣　正基（ひろ　まさき）　明治国際医療大学准教授

This book was originally published in Japanese under the title of :

KOREI SHINKYUGAKU
(Acupuncture Treatment for the Elderly)

Editor :
MATSUMOTO, Tadasu
　Professor emeritus,
　Meiji University of Integrative Medicine

© 2013 1st ed.

ISHIYAKU PUBLISHERS, INC.
　7-10, Honkomagome 1 chome, Bunkyo-ku,
　Tokyo 113-8612, Japan

序　文

　鍼灸治療の対象患者は従来から高齢者が多くを占めています．近年は高齢化が特に著しく，高齢者の増加とともに「虚弱高齢者」や身体の不自由度が高いために「介助・介護を要する高齢者」が増加の一途をたどっています．このような状況にあって，鍼灸治療の受診患者も介助・介護を必要とする不自由度の顕著な高齢者が増えており，鍼灸院などへの通院可能な，自立度の高い患者への対応のテクニックのみでは対応できない場合が生じていると思われます．

　したがって，今後，鍼灸臨床を行っていくためには，心身の障害があって介助・介護を必要とする高齢者の心身の特徴の理解とともに，介護・介助の知識とテクニックを持つことが必要となり，さらに高齢者保健・福祉，介護等の制度も理解して，本人および家族の相談に応じ，制度の活用をアドバイスできることが必要となってきております．

　そこで，老年医学と鍼灸医学を統合した新しい鍼灸医療の分野として創設し，明治国際医療大学で教育されている「高齢鍼灸学（旧・老年鍼灸学）」の内容をもとに，本書を作成しました．

　本書は，虚弱高齢者や要介護高齢者に対する臨床において必要な鍼灸医療および保健・福祉・介護（ケア）に関する「知識と技術」について述べたものであり，鍼灸の臨床や教育にご活用頂けることを願っております．本書を日々の臨床や教育に少しでもお役立て頂ければ幸甚です．

　最後に，本書の出版にあたりご協力，ご尽力頂きました医歯薬出版の竹内　大氏をはじめスタッフの方々に深く感謝いたします．

2013 年 2 月吉日

編著者　松本　勅
著　者　江川　雅人
　　　　北小路博司
　　　　鶴　浩幸
　　　　廣　正基

目　　次

序文 / iii

第 1 章　高齢化の現状および今後の課題

1. 高齢化の実態 ･･ 1
    1）人口動態と疾病の推移 /1　　2）高齢化社会，高齢社会 /2
    3）年齢別人口および年齢3区分別人口の推移 /3　　4）平均寿命と健康寿命 /5
2. 高齢者の健康と愁訴 ･･ 6
    1）高齢者の健康状態 /6　　2）医療機関への受療状況 /8
    3）愁訴の種類と有訴者率 /10
3. 高齢者の問題と今後の課題 ･･･ 12
    1）高齢者の諸問題 /12　　2）将来へ向けての主な課題 /16

第 2 章　老化および高齢者の疾病の特徴と対応

1. 老化について ･･ 17
    1）老化の概念，メカニズム /17　　2）東洋医学にみる老化 /20
2. 高齢者の疾病の特徴，代表的疾病 ･･･ 23
    1）高齢者の疾病の特徴 /23　　2）高齢者にみられやすい主な疾患，問題点 /24
3. 高齢者への対応 ･･ 25
    1）敬愛の念 /25　　2）老年期の心身の特徴 /25　　3）日本の老年期の人格の特徴 /25

第 3 章　高齢者に特有な病態，介助の基礎と評価法

1. 高齢者に特有な病態（老年症候群）･･･ 27
    1）認知障害（認知症，健忘症候群）/27　　2）精神障害（うつ状態，うつ病）/28
    3）尿路障害（排尿障害）/29　　4）視聴覚障害 /29　　5）転倒，骨折 /30
    6）姿勢異常 /31　　7）歩行異常 /33　　8）寝たきり /33　　9）褥　瘡 /34
2. 介助の基礎 ･･ 37
    1）車いすで移動の介助 /37　　2）移乗動作 /39　　3）体位変換 /41

3. 高齢者の評価法 ··· 42
　　1）高齢者総合的機能評価（老年医学的総合評価：CGA）とは /42
　　2）その他の各種評価票 /45　　3）障害高齢者・認知症性高齢者の日常生活自立度 /46

第 4 章　高齢者に対する鍼灸治療の役割

1. 主な鍼灸治療研究 ·· 49
　　1）特別養護老人ホームおよびケアハウス入所者に対する鍼灸治療の成績 /49
　　2）鍼治療による歩行速度の変化 /51　　3）鍼灸治療による姿勢の変化 /52
　　4）鍼治療による夜間頻尿の変化 /52
　　5）その他の研究結果（シルバー鍼灸等調査研究事業など）/52

2. 高齢者に対する鍼灸治療の役割 ·· 63
　　1）シルバー鍼灸マッサージ等調査研究およびその他の研究による鍼灸治療の効果 /63
　　2）鍼灸治療の役割 /63

第 5 章　高齢者に対する鍼灸臨床の実際

1. 頸部痛・頸腕痛 ··· 67
　　1）筋・筋膜性頸部痛 /67　　2）変形性頸椎症 /70　　3）後縦靱帯骨化症・石灰化症 /71
　　4）黄色靱帯骨化症・石灰化症 /73　　5）黄色靱帯肥厚症 /73

2. 肩　痛 ·· 73
　　1）肩の痛みの原因 /73　　2）肩関節周囲炎 /74

3. 背部痛 ·· 83
　　1）背部痛の原因 /83　　2）胸郭の構造と機能（機能解剖）/83
　　3）筋・筋膜性背部痛 /84　　4）胸椎の椎体圧迫骨折 /87
　　5）骨粗鬆症による円背形成後の背部痛 /88

4. 腰痛・腰下肢痛 ··· 89
　　1）原　因 /89　　2）主な診察所見 /94　　3）鍼灸治療 /97

5. 股関節痛 ··· 98
　　1）股関節の構造と機能（機能解剖）/98　　2）股関節痛の原因 /100
　　3）変形性股関節症 /100　　4）大腿骨頸部骨折 /102

6. 膝　痛 ·· 104
　　1）膝の構造と機能（機能解剖）/104　　2）膝の痛みの原因 /109
　　3）変形性膝関節症 /110

7. パーキンソン病（パーキンソン症候群）··· 115
　　1）パーキンソン病，パーキンソン症候群とは /115　　2）症　状 /116
　　3）重症度判定と評価方法 /117　　4）治療方法 /118　　5）鍼灸治療 /119

8. うつ病（うつ状態） ··· 122
 1）うつ病とは（定義等）/122　2）頻　度 /122　3）症　状 /122
 4）診断と評価法 /123　5）治療方法 /123　6）鍼灸治療 /125

9. 慢性閉塞性肺疾患（COPD） ··· 128
 1）慢性閉塞性肺疾患とは /128　2）病　態 /128　3）原　因 /128
 4）頻　度 /129　5）症　状 /129　6）検査所見 /130
 7）一般治療 /132　8）鍼灸治療 /133

10. 高齢者高血圧（本態性高血圧） ·· 136
 1）病　態 /137　2）診察のポイント /137　3）鍼灸治療 /139

11. 虚血性心疾患（狭心症，心筋梗塞，無症候性心筋虚血） ····················· 140
 1）高齢者の虚血性心疾患の病態 /140　2）診察のポイント /141　3）鍼灸治療 /142

12. 不整脈 ·· 142
 1）病　態 /142　2）診察のポイント /143　3）鍼灸治療 /144

13. 便　秘 ·· 145
 1）便秘とは /145　2）大腸の構造と排便の生理 /145　3）便秘の種類と病態 /147
 4）便秘の症状 /148　5）便秘の現代医学的診断 /149　6）便秘の鍼灸臨床 /149

14. 皮膚疾患・皮膚症状 ·· 150
 1）皮膚の構造と作用 /150　2）高齢者にみられる皮膚の加齢現象 /151
 3）高齢者にみられる皮膚疾患と症状 /152　4）皮膚の機能と東洋医学 /154
 5）加齢に伴う皮膚症状に対する鍼灸治療方法 /155

15. 泌尿器障害 ··· 159
 1）高齢者の尿路障害と 3Ms について /159
 2）鍼灸施術所に来院する高齢者の泌尿器系愁訴の保有率 /159
 3）下部尿路症状とは /161　4）過活動膀胱について /162
 5）前立腺肥大症について /168　6）まとめ /169

16. 視聴覚障害 ··· 171
 A．視覚障害 ··· 171
 1）白内障 /171　2）緑内障 /174
 B．聴覚障害 ··· 177
 1）耳鳴・難聴 /177　2）めまい /180

第 6 章　高齢者の保健・福祉

1. 医療保険制度 ··· 185
 1）わが国の医療保険制度 /185　2）一部負担金（自己負担）/187
 3）高額療養費制度 /187

2. 高齢者の福祉制度 ……187
  1) 高齢者福祉制度のポイント /187　2) 在宅サービスの概要 /188
  3) 施設サービスの概要 /191

3. 介護保険制度 ……191
  1) 介護とは /191　2) 介護専門職の出現 /193　3) 介護保険法 /194
  4) 介護保険制度の概要 /194　5) 介護保険の手続き /196
  6) 介護保険料の納付 /196　7) サービスの概要 /197
  8) 介護保険における訪問調査, かかりつけ医の意見書 /199
  9) 要介護認定における一次判定 /199　10) 介護認定審査結果の種類 /200
  11) 要介護度別認定者数 /200　12) ケアプランの作成 /201

4. 年金制度 ……201
  1) 公的年金制度の仕組み /201　2) 年金制度の体系の概要 /202
  3) 国民年金の保険料 /203　4) 厚生年金および共済年金の保険料率（掛金率）/203
  5) 国民年金の支給 /204　6) 老齢厚生年金の支給 /204

5. 生活保護制度 ……205
  1) 生活保護制度とは /205　2) 生活保護の対象者および理由 /205
  3) 生活保護の手続き /205　4) 生活保護の種類と保護費の額 /206
  5) 生活扶助基準月額の算出方法 /206

付表　高齢者評価法のいろいろ ……207

索　引 ……211

第 1 章

高齢化の現状および今後の課題

1. 高齢化の実態

1) 人口動態と疾病の推移

　　主な年次の出生数および出生率と，死亡数および死亡率を表1-1に示す．明治から昭和初期にかけては「多産多死時代」といわれ，出生数は多いが，一方でコレラ，赤痢その他の急性感染症で死亡するものが多く，人口の増加は比較的少なかった．大正から昭和初期にかけて，医療の進歩によって急性感染症は次第に克服されて減少したが，結核などの慢性感染症による死亡は多くみられた（慢性感染症時代）．戦後には慢性感染症もしだいに克服された．

表1-1　出生数・出生率と死亡数・死亡率の推移

西暦年	出生数	出生率人口千人対（合計特殊出生率）	死亡数	死亡率人口千人対	増加数
1899	1,386,981	32.0	932,087	21.5	454,894
1940	2,115,867	29.4	1,186,595	16.5	929,272
1947	<u>2,678,792</u>	★34.3　(4.54)	1,138,238	14.6	<u>1,540,554</u>
1949	★2,696,638	33.0　(4.32)	945,444	11.6	★1,751,194
1950	2,337,507	28.1　(3.65)	904,876	10.9	1,432,631
1960	1,606,041	17.2　(2.00)	<u>706,599</u>	7.6	<u>899,442</u>
1970	1,934,239	18.8　(2.13)	712,962	6.9	1,221,277
1973	★2,091,983	19.4　(2.14)	709,416	6.6	1,382,567
1975	1,901,440	17.1　(1.91)	★702,275	6.3	1,199,165
1980	1,576,889	13.6　(1.75)	722,801	★6.2	854,088
1990	1,221,585	10.0　(1.54)	820,305	6.7	401,280
2000	1,190,547	9.5　(1.36)	961,653	7.7	228,894
2005	1,062,530	8.4　(1.26)	1,083,796	8.6	−21,266
2010	1,071,304	8.5　(1.39)	1,197,012	9.5	−125,708

注：1947～49（昭22～24）年は第一次ベビーブーム（団塊の世代）．
　　1971～74（昭46～49）年も200万人以上に増加（第二次ベビーブーム）．
　　★印は高値あるいは低値を示す．

表 1-2　結婚と離婚件数，結婚年齢，未婚率

1. 婚姻数の推移（日本人のみ）
 2000 年　結婚 798,138 件，離婚 254,246 件
 　結婚は減少を続け，2010 年には約 10 万件減少した．一方，離婚は増加を続けたが，2002 年の 289,836 件の後に減少に転じている．
 2010 年　結婚 700,213 件，離婚 251,383 件
2. 平均初婚年齢の推移

西暦年	1965	1970	1975	1980	1985	1990	1995	2000	2005	2010
男性	27.2	26.9	27	27.8	28.2	28.4	28.5	28.8	29.8	30.5
女性	24.5	24.2	24.7	25.2	25.5	25.9	26.3	27	28	28.8

3. 2010 年 10 月 1 日現在の未婚者数・率（%）（国勢調査）
 ●全体 2,973 万人（27.5%）：男性 1,664 万人（31.9%），女性 1,309 万人（23.3%）
 ●5 歳ごとの区分別（%）

20～24 歳	男性 94.2，女性 89.6	40～44 歳	男性 27.9，女性 16.6
25～29 歳	男性 71.1，女性 59.9	45～49 歳	男性 21.5，女性 11.7
30～34 歳	男性 46.5，女性 33.3	50～54 歳	男性 17.2，女性 7.8
35～39 歳	男性 34.6，女性 22.4	55～59 歳	男性 13.6，女性 6.2

　疾病によって死亡する者が減ると「多産少死時代」となって人口の増加が大きくなった．特に戦後約 10 年間の人口増加は顕著で，出生数も，兵役から戻った男性の結婚により増加した．特に昭和 22～24 年に出生数は年間 260 万人を超え，戦後の「第一次ベビーブーム」となった．このときに生まれた人たちは「団塊の世代」と呼ばれる．

　戦後のベビーブームの頃に生まれた人たちが子どもを産んで出生数が再び増えた「第二次ベビーブーム（昭和 46～49 年）」を過ぎると，出生数が減少をはじめ，昭和 50 年代からは少子化の進行が加速している（少子高齢化）．

　近年，生活が安定し，高学歴志向が高まり子育てに多くの費用を要するようになり，また女性の社会進出等で結婚年齢が次第に高まって，出産年齢も高まるなど，種々の要因によって出生数が減少し，「少産少死時代」となった（表 1-2）．

　今日では，食生活の変化（欧米化など）や運動習慣の変化（運動不足）に関連する生活習慣病時代となっている．また，高齢化とともに加齢に伴う慢性・退行性疾患時代ともなっている．

2）高齢化社会，高齢社会

　WHO（世界保健機関）は，総人口に占める高齢者（老年人口）の割合が 7% 以上の地域社会を「高齢化社会」，14% 以上を「高齢社会」，また 21% 以上を「超高齢社会」と呼んでいる．日本は 1970 年に高齢化社会，1994 年に高齢社会，2007 年には超高齢社会になっている．

3) 年齢別人口および年齢3区分別人口の推移

年齢別人口の推移をみると，戦後初期の人口ピラミッドは若年ほど多い，裾野の広い山型をしていたが，ベビーブームのあとは出生数の減少が始まって，1960年には若年の人口減少がみられるようになり，さらに少子化の伸展に伴い若年層の減少と高齢層の増加が顕著になって2010年の図のように樽状を呈し，高齢化が急速に進んでいる（図1-1）．

年齢3区分別人口とは，年少人口（15歳未満），生産年齢人口（15〜64歳）および老年人口（65歳以上）の3つのグループ別人口である．生活を主に支える生産年齢人口と年少人口あるいは老年人口の割合は働く世代の負担を示すので，年齢3区分別

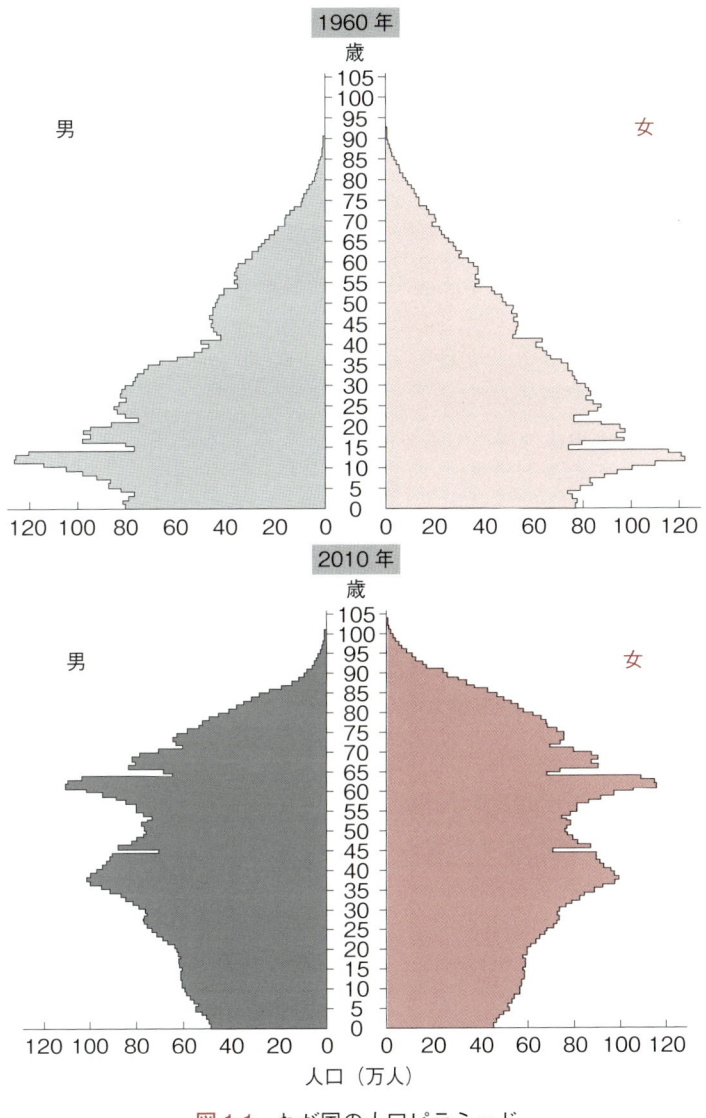

図1-1　わが国の人口ピラミッド

表 1-3　年齢 3 区分別人口の数と割合の推移

西暦年	総数（千人）	年少人口（0〜14 歳）	生産年齢人口（15〜64 歳）	老年人口（65 歳以上）
1930 年（昭和 5）	64,450	23,579 (36.6%)	37,807 (58.7%)	3,064 (4.8%)
1950 年（昭和 25）	83,200	29,428 (35.4%)	49,658 (59.7%)	4,109 (4.9%)
1970 年（昭和 45）	103,720	24,823 (23.9%)	71,566 (69.0%)	7,331 (7.1%)
1995 年（平成 7）	125,570	20,033 (16.0%)	87,260 (69.5%)	18,277 (14.6%)
2007 年（平成 19）	127,771	17,293 (13.5%)	83,015 (65.0%)	27,464 (21.5%)
2010 年（平成 22）	128,057	16,839 (13.2%)	81,735 (63.8%)	29,485 (23.0%)
2011 年（平成 23）	127,799	16,705 (13.1%)	81,342 (63.6%)	29,752 (23.3%)
2020 年（平成 32）	推 122,735	13,201 (10.8%)	73,635 (60.0%)	35,899 (29.2%)
2050 年（平成 62）	推 95,152	8,214 (8.6%)	49,297 (51.8%)	37,641 (39.6%)

※外国人を含んだ総人口を示している．
※2020 年，2050 年は，国立社会保障・人口問題研究所「日本の将来推計人口（2006 年 12 月中位推計）」による．
※2011 年 10 月 1 日の高齢者人口 2,975 万人のうち，男性は 1,268 万人（42.6%．全男性の 20.4%），女性は 1,707 万人（57.4%．全女性の 26.0%）．
※2002 年 4 月の推計に続き，少子高齢化の予想以上の進展に応じて 2006 年 12 月に推計の見直しが行われた．

　人口の推移は極めて重要である．生産年齢人口は 15〜64 歳とされているが，高学歴社会の現在にあっては，高校生，大学生は労働に従事していない者が多い．したがって，実質的に生産年齢に含まれる者はもっと少ないことに留意する必要がある．

　年齢 3 区分別人口の数と構成割合の推移を表 1-3 に示した．老年人口は 1950 年（昭和 25 年）頃までは 5% 前後であったが，その後増加に転じて 1970 年（昭和 45 年）には 7% を超え（高齢化社会），1985 年（昭和 60 年）には 1 割を超えた．1994 年（平成 6 年）に 14%（高齢社会），2007 年（平成 19 年）に 21% を超えて，ついに超高齢社会に突入した．

　さらに，2012 年（平成 24 年）の 9 月 15 日（老人の日）現在の老年人口は 3,074 万人（前年比 102 万人増）で 24.1%（同 0.8%）となっている．男性 1,315 万人，女性 1,759 万人と，女性が 444 万人多い．総人口は 1 億 2,753 万人，生産年齢人口 8,022 万人，年少人口 1,657 万人である．生産年齢人口に対する老年人口の割合を示す老年人口指数〔（老年人口／生産年齢人口）×100〕は 38.32 であり，2.6 人の生産年齢の人によって 1 人の高齢者が支えられている．

　将来の中位推計値（表 1-3）によれば 2050 年（平成 62 年）の老年人口は 39.6% となり，約 4 割を占めると予測されている．老年人口指数は 76.4 であり，1.3 人の生産

表1-4 主要国の高齢者人口の割合の推移（2025年および2050年は推計）

西暦年	日本	アメリカ	イギリス	ドイツ	フランス	スウェーデン
1950年（昭25）	4.9	8.3	10.7	9.7	11.4	10.3
1970年（昭45）	7.1	9.8	12.9	13.7	12.9	13.7
1990年（平2）	12	12.4	12.7	15	14	17.8
2000年（平12）	17.2	12.4	15.8	15.9	16.2	16.7
2010年（平22）	23.1	13	16.5	18.8	17	18
2025年（平37）	30.5	18.3	20.3	21.8	22.5	21.6
2050年（平62）	39.6	21.2	23.2	29.2	26.4	23.2

年齢の人が1人の高齢者を支えることになり，負担が現在の2.3倍になる．日本の高齢者人口の割合は諸外国に比し著しく大きい（表1-4）．

4）平均寿命と健康寿命

高齢化とともに平均寿命も上昇し，2010年簡易生命表によると，男性79.64歳，女性86.39歳で，さらに上昇が続くと思われる．「平均寿命」とは，0歳児の平均余命（生きる可能性のある年数）である．2008年に65歳の人の平均余命は男性18.60歳，女性23.64歳であり，男性83.60歳，女性88.64歳と，平均寿命よりも長く生きられることになる．日本人の平均寿命の推移を表1-5に，平均寿命の国際比較を表1-6に示す．

日本人の平均寿命は，終戦後の1947年には男性50.1歳，女性54.0歳であり，現在と比べると非常に低く，65歳を超えたのは女性1952年，男性1959年であった．その後，わが国の平均寿命は飛躍的に延び，65歳以上でもほとんどがまだ十分に労働できる状態であることから，高齢者と呼ばれることに違和感があるとする者も多い．

表1-5 日本人の平均寿命の推移

西暦	和暦	男	女
1947	昭和22	50.06	53.96
1950	〃 25	58	61.5
1960	〃 35	65.32	70.19
1970	〃 45	69.31	74.66
1980	〃 55	73.35	78.76
1990	平成2	75.92	81.9
2000	〃 12	77.72	84.6
2010	〃 22	79.64	86.39

表1-6 平均寿命の国際比較

		（男）	（女）
（1位）日本 …………2010年（簡易生命表）	79.64	86.39
（2位）香港 …………2007年	79.3	85.4
（3位）アイスランド ……2007年	79.4	82.9
（4位）スイス …………2006年	79.1	84
（5位）スウェーデン ……2007年	78.94	82.99
その他		
（15位）フランス …………2006年	77.2	84.1
（17位）イギリス …………2004〜2006年	76.9	81.3
（21位）アメリカ合衆国…2005年	75.2	80.4
（22位）韓国 …………2006年	75.74	82.36
（23位）中国 …………2000年	69.63	73.33
（26位）南アフリカ ………2004年	49.9	52.9
（27位）ナイジェリア ……2000〜2005年	52	52.2

近年，わが国の平均寿命は全平均で世界一を維持しており，2010年には女性は1位，男性は4位となっている（1位は香港で80.0歳）．

近年，平均寿命と別に，「健康寿命」がいわれるようになってきた．健康寿命とは他人の助けを借りることなく自分のことは自分でできる期間，すなわち「心身ともに自立して健康に生活ができる期間」である．2009年WHO発表の2007年の日本人の健康寿命は男女平均76歳であり，イタリア，スウェーデン，スペインの74歳，ドイツ，フランス，シンガポールの73歳，イギリスの72歳，アメリカ合衆国の70歳などよりも長く，世界最長である．健全で有意義な老後を過ごすためには，この健康寿命をなるべく長く保てるようにする個々の努力も必要になる．鍼灸治療によって健康状態を維持，増進することは，健康寿命を延ばすことにも貢献できると考えられる．

なお，WHOの発表とは別に，わが国では厚生労働省が2012年6月1日に，2010年国民生活基礎調査の結果から健康寿命を算出して初めて発表した．すなわち，「日常生活への健康面での影響がない」と答えた者を健康面での支障がなく日常生活が送れる期間と考え，健康寿命とした．男性70.42歳，女性73.62歳であり，平均寿命との差の期間（男性約9年，女性約13年）は，介護など他の人の何らかの支援が必要な期間となる．

2．高齢者の健康と愁訴

1）高齢者の健康状態

（1）有訴者率

国民の健康状態に関しては，平成以前の国民生活基礎調査において，疾患（病気）をどのくらいもっているかを明らかにするために「有病率」の調査が行われていた．しかし，医学の発達によって，疾患を有していても投薬などの治療によって症状がほとんどなくなり，日常生活に支障がない人は少なくない時代になってきた．そこで，症状（苦痛）の有無が健康状態をより反映すると考えられるようになり，平成元年（1989年）の調査からは症状の有無を調べ，症状をもっている者の割合を「有訴者率」とした．国民生活基礎調査における有訴者率の調査は平成元年から3年ごとに行われている．初回対象者は約83万人であった．

有訴者率は人口千人当たりの自覚症状のある者の数で示されているが，ここでは％に変換して述べる．平成22年度の有訴者率の全体平均は32.2％（19年度32.7％）であり，性別では男性28.7％（同29.0％），女性35.5％（同36.3％）で，女性のほうが高率である．高齢者（65歳以上）のみをみると47.1％（同49.6％）と非常に高率であり，約2人に1人が症状を有している．性別では男性44.4％（同46.5％），女性49.3％（同52.1％）と，やはり女性で高率である．

(2) 愁訴と日常生活への影響

平成 22 年度国民生活基礎調査における日常生活への影響の割合（医療施設，介護保険施設入所者を除く）は，全体平均では 10.5％（19 年度 10.7％）であり，性別では男性 9.5％（同 9.6％），女性 11.3％（同 11.7％）で，女性のほうがやや高率である．高齢者のみでは 20.9％（同 22.6％）と全体平均に対して 2 倍以上であり，高齢者では症状があると日常生活に影響しやすいことがわかる．

影響の内訳では，仕事・家事 4.6％（高齢者 6.1％），日常生活動作 4.0％（同 10.1％），外出 3.4％（同 9.1％），運動 3.5％（同 6.5％），その他 1.4％（同 2.4％）などとなっており，やはり高齢者では率が高く，とくに日常生活動作や外出への影響が大きい．

(3) 健康状態の意識度

平成 22 年度の調査における 6 歳以上の回答で，自分の健康状態について，良いは 7.5％，まあ良い 12.3％，普通 41.9％に対し，あまり良くない 18.9％，良くない 3.6％であり，良いほうと感じている者が 19.8％存在する一方で，良くないほうと感じている者が 22.7％で約 5 人に 1 人みられている．

(4) 悩み・ストレス（12 歳以上）

平成 22 年度の調査における 12 歳以上の回答で，悩みやストレスがある者は 46.9％で約 2 人に 1 人と多く，性別では男性 42.8％，女性 50.6％で，女性に多い．年齢別では，30 歳代 54.3％（男性 48.8％，女性 59.6％），40 歳代 56.0％（同 51.2％，60.6％），50 歳代 50.3％（同 47.0％，53.5％）などの青壮年に比し，高齢者は 37.3％（同 33.8％，40.0％）で低率であった．高齢者で少ないのは，人生経験が長いために悩みやストレ

表 1-7　平成 22 年国民生活基礎調査・悩み，ストレスの上位 10 の率（％）

（高齢者は 65 歳以上）

悩みやストレス	全体	高齢者	高齢男性	高齢女性
あり合計	46.88	37.3	33.82	40.04
1. 自分の仕事	17.61	2.66	3.93	1.66
2. 収入・家計・借金等	14.57	6.45	6.9	6.09
3. 自分の病気や介護	8.89	16.03	14.38	17.33
4. 家族以外との人間関係	7.48	2.85	2.38	3.24
5. 家族との人間関係	6.92	5.05	3.7	6.12
6. 家族の病気や介護	6.17	6.77	6.18	7.24
7. 子どもの教育	5.92	0.13	0.15	0.12
8. 生きがいに関すること	4.84	3.85	3.72	3.95
9. 自由にできる時間がない	4.56	1.43	1.04	1.75
10. 住まいや生活環境	4.11	2.87	2.55	3.13

スの原因が生じても自分で対処する能力が備わってきていることが一因と考えられている．

悩みやストレスを項目別にみると（表1-7），全体では自分の仕事17.61％（高齢者2.66％），収入，家計，借金等の経済的問題14.57％（同6.45％），自分の病気や介護8.89％（同16.03％），家族以外との人間関係7.48％（同2.85％），家族との人間関係6.92％（同5.05％），家族の病気や介護6.17％（同6.77％），子どもの教育5.92％（同0.13％），生きがい関係4.84％（同3.85％）などが多く，年代別では，青壮年では仕事，経済的問題，人間関係などが多いが，高齢者では自分や家族の病気や介護などの健康面が多く，加齢に伴う心身の衰えを反映している．

2）医療機関への受療状況

（1）通院者率

平成22年度の通院者率の全体平均は37.0％（19年度33.4％）であり，性別では男性34.8％（同31.1％），女性39.0％（同35.5％）で，女性のほうがやや高率である．高齢者（65歳以上）のみをみると67.9％（同63.8％）と非常に高率であり，約3人に2人が通院している．性別では男性66.8％（同62.9％），女性68.8％（同64.5％）でほぼ同率である．

高齢者の通院の原因上位10疾患は，男性では高血圧症（26.4％），糖尿病（12.3％），眼の病気（11.5％），腰痛症（10.1％），高脂血症（9.1％），前立腺肥大（8.8％），歯の病気（8.1％），狭心症・心筋梗塞（6.7％），その他の循環器系の病気（5.1％），脳卒中（4.9％）であり，女性では高血圧症（28.3％），その他の神経の病気（神経痛・麻痺等：15.9％），高脂血症（14.1％），腰痛症（13.9％），骨粗鬆症（9.0％），関節症（7.8％），糖尿病（7.7％），歯の病気（7.5％），肩こり症（7.4％），狭心症・心筋梗塞（4.4％）である．

以上のことから，高齢者は有訴者率も通院者率も高く，約半数が症状を有しており，症状のある者の約6割が何らかの治療を受けていることがわかる．

（2）通院の医療機関別受療率

平成10年度の受療機関別調査（総通院者100％）では，病院・診療所・医院（職場・学校内含む）41.7％，総合病院・大病院28.9％，大学病院4.7％，その他の病院14.7％，老人保健施設0.1％であるが，あんま・はり・きゅう・柔道整復師（施術所）への受療も6.9％認められた．

あんま・はり・きゅう・柔道整復師への疾患・症状別受療率は表1-8の通りであるが，運動器や神経系の疾患，愁訴に比して内臓，感覚器，内分泌系などでの受療率は低率である．一般の人たちが，鍼灸等の有効性や適応について認識不足である現状も影響していると考えられる．一般国民に対する啓蒙活動の促進がより一層必要である．

表 1-8 あんま・はり・きゅう・柔道整復師への疾患・症状別受療率（％）

肩こり……………………54.0	神経症……………………4.4	高血圧……………………1.8
腰痛症……………………35.2	胆石症……………………3.4	脱毛………………………1.6
関節症……………………21.6	痛風………………………3.0	接触性皮膚炎……………1.5
神経痛……………………16.6	前立腺肥大………………3.0	アレルギー性鼻炎………1.5
関節リウマチ……………8.5	胃・十二指腸炎…………2.9	歯肉炎……………………1.4
骨粗鬆症…………………8.0	白内障……………………2.9	アトピー性皮膚炎………1.1
骨折………………………7.7	貧血………………………2.6	骨折以外の外傷…………18.3
自律神経失調症…………6.5	腎臓の病気………………2.5	
蕁麻疹……………………5.8	喘息………………………1.9	
閉経期又は閉経後障害…5.3	胃・十二指腸潰瘍………1.8	

表 1-9 最も気になる症状別にみたあんま・はり・きゅう等の受療率上位30（平成16年）

（カッコ内は全受療者中に占める率）

最も気になる症状	受療率（％）	最も気になる症状	受療率（％）
全 体	7.5 （10.4）		
1. 肩こり	20.8 （33.5）	16. 食欲不振	3.9 （5.5）
2. 腰痛	18.9 （26.3）	17. 動悸	3.6 （4.1）
3. 手足の関節痛	12.5 （15.4）	17. 息切れ	3.6 （4.5）
4. 骨折，捻挫，脱臼	12.3 （14.3）	19. 頻尿	3.5 （5.3）
5. 手足のしびれ	10.6 （14.5）	20. 胃もたれ，胸やけ	2.8 （3.6）
6. 手足の動きが悪い	10.0 （11.8）	21. もの忘れ	2.6 （5.2）
7. 手足が冷える	8.4 （13.7）	21. 尿が出にくい，排尿時痛	2.6 （3.4）
8. 足のむくみやだるさ	7.8 （12.6）	23. いらいらしやすい	2.4 （6.0）
9. 眠れない	4.4 （6.4）	23. 物を見づらい	2.4 （3.3）
10. 体がだるい	4.3 （8.2）	25. 便秘	2.3 （3.4）
11. めまい	4.2 （5.9）	26. 目のかすみ	2.2 （3.2）
12. 頭痛	4.0 （5.5）	27. 月経不順，月経痛	2.1 （3.6）
12. 耳鳴り	4.0 （8.0）	28. 聞こえにくい	2.0 （3.3）
12. 前胸部の痛み	4.0 （5.7）	28. ゼイゼイする	2.0 （2.2）
12. 尿失禁（尿がもれる）	4.0 （6.9）	30. 腹痛，胃痛	1.8 （2.4）

資料）厚生労働省「国民生活基礎調査」の発表人数より率を算出した．
注：カッコ内の全受療者に占める率とは，当該症状のあはき受療人数を当該症状で何らかの治療を受けている者の人数で除した値である．

また，平成16年度調査では，最も気になる症状別に治療の有無および治療の種類を調べており，治療を受けていた率は全体で77.9％である．治療の種類では病院・診療所に通院が51.6％，あんま・はり・きゅう・柔道整復師に受診が7.5％，売薬利用が20.3％，その他の治療が3.5％であった．

最も気になる症状別のあんま・はり・きゅう等への受療率では，表1-9に示すように肩こりで最も多く20.8％，次いで腰痛18.9％，手足の関節痛12.5％であり，運動器症状で受療率が高い．何らかの治療を受けている者の中での受療率では，肩こりは33.5％で3人に1人，腰痛は26.3％で4人に1人，手足の関節痛は15.4％で6.5人に1人の割合で，あんま・はり・きゅう等を受療している．

3) 愁訴の種類と有訴者率

(1) 国民生活基礎調査

平成22年度国民生活基礎調査による愁訴別の全体と男女および高齢者（65歳以上）の有訴者率を表1-10に示した．全体では，腰痛，肩こりが約1割で多く，次いで鼻づまり・鼻汁，手足の関節痛で，運動器に関する愁訴が多くなっている．高齢者では腰痛が男女ともに全体平均の約2倍で最も多く，2番目は男性が頻尿で，前立腺肥大などの影響が考えられ，女性は手足の関節痛で変形性関節症の影響が考えられる．3番目は，男性は手足の関節痛，女性は肩こりで，いずれも全体平均に比し高率である．次いで，もの忘れ，目のかすみ，聞こえにくい，手足の動きが悪い，便秘，手足のしびれ，物を見づらいなどが多く，高齢者では知能，呼吸器，視・聴覚，神経，泌尿器などの機能の衰えに関連する愁訴が多いことがわかった．

(2) 京都府農林漁業地域の老人会会員の有訴者率

前項で全体（全年齢）と高齢者の平均の有訴者率を示したが，愁訴はその人の労働などの生活状況によって影響される．そのため，長年肉体労働に従事した農林漁業の地域の高齢者に全国調査結果との相違があるか否かを明らかにするため，京都府中部にある農林業主体のH町と京都北端にある農漁業主体のT町の2町で老人会会員を対象に筆者らはアンケート調査を行った．

図1-2に2町の愁訴・疾患の上位10を示すが，2町ともに，国民生活基礎調査の結果よりも著しく高率であり，しかも2町の率が類似していた．最多は腰痛で5割に近く，全国平均の2倍以上と顕著である．他の運動器等の症状もほとんど倍以上であり，長年の肉体労働が影響を与えていることが推測される．

表 1-10 愁訴の種類と有訴者率（千人当たりの数を％に換算）

	愁訴	平成22年調査 全体	平成22年調査 男性		平成22年調査 女性		平成22年65歳以上のみ 男性		平成22年65歳以上のみ 女性	
1	腰痛	10.34	①	8.91	②	11.76	①	16.83	①	21.06
2	肩こり	9.51	②	6.04	①	12.98	⑦	8.91	③	15.54
3	鼻づまり・鼻汁	5.91	③	5.89	④	5.93	⑮	6.16	㉖	4.36
4	手足の関節痛	5.64	⑤	4.14	③	7.14	③	9.68	②	15.99
5	咳や痰が出る	5.63	④	5.72	⑦	5.53	⑤	9.20	⑯	6.37
6	体がだるい	4.88	⑥	4.09	⑤	5.67	⑲	4.75	⑱	5.67
7	目のかすみ	4.32	⑧	3.55	⑧	5.09	⑥	9.10	④	11.53
8	頭痛	4.05	⑯	2.44	⑥	5.66	㉚	2.41	㉓	4.54
9	かゆみ	3.93	⑦	3.92	⑭	3.93	⑪	7.61	⑲	5.47
10	便秘	3.77	⑮	2.47	⑨	5.06	⑩	7.65	⑦	9.61
11	もの忘れ	3.69	⑪	2.95	⑩	4.42	⑧	8.77	⑤	11.34
12	手足のしびれ	3.60	⑨	3.25	⑬	3.94	⑨	7.96	⑩	8.44
13	物を見づらい	3.43	⑫	2.87	⑫	3.98	⑬	6.81	⑨	8.53
14	聞こえにくい	3.09	⑬	2.85	⑲	3.32	④	9.55	⑧	9.50
15	眠れない	2.97	⑰	2.33	⑰	3.61	⑳	4.51	⑬	6.93
16	耳鳴り	2.90	⑭	2.58	⑳	3.22	⑭	6.53	⑭	6.51
17	足の浮腫・だるさ	2.88	㉘	1.51	⑪	4.24	㉓	4.03	⑫	7.35
18	いらいらしやすい	2.87	⑳	2.08	⑯	3.65	㉙	2.68	㉘	3.45
19	手足の動きが悪い	2.85	⑱	2.30	⑱	3.40	⑫	7.38	⑥	9.89
20	手足の冷え	2.81	㉖	1.69	⑭	3.93	⑱	5.31	⑪	8.16
21	頻尿	2.72	⑩	2.99	㉔	2.44	②	9.74	⑰	6.09
22	胃もたれ・胸やけ	2.63	⑲	2.14	㉑	3.11	㉒	4.11	⑳	5.11
23	めまい	2.16	㉛	1.27	㉒	3.04	㉘	2.81	㉑	4.73
24	かみにくい	2.12	㉓	1.82	㉕	2.42	⑰	5.44	⑮	6.50
25	腹痛・胃痛	2.09	㉗	1.58	㉓	2.60	㉞	1.87	㉚	2.48
25	歯が痛い	2.09	㉑	2.05	㉘	2.13	㉕	3.14	㉙	2.69
27	歯ぐきの腫れ・出血	2.07	㉔	1.81	㉗	2.32	㉖	3.10	㉗	3.52
28	動悸	1.89	㉙	1.40	㉖	2.38	㉔	3.45	㉒	4.57
28	月経不順・月経痛	1.89			㉚	1.89				
30	発疹（蕁麻疹, デキモノ）	1.84			㉙	2.09				
31	息切れ	1.83	㉕	1.78	㉛	1.88	⑯	5.53	㉕	4.44
32	下痢	1.68	㉒	1.87	㉜	1.59	㉜	2.11	㉟	1.50
33	尿失禁（尿もれ）	1.18	㊳	0.78	㉝	1.58	㉗	2.90	㉔	4.46
34	ゼイゼイする	1.16	㉜	1.18	㉟	1.14	㉛	2.16	㉞	1.70
35	熱がある	1.13	㉝	1.06	㉞	1.19	㊴	0.60	㊳	0.78
36	骨折, 脱臼, 捻挫	1.04	㉞	0.96	㊱	1.12	㊲	1.14	㉜	1.99
37	前胸部痛	0.98	㉟	0.88	㊲	1.07	㉝	1.92	㉛	2.13
38	食欲不振	0.91	㊴	0.77	㊳	1.05	㉟	1.73	㉝	1.95
38	排尿困難, 排尿痛	0.91	㉚	1.28	㊶	0.53	㉑	4.27	㊱	1.31
40	切り傷, やけど等	0.80	㊲	0.80	㊴	0.80	㊳	0.65	㊴	0.58
41	痔痛・出血	0.75	㊱	0.86	㊵	0.63	㊱	1.56	㊲	1.03

注：1）有訴者には入院者は含まないが, 分母となる世帯人員数には入院者を含む.
　　2）「総数」には, 年齢不詳を含む.
　　3）丸数字は順位を示す.

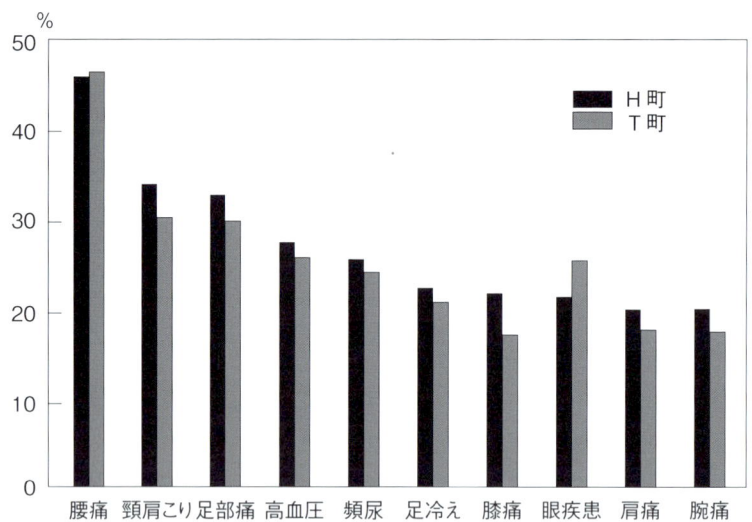

図 1-2 京都府 2 町の農林漁業地域の高齢者（老人会会員）の上位 10 位までの愁訴・疾患出現率（1988 年）
回答数：H 町 765 名，T 町 608 名

---

3. 高齢者の問題と今後の課題

1）高齢者の諸問題

　　　　高齢になるにしたがって，心身の衰えだけでなく，仕事からの離脱や親族，友人など，親しい者との離別などが生じてくる．これらの種々の問題が精神的な影響を及ぼすことにもなる．

（1）仕事・家事からの離脱

　（a）退職，家事などからの離脱による生きがい，存在意義の喪失
　退職による仕事からの離脱や女性の場合の家事仕事からの離脱などによって毎日することがなくなると，自分の存在意義を感じられなくなったり，生きがいの見失い（生きがい喪失）が起こり，また，それによって生きる意欲が低下することがある．
　（b）収入途絶または減少による経済的問題
　仕事からの離脱によって収入が途絶または減少すると，経済的問題が生じる．また，経済的不安が起こって精神的負担が増すことがある．

（2）近親者との離別

　　　　長い人生の間には誰もが両親や兄弟，友人などとの死別を経験する．近親者との離別は，悲しみ，孤独感，不安感などを生じ，抑うつ状態（うつ状態）やうつ病になる

ことがある．また，経済的支柱となる人を失うと経済的な問題も生じてくる．

(3) 加齢に伴う身体的機能低下，障害

(a) 加齢に伴う身体的機能低下（虚弱化）による問題

加齢に伴って身体の虚弱化，手足の動きの悪さ，疲れやすさ（易疲労）などが起こると，しんどい，面倒くさい，おっくうなどの気持ちや，心身の衰えに対する不安感を生じ，意欲の低下や活動性の低下をきたして，引きこもり（閉じこもり）やうつ状態（精神的問題）に陥ることがある．

(b) 身体的障害による問題

加齢に伴って身体的障害を生じると，日常生活動作（ADL）が障害されて生活が不自由になり，障害の程度がひどいと他人の援助（介助，介護）が必要になって自立度が低下する．そうなると，行動範囲が狭くなり，引きこもりに陥ったり，精神的負担によりうつ状態（精神的問題）に陥ることがある．また，医療費がかかることから経済的問題も生じる．障害が顕著になると要介護状態に陥り，負担がさらに増大する．

いわゆる寝たきり高齢者とは，一般的には「6ヵ月以上継続して床につききりの高齢者」であり，床につききりとは，日常生活動作のうちの全部，あるいは一部に介助を要する場合をいう．

日常生活動作（ADL：activities of daily living）には，①家屋内での日常生活動作（寝返り，起き上がり，移乗，洗面，整髪，化粧，脱衣，着衣，入浴，排泄，調理，食事の準備，食事，後片づけ，掃除，洗濯，整理・整頓，電話，記録＝書字，臥床など），および②外出動作（買い物，会合，娯楽などの外出や，郵便局，銀行，市役所，町村役場などへの外出）がある．

(4) 知能の低下，障害

知能が低下すると，ADLやコミュニケーションが障害され，それによって援助（介護・介助）が必要となる．知能とは，思考，判断，記憶，計算，見当識等からなる精神機能（知的能力）であり，記憶力のみを指すのではない．

また，記憶は，記憶が形成される時間的経過から感覚記憶・一次記憶・二次記憶，短期記憶・長期記憶，近時記憶・遠隔記憶などに，記憶の内容から挿話的記憶・意味的記憶・手続き記憶などに分類されている．

段階的には，記銘（物事を新しく覚え込む），把持（＝保持：覚え込んだことを頭の中に保っておく）および追想（＝再生：頭の中にしまっておいたことを思い出す）の3段階からなっている．認知症は主に記銘障害といわれる．

知能評価法として，ウエクスラー式成人知能検査（WAIS成人知能診断検査：Wechsler Adult Intelligence Scale）が用いられる．言語性検査項目と動作性検査項目からなっている．言語性検査と動作性検査のそれぞれの粗点から換算表で換算点を

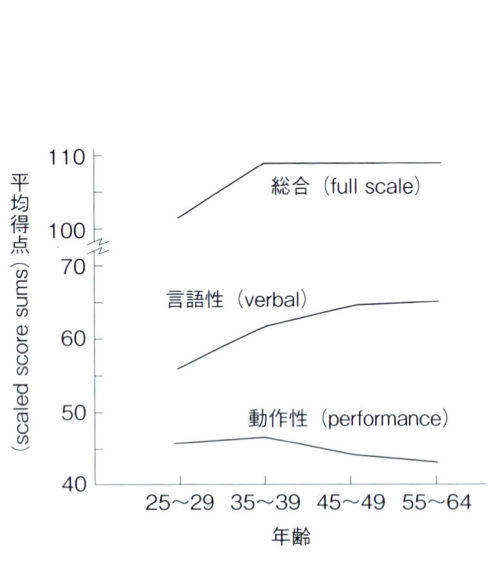

図 1-3 学歴を統制したサンプルにおける WAIS 平均得点の年齢別比較

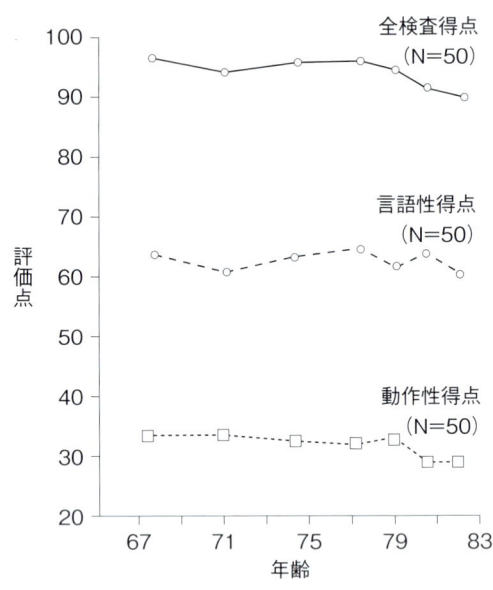

図 1-4 老年期知能の年齢的変化（WAIS 成人知能診断検査）

求めて総得点を算出し（100点満点），さらに，年齢別換算法により得点を算出する．実際の得点をその年齢の期待得点で除し，それに100を乗じた値が知能指数（IQ：Intelligence Quotient）とされる．

WAIS 成人知能診断検査を用いた研究結果では，図 1-3 のグリーンら（1969 年）の報告に示すように，動作性検査点数は 40 代以降は若干下降するが，言語性検査点数は上昇を続け，総合点数は成人後も徐々に上昇を示していて，総合的な知能は加齢とともに低下するのではない．さらに，高齢者になってからは，図 1-4 に示すように，高齢以降もほぼ横ばいで，急激に低下するのではないことがわかった．

知能障害（知能低下）には，大きく分けて精神遅滞と認知症の2種類がある．精神遅滞（amentia）は，脳の障害によって知能が完成以前に障害され，発達が途中の段階で止まったものであり，認知症（旧名痴呆：dementia）は成人期に一度完成した知能が，脳疾患により障害されて低下したものである．認知症は，記憶の3段階の最初の記銘力の低下からはじまるといわれている．一方，健忘は追想の障害（覚えているが思い出せない）とされている．

(5) 精神的障害

うつ病は高齢者の約10人に1人と多く，高齢者にとって頻度の高い精神障害の一つである．うつ病は活動性を低下させ，QOL（生活の質）の低下につながり，さらには自殺の原因になる．

松林ら[1]の，京都府 A 町の 65 歳以上高齢者 2,430 名（男 1,020 名，女 1,410 名，平均 74.5 歳），滋賀県 B 町 939 名（男 383 名，女 556 名，平均 74.7 歳），および北海道

表1-11 高齢者に対するプラスイメージとマイナスイメージ

> 1. プラスイメージ（ポジティブイメージ）
>   広い視野，優れた総合判断力→頼れる，信頼できる人（頼もしい）
>   多い経験→経験豊富，頼れる人（頼もしい），生き字引
>   穏やかさ，柔軟性→安心感がある，寛大さをもつ，柔軟性のある人．
> 2. マイナスイメージ（ネガティブイメージ）
>   保守的，新しい事態に対応できにくい→頑固，融通がきかない
>   感受性に乏しい→鈍感，図々しい，羞恥心が少ない
>   道徳感が薄い→自分勝手，怖い
>   忍耐力がない，易怒→怖い
>   身だしなみに気を使わない，身体や衣服が不衛生→不潔
>   動作が緩慢（運動機能・感覚の低下），不良姿勢→のろい，気持ち悪い．
>   心身機能の低下→弱者，役に立たない
>   寝たきり，認知症→手間がかかる，目が離せない，気がゆるせない

C町742名（男330名，女412名，平均74.4歳）に対するGDS簡易版による調査によると，「抑うつ傾向（GDSスコア≧5点）」の割合は，A町41％，B町43％，C町42％であり，「抑うつあり（GDSスコア≧10点）」の割合は，A町12％，B町11％，C町8％であった．また，滋賀県8ヵ町村の高齢者12,128名の調査結果では，抑うつあり高齢者3,910名（32.2％，平均74.1歳）では，すべてのADLスコアの項目およびQOLスコアが，抑うつのない高齢者に比して有意に低下していた．うつの頻度についてはいくつかの報告があるが，高齢者の3～4割にみられている．川本ら[2]の愛媛県N町の高齢者1,181名の調査報告によれば，自己評価うつスケール（SDS）による軽度の抑うつは20.3％，中等度15.3％，重度2.5％で，高齢者の約4割が抑うつ状態であった．また，抑うつ出現の背景因子の分析では，高齢，女性，同居者なし，配偶者なし，定期的内服，飲酒なし，運動習慣なし，仕事なし，ADL低下，人間関係が悪い，経済状態が悪いなどが，抑うつ状態の背景因子である．さらに，抑うつ状態が重度であるほど，主観的健康感，満足感のスコアが有意に小さかった．一人暮らしで，病弱で，孤独で，家族や周囲との接触が少なく，人間関係が良くない，活動性が低い高齢者がうつ状態になる可能性が強い．

(6) 高齢者のイメージとその影響

老年福祉法において，高齢者は「多年にわたり社会の進展に寄与してきた者として，かつ，豊富な知識と経験を有する者として敬愛されるとともに，生きがいをもてる健全で安らかな生活を保障されるものとする」とされ，敬愛されるべき存在であるとしている．しかし，高齢者に対しては，容姿や姿勢（外見）などからマイナスイメージを抱く者が少なくない（表1-11）．その結果として，高齢者を弱者として軽蔑し見下した態度をとったり，敬遠するなど，高齢者の人権，人間としての尊厳を侵害するという問題が生じる．

2) 将来へ向けての主な課題

(1) 経済的問題

　仕事からの離脱や一家の支柱となる人との離別などによる収入の減少や途絶，心身の障害による医療費の必要性など，経済的問題が生じる．この問題に対しては，新しい仕事の確保のために，国，地方公共団体による就職の斡旋，新職業の訓練などの方策が必要となる．さらに直接金銭的支援を行う年金制度，公的扶助制度（生活保護など）の充実が必要となる．

(2) 健康問題

　高齢者は心身の機能低下が次第に大きくなり，障害を生じることが多くなる．すなわち，有訴者率，有病率，受療率が高く，医療制度の充実が必要となる．

(3) 介護の問題

　心身の機能低下や障害が顕著になり，ADLが障害され，自立性が低下し，他人の援助すなわち介助，介護が必要となる．近年は家族介護力の低下に伴い，若い世代や健常な高齢者が不自由な高齢者を支える相互扶助の考えから介護保険制度が導入されており，介護制度の充実が求められている．家族介護力低下の要因としては，核家族化，女性の社会進出，少子化などが考えられている．

　要介護・要支援認定者数は，介護保険制度開始の2000年4月は218万人であったが，2005年には411万人に倍増し，2012年には542万人となり，年々増加している．

(4) 生きがいの喪失

　仕事からの離脱，近親者との離別などにより，生きがい喪失や主観的QOL（幸福感，生活満足感，健康感など）の低下が起こることがある．したがって，仕事，趣味，ボランティア活動，レクリエーションなど，生きがいづくりが必要となる．

(5) 高齢者に対する意識改革

　心身の機能低下や障害，形態の変化による身体の不自由さ，形態異常などからマイナスイメージを抱き，高齢者を弱者として軽くみたり軽蔑することが起こる．高齢者の人権，個人としての尊厳を尊重し，人生の先輩，社会への貢献者に対する敬意（尊敬）を払うよう，意識改革を進めることが必要である．　　　　　　　　　　（松本　勅）

参考文献

1) 松林公蔵：高齢者の機能評価とQOL．日本老年医学会雑誌，40（1）：19-21，2003．
2) 川本龍一，土井貴明，山田明弘・他：山間地域に在住する高齢者の抑うつ状態と背景因子に関する研究．日本老年医学会雑誌，36（10）：703-710，1999．

第2章

老化および高齢者の疾病の特徴と対応

1. 老化について

1) 老化の概念，メカニズム

(1) 老化とは

　老化とは，成熟後もしくは生殖期後に加齢とともに不可逆的に進行する多くの分子的，生理的および形態学的な衰退現象をいう[1]．ヒトや動物は，加齢とともに皮膚，髪，眼，耳，筋，内臓など，からだのあらゆる組織，器官の生理的機能が次第に低下を示す．個体の恒常性の維持ができなくなり，また機能低下により疾患にかかりやすくなり，遂には生命活動が停止して死を迎えることになる．

　老化の特徴として，Strehler は❶普遍性（universality），❷内在性（intrinsicaly），❸進行性（progressiveness），❹有害性（deleteriousness）の4つの特徴（老化の4原則）をあげている．

　また，Shock は次の老化に関する10原則をあげている．❶死の確率は，年齢とともに対数的に増加し，生体機能に関する測定値は直線的に低下する．❷寿命は遺伝的素因と関連する．❸動物の雄は雌より寿命が短い．❹寿命は食事に影響される．❺冷血動物は気温が上昇すると寿命が短縮し，下降すると延長する．❻致死量以下の放射線の被曝で寿命は短縮する．❼年齢に伴う変化は臓器ごとに異なる．❽年齢の進行に伴い予備力が低下する．❾年齢的変化は，細胞単位でより，生体全体あるいは臓器単位でのほうが著明である．❿複雑な機能ほど年齢や個体による差異が著明である．

　生物には，アメーバ（原生動物）や菌類の一部などのような単細胞生物と，ヒトやその他の動物のように複数細胞で構成されている多細胞生物がある．多細胞生物は老化して死に至るプロセスをもつが，単細胞生物は分裂に限界が定められておらず，多細胞生物でいう死は存在しない．ヒトなどを構成するのは真核細胞であり，DNA は線状 DNA で細胞分裂に限界があるので，細胞増殖に限界があり，老化から死を迎える．線状 DNA の末端にはテロメア構造があり，細胞分裂のたびに一部が失われていくので，細胞分裂の限界にも関与している．

(2) 老化の原因（老化学説）

　老化の原因として，次の■1～7のような様々な学説があるが，今のところ老化に

関して確かなことはよく分かっていない．遺伝的な要因などの生体側の要因とともに，環境的な要因によるからだの障害も老化に影響を及ぼしていると考えられる．

■1　プログラム説あるいは遺伝子支配説

老化はあらかじめ遺伝子にプログラムされた現象であり，寿命も遺伝子により制御されているという説である．

たとえば，細胞にははじめから分裂できる回数の限界が設定されていて，限界回数を迎えて分裂できなくなることによって老化が発生する．受精卵から胎児，子ども，成人へと成長し，老化して死に至るプロセスがプログラムされていると考えられている．

細胞分裂の回数の制限に関してはテロメアの存在が重要である（テロメア仮説）．細胞内の遺伝子は細胞分裂のたびに複製されるが，遺伝子であるDNAの両端にあるテロメアと呼ばれる部分は，複製のたびに短くなり，一定の長さまで短くなると分裂が停止してしまうので，細胞分裂の回数券の役割をしていると考えられている．

一方，テロメラーゼという酵素があってテロメアの短縮を抑制する作用を有していることが分かってきたが，老化を防止する可能性の一方で，細胞の癌化の問題も浮上している．

また，遺伝子に関しては，*klotho*遺伝子がカルシウムホメオスタシスに関与していて老化抑制遺伝子と考えられており，*klotho*遺伝子の変異によりカルシウムホメオスタシスが破綻して老化が引き起こされることが研究の結果明らかにされてきている．

■2　エラー説（エラー蓄積説あるいは傷害蓄積説ともいう）

細胞分裂の際，DNAやRNA，蛋白質に，突然変異や化学修飾によって本来とは違った配列になる変異が起こって異常な蛋白ができ，その変異（エラー）が蓄積して細胞の機能異常や老化が起こる．あるいは遺伝子を構成するDNAが活性酸素などによって傷害されたり，放射線照射によってDNAの鎖が切断されたり，細胞分裂時，複製の際にDNAが傷ついたりして細胞の機能異常や老化が起こるとする．

■3　フリーラジカル説あるいは活性酸素説

フリーラジカル（遊離基）とは，原子を構成する中心の正に帯電した原子核の周りを回る負に帯電した電子が，一つの軌道に2個ではなく1個しかない不対電子をもつ分子をいい，反応性に富む．このフリーラジカルは，蛋白質，核酸，脂肪などの生体構成成分と化学反応を起こして障害を起こし，これによって細胞機能が低下して老化を引き起こす．活性酸素の代表的なものはスーパーオキシドであり，ほかにヒドロキシラジカル，過酸化水素，一重項酸素があるが，スーパーオキシドとヒドロキシラジカルはフリーラジカルである．

活性酸素を消滅させるしくみとして，酵素と化学物質（抗酸化剤）がある．酵素に

は，スーパーオキシドジスムターゼ（SOD：スーパーオキシドを過酸化水素と酸素に分解），カタラーゼ（過酸化水素を水と酸素に分解），グルタチオンペルオキシダーゼ（グルタチオンの力を借りて過酸化水素を水と酸化型グルタチオンに分解）がある．化学物質には，ビタミンE（脂質に溶け込むことで脂質の活性酸素による酸化を防止），ビタミンC（活性酸素を消滅させたり，ビタミンEを再生する），尿酸（活性酸素を消滅）などがある．

■4　免疫異常説

身体を外敵から守る防衛機能である免疫機能を担当する細胞の機能が加齢とともに低下し，自己の体の成分に対する抗体が形成され，身体の一部を外敵と見なして攻撃してしまうために老化が起こるとする説である．

■5　神経内分泌説

視床下部，下垂体，甲状腺，副甲状腺，卵巣，精巣，副腎，膵臓などの機能低下による内分泌の変化によって老化が起こるとする説である．

■6　クロスリンキング説

クロスリンキングとは，コラーゲン等のように相異なる複数の高分子と結合して新しい高分子をつくる（クロスリンクする）ことをいい，このような高分子の物質は分解されにくく，細胞障害を起こしている場合があり，これによって老化が引き起こされるとする説である．

■7　代謝調節説

細胞の代謝速度が細胞分裂速度に影響して，老化や寿命に関与しているとする説である．細胞分裂には限界があり，細胞分裂が速いと早く限界に達してしまうために代謝の高い動物ほど短命である傾向が指摘されている．

(3) 老化による身体機能の変化

■1　組織の老化

(a) 細胞数の減少による組織の機能低下
(b) 細胞の機能低下による組織全体の機能低下
(c) 細胞数減少による組織構造の瓦解
(d) 他の組織の機能低下による二次的な機能低下

■2　脳の老化

(a) 知　能
学習や経験に基づく結晶性能力は20歳を過ぎても発達する傾向があるが，新しい

環境に適応する際に働く流動性能力は，10～20歳の間に急速に発達し，30歳前後から衰えはじめる．

　(b) 言　語

音韻的操作（単純な文章の音読や復唱）は比較的永く保たれる．語彙操作（物事の名称を思い出す）は永く保たれる．意味から名称を思い出す能力が選択的に低下してくる．談話機能（会話）も加齢に伴う機能低下が認められる．

　(c) 記　憶

感覚記憶，一次記憶，挿話的記憶（昔話など），意味的記憶（語彙の意味，学問的な知識など），手続き記憶（手順など動作に関する記憶）などがあるが，二次記憶，挿話的記憶は加齢に伴う低下（障害）が起こりやすい．

■3　器官・系の老化

運動器系（骨格筋の萎縮，骨塩量の減少，軟骨成分の減少），循環器系（心臓の肥大，血管の伸展，血管壁の肥厚，弾力性の低下，血圧調整能力の低下），呼吸器系（呼吸機能の低下，痰排出能力の低下），消化器系（消化管の上皮の過形成・蠕動運動の低下，線維化），泌尿器系（腎臓での尿生成能力の低下，膀胱の弾性の低下・蓄尿量の低下，排泄量の低下），内分泌系（卵母細胞の減少，黄体の減少，排卵，女性ホルモン分泌量などの減少，閉経，精母細胞の減少，精子形成，男性ホルモン分泌量などの減少，各内分泌器官の内分泌細胞数の減少・機能低下・ホルモン産生能力の低下，神経細胞数の減少・機能低下），免疫系（顆粒球，マクロファージ，Ｔリンパ球，Ｂリンパ球などの異常），眼（水晶体の硬化や毛様体筋の生理的緊張の低下に基づく屈折力の低下，調節力減弱，角膜の屈折力の変化，網膜の視細胞の感覚能力の低下，水晶体混濁，網膜静脈閉塞，老人性円板状黄斑部変性，老人性緑内障），耳（内耳のラセン器の感覚細胞や血管条，蝸牛神経の病変や，聴覚中枢路，聴中枢の障害＝神経細胞の変性萎縮など：純音聴力に比し，語音聴力の低下が顕著）．

2) 東洋医学にみる老化

老いに関する東洋医学の考え方については，黄帝内経・霊枢-天年篇 第54，および黄帝内経・素問-上古天真論篇 第1，四気調神大論篇 第2，生気通天論篇 第3 などに記述されている．

(1) 霊枢-天年篇 第54

天年とは，天から与えられた寿命のことをいう．天年篇では100歳を天寿としている（天寿＝天から与えられた寿命）．また，100歳を上寿，80歳を中寿，60歳を下寿としている．

人間は，家屋にたとえると，母を土台とし，父を建物として生を受ける．母と父の双方があって，精神活動のもとである神を有する個体ができる．すなわち，神があっ

て生命のある人間を生じる．したがって，神を失うと死ぬ．また，気と血が調和を保ち，営衛（営気と衛気）が全身を循環して五臓の働きが完成し機能が発揮されるようになると，神は心に宿り，魂は肝に，魄は肺に宿り，人間が完成する．

老化の促進の原因として，①先天の腎気と後天の脾の元気不足，②五臓の働きの衰え，③飲食の不摂生などがあげられている．

同じときに生まれた人間でも，寿命の長短の者，突然倒れる者，長く病床に伏す者などがいる．差が生じる理由として，「五臓の働きがしっかりして，血気調和し，肌肉は柔らかく潤い，皮膚のきめが緻密で護りがしっかりして，営衛の運行が規則正しく，呼吸はゆるやかに天の気を受けて人の気もそれに従い，六腑は飲食物を消化吸収して地の気をとりいれ，津液は全身をめぐり，それぞれがきまりに従って運営されていれば，長く生きられる」としている．

なお，近年報告の100歳以上の長寿の人の特徴は，①病気が少ない，②行動的，楽天的で，人の世話をよくする，③明るいなどがあげられている．

また，長寿者の望診の特徴として，①鼻が長くて高い，②顎や頬がしっかりと張っている（呼吸と咀嚼が完全の証し），③顔面の上中下の各部の彫りが深く調和している（骨組みが丈夫で，肉づきがよい証し）などがあげられている．

生まれてから死ぬまでの血気の盛衰の推移については，20歳で血気が盛んになり，30歳で充満するが，40歳から衰えはじめること，50歳以降に10歳ごとに肝気，心気，脾気，肺気，腎気が順次衰えること，および各年代で出現する歩行や身体の現象について述べている．

(2) 素問-上古天真論篇 第1

東洋医学における老化の兆候として，本篇などに，顔は焦げ，皺がより，頭髪白くなり，歯や頭髪が抜け落ち，耳目衰え（聞こえにくく見えにくい），腰酸陰萎（腰痛，インポテンツ），健忘，激怒（忘れやすく，怒りやすい）などが述べられている．

「大昔の人に比べて今時の人は短命であるが，その原因は放蕩な生活態度にある」とし，それを戒め，養生の道理を説いており，また，腎気の盛衰過程を述べている．すなわち，道術者（養生の道理をわきまえた人）の生活態度は，①春夏秋冬の天の気に調和した生活をし，②飲食に節度をもち，③起き臥しにきまりをつけ，④妄りに心身を過労させないようにしていた．

以上の結果，肉体も精神も調和した100年の長寿を与えられ，ほとんどの人が100歳を越えても，精神も肉体も安泰であった．このように，特別な養生法に従ったわけではなく，素朴な節度ある生活を守っている結果であったとしている．

また，聖人は，①病の源となる邪風の吹く時期を知って避けるようにする，②心を静かにして物事に動ぜず，むやみに欲望を起こさなければ，真気が全身を巡り，身体が正しく運営される．そうすれば，心の神気と腎の精気が充実して体内を防衛し，外邪を侵入させないと説いた．

さらに，加齢に伴う腎気の消長に関して，年老いて子どもを産めなくなるのは加齢に伴う腎気の盛衰が関係しており，人体の成長と発育，老い，その速度，寿命の長短は「腎気」の強弱によって決まるとしている．とくに生殖能力に関しては，女性14歳，男性16歳で生殖能力が完成して生殖可能となり，また，女性は49歳で衰えて子どもを産めなくなり，男性は56歳で衰え，64歳で能力が尽きるとしている．

(3) 素問-四気調神大論篇 第2

春夏秋冬の季節に調和した養生法を行い，陰陽を養い，力を助長する道について述べている．聖人は春夏に陽を養い，陽を発散させ，秋冬に陰を養い，陽を失わないように何事も温存するよう説いている．春は発生の時期，夏は成長の時期，秋は収斂の時期，冬は蟄蔵の時期とされる．春に養生法に逆らうと，風気に傷られ，肝が傷られて，夏に寒変を為し，成長する者少なし．春にすぐに発病しなくても，夏に下痢を起こす．夏に養生法に逆らって暑気に傷られると，心を傷り，すぐに発病しなくても秋に清涼の気にさらされると「かい瘧（ギャク）」の病に罹りやすくなる（寒熱往来の病）．秋に養生法に逆らうと，肺を傷つけ，寒気にさらされると，冬に消化不良（下痢）を起こし（冬の蟄蔵の働きが減少するため），また，冬に咳，手足の冷えも起こる．冬に養生法に逆らうと，寒気に傷られて腎を傷り，春になってから「痿厥」（萎えて冷える）となる．また，春に陽気にさらされて温病（悪寒を伴わない熱性病）が起こることなどが述べられている．

なお，生気通天論篇 第3においても，季節との調和を説いている．

(4) 素問-生気通天論篇 第3

生命活動には陰陽の気の調和が必要であり，季節および朝・昼・夜の陰陽の気の消長に反した生活をすると，機能の衰えや障害が生じる．五臓の機能異常や筋の軟弱化，骨の曲がりなどが起こる．陰陽の気の消長に対応した生活をすると天寿を全うすることができる．また，飲食物の酸・苦・甘・辛・鹹（かん：塩からい）の五味のバランスも重要であり，五味の過不足によって，関連する肝・心・脾・肺・腎の機能異常を生ずる．

(5) 高齢者の証

年をとると，よく「腎虚」といわれ，性的機能の衰えが強調されることが多いが，加齢とともに「五臓はみな虚す」ために，回復力が低下し，発病しやすく，多愁訴で複雑となる．すなわち，五臓が衰えるので，臓腑病証では単独の臓腑ではなく複数の臓腑の異常を呈し，また，気血，陰陽弁証でも種々みられて，一定の証を呈さない傾向がある．

矢野らの1992年度と1993年度シルバー鍼灸マッサージ等調査研究事業における有料老人ホームに居住する高齢者の病証の調査結果でも，図2-1に示すように，気血病

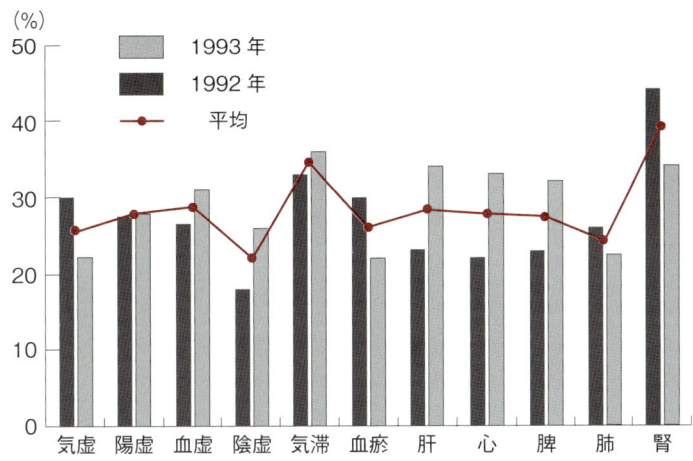

図 2-1　有料老人ホームに居住する高齢者の病証
（丹澤章八編：高齢者ケアのための鍼灸医療．p.64．医道の日本社，1995より）

証では気滞が最も多いものの，気虚，陽虚，血虚も多い傾向がみられ，臓腑病証でも腎の病証が多いものの，他の臓の病証もかなり多い傾向がみられることを明らかにしている．

したがって，高齢者では多くの病証が混在することを念頭において診療する必要がある．

2．高齢者の疾病の特徴，代表的疾病

1）高齢者の疾病の特徴

高齢者の疾病の主な特徴として次の5つがあげられている．
（1）多病理の同時存在，多臓器疾患を示す．
（2）非定型的症候を示す．および症候にかなりの個人差がある
（3）難治性・慢性・退行性病変が多い．
（4）医原性疾患が少なくない．薬の副作用や手術時の新たな損傷などによる疾患が起こりやすい．
（5）予後が医療・社会的環境で変化する．交通や通信，経済，家族環境などの違いによって受診の機会や診療内容に差が生じ，予後に相違が生じやすい．

加齢とともに，各臓器の機能低下や障害が起こると種々の症状が併発してくる．具体的な症状として表2-1のようなものがある．

表 2-1　老化によって出現する症状の例

①	運動器の機能低下，障害→運動障害および疼痛の出現→ADL（日常生活動作；activities of daily living）障害，歩行障害，ときに転倒，骨折→寝たきり 平成 22 年国民生活基礎調査における高齢者の有訴者率（％に換算）：腰痛 19.2％，関節痛 13.2％，手足の動きが悪い 8.8％，肩こり 12.6％.
②	循環器の機能低下，障害→動悸 4.1％，息切れ 4.9％，易疲労
③	呼吸器の機能低下，障害→咳・痰 7.6％，呼吸困難
④	消化器の機能低下，障害→胃もたれ・むねやけ 4.9％，食欲不振 1.9％，便秘 8.8％
⑤	泌尿器の機能低下，障害→頻尿 7.7％，失禁（尿失禁 3.8％），排尿困難 2.6％，排尿痛
⑥	感覚器の機能低下，障害→目のかすみ 10.5％，物を見づらい 7.8％，難聴 9.5％，耳鳴り 6.5％，匂いが分からない（不潔でも知らないでいる），味が分からない（料理できない）
⑦	生殖器の機能低下，障害→生殖能力の低下，精力減退
⑧	免疫能・ホメオスタシスの低下→抵抗力，予備力の低下
⑨	精神機能（脳機能）の低下，障害→知能の低下・障害（認知症），情緒の低下・障害（うつ状態，うつ病など）
（参考 1）	要介護状態の原因（％）（平成 22 年国民生活基礎調査）：①脳血管障害 24.1，②認知症 20.5，③高齢による衰弱 13.1，④骨折・転倒 9.3，⑤関節疾患（リウマチ等）7.4，⑥パーキンソン病 3.6，⑦心臓病 3.2，⑧糖尿病 2.8，⑨呼吸器疾患 2.5，⑩癌 2.2，⑪視覚・聴覚障害 1.9，⑫脊髄損傷 1.7，⑬その他・不明・不詳 7.5
（参考 2）	要支援状態の原因（％）（同上）：①関節疾患（リウマチ等）19.4，②高齢による衰弱 15.2，③脳血管障害 15.1，④骨折・転倒 12.7，⑤心臓病 6.1，⑥認知症 3.7，⑦呼吸器疾患 3.5，⑧糖尿病 3.5，⑨視覚・聴覚障害 2.5，⑩パーキンソン病 2.4，⑪癌 2.3，⑫脊髄損傷 1.9，⑬その他・不明・不詳 11.7

2）高齢者にみられやすい主な疾患，問題点

（1）高齢者にみられやすい主な疾患（老人病；老年病）

認知症，パーキンソン病，脳血管障害（脳出血，脳梗塞，脳塞栓），白内障，緑内障，難聴，耳鳴り，甲状腺機能低下症，高血圧，閉塞性動脈硬化症，陳旧性心筋梗塞，僧帽弁閉鎖不全，うっ血性心不全，慢性閉塞性肺疾患（COPD＝Chronic Obstructive Pulmonary Disease：肺気腫，慢性気管支炎，気管支喘息，汎細気管支炎），糖尿病，腎不全，前立腺肥大，慢性便秘，骨粗鬆症，変形性脊椎症，変形性関節症，後縦靭帯骨化症，悪性腫瘍（癌）など．

（2）高齢者の問題点としての疾患群等

高齢者の特徴的な疾患群として 5Is，3Ms，4Ds などがあげられている．5Is は，Intellectual impairment（認知症），Instability（転倒），Incontinence（失禁），Immobility（移動不能），Iatrogenic（医原病），3Ms（高齢者のトリアス）は，Mentality の障害（認知症），Mobility の障害（転倒），Micturition の障害（失禁），4Ds（高齢者の精神疾患）は Dementia（認知症），Depression（うつ病），Delirium（せん妄）Delusion（妄想）である．

3. 高齢者への対応

　高齢者への対応にあたっては，高齢者への接し方を理解しておくことはもちろん，高齢者の健康管理について十分に理解し適切なアドバイスができることが必要である．さらに，看護，介護の知識，テクニックをある程度身につけておき，治療が可能な姿勢や体位にするための移乗動作や体位変換の介助ができることが必要である．

　高齢者に接する場合には，①敬愛の念をもつ，②老年期の心身，心理，人格の特徴を理解しておく，などが必要である．

1) 敬愛の念

　老人福祉法（平成6年6月29日改正）第2条（基本的理念）に，「老人は，多年にわたり社会の進展に寄与してきた者として，かつ，豊富な知識と経験を有する者として敬愛されるとともに，生きがいをもてる健全で安らかな生活を保障されるものとする」と記されている．

　すなわち，社会を支えてきた人生の先輩として，尊敬といたわりの気持ちと愛情をもって接するべきである．具体的には，適切な敬語を使用し，自尊心に配慮し，丁寧で優しい話し方と態度で，できるだけ同じ眼の高さで話し，相手が安心できるようにする．相手がはっきり聞き取れるように話し，聞き返されないようにする．応答を急がせない．遅れてもゆっくり待つ（言語障害や軽度認知症があると応答が遅いため），などである．

　また，高圧的態度，軽蔑的態度はとらない．命令口調で指示しないことも重要である．このような態度，口調は相手を惨めな気持ちにさせたり，あるいは反発させる．すなわち，弱者に対する強者の態度や言動はとらない．診療の場合は，診させてもらう，治療させてもらうという気持ち，態度で接することが必要である．

2) 老年期の心身の特徴

　高齢になると，表2-2に示すように身体面，知能，社会面などの変化を生じ，心身の衰えを強く自覚するようになる．身体的あるいは精神的苦痛だけでなく，自分の限界，役割の減少を認識し，また，現状や将来に対する不安や絶望感などが存在し，ときにはうつをきたしている場合がある．状態に応じて適切に対応できるようにする．

3) 日本の老年期の人格の特徴

　従来から，高齢者の人格の特徴として，保守性，義理堅さ，諦めやすさ，親切，依存心が強い，体の不自由に対する不安，不満，短気，無精，自己中心的，独善，頑固，内向性・受身性，抑うつ性などがあげられていたが，最近の追跡研究結果では，成人，中年，老年期を通して人格はほぼ安定しており，人格特性の変化は少ないといわれて

表 2-2 老年期の身体面，知能，社会面（環境面）の変化の影響

A. 身体面の変化			
形態変化	*体重，身長→減少 *関節，脊柱→変形（変形性関節症，骨粗鬆症など） *頭髪，歯牙→脱落 *皮膚→乾燥し，弾力を失う．	健康状態低下	*複数の病に罹患しやすい． *病に対する反応不明瞭で，自覚症状が乏しくなる． *慢性化したら機能障害を生じやすい． *後遺症や機能障害は介護を要する状態を招く．
機能低下	*環境への適応能力低下． *抵抗力減少． *視力，聴力，記銘力等の低下により学習力も低下．		

B. 知能の変化
*老年者は記憶力が低下．特に新しいことの記憶が苦手（記銘力低下）． *物事の理解力と洞察力は深い． *環境因子が影響…教育，家庭，職業など．

C. 社会面の変化			
社会変化	*職業上や家庭内での役割の喪失． *家庭内の主導権の移動． *経済面での収入減少．所得者から年金受給者への変化．	老いの自覚の出現	*気力，体力，疲労などの回復力低下やもの忘れなど，身体機能の全体的な低下の自覚． *行事等における老齢者扱い →自分の限界，役割減少の自覚．
適応力低下	*日常生活で大きな変化がなければ良いが，一度環境変化があれば不適応症状が出やすい（うつ，精神活動停滞，精神混乱やぼけなど）． *上記変化には，転居，入院，入所，転室，家具の配置換えなどがある．		

いる．人格の変化は，加齢によるのではなく，むしろ社会や環境の影響を受けやすい．また，人格は各々の考え方，人生観，価値観，興味のあり方，経験等が反映されて個体差をつくると考えられている．

（松本　勅）

参考文献

1) 折茂　肇・他編：新老年学 第2版．東京大学出版会，東京，1992, p3.

第3章

高齢者に特有な病態，介助の基礎と評価法

1．高齢者に特有な病態（老年症候群）

加齢とともに心身機能が衰え，身体的および精神的諸症状・疾患が出現するようになる．この高齢者に特有な病態を老年症候群という．明確な疾病ではない，症状が致命的でない，日常生活への障害が初期には小さいがしだいに増悪して寝たきりの原因になりやすい，などが特徴として挙げられている．

老年症候群には主に次のようなものがある．

①認知障害（認知症，健忘症候群），②精神障害（うつ状態，うつ病），③尿路障害（排泄障害），④視聴覚障害（感覚障害），⑤転倒，骨折（移動能力障害），⑥姿勢異常，⑦歩行障害，⑧寝たきり，⑨褥瘡，など．

1）認知障害（認知症，健忘症候群）

加齢とともに記憶力の低下を自覚することが多く，覚えられない，忘れやすいなどを自覚するようになる．平成22年国民生活基礎調査では，「もの忘れ」の自覚は高齢者では男性8.8％，女性11.3％で，年齢が上がるほど高率になっている．脳細胞が障害されて認知症（旧病名：痴呆）になると，記憶障害のほかに判断力低下，認知障害，行動障害などが現れ，日常生活に障害を生じて援助が必要になる．

（1）認知症

知能低下の一種で，知能が発達し完成した成人後に，脳の障害によって低下したものである．アミロイド沈着，脳萎縮，神経原線維の出現などがみられるアルツハイマー病（アルツハイマー型認知症），脳血管性認知症，脳疾患による二次性（症候性）認知症，および特殊な非アルツハイマー病型変性認知症（前頭側頭型認知症，レビー小体型認知症）などがある（表3-1）．

（2）健忘症候群

脳の器質的疾患による記憶障害を中心とする症候群で，「認知症」や「せん妄」を除外できるものである．一般に突然発症する．経過は基礎疾患によって異なるが，回復傾向に乏しい．せん妄は，意識障害のうちの「認識機能の障害」に属する．急性・一過性に経過し，覚醒して活動しているが，認知機能障害に精神症状（精神的興奮など）が加わって多弁多動となり，幻覚，錯覚，妄想，情動障害，知覚障害などを生ず

表 3-1　認知症の分類（主な認知症）

1. アルツハイマー病（以前はアルツハイマー型認知症といわれた）
    1) 種類　①家族性アルツハイマー病…遺伝性．若年で発症．
    　　　　②孤発性アルツハイマー病…非遺伝性．高齢で発症．
    2) 病変　①広範な脳萎縮，②老人斑（アミロイドβペプチドの沈着），③アルツハイマー神経原線維変化（細胞内に線維状蛋白）がみられる．
2. 脳血管性認知症（脳出血，脳梗塞等）…出血や血管の閉塞部位により症状に差．
3. 二次性（あるいは症候性）の認知症
    脳外傷，脳炎，脳腫瘍，正常圧水頭症，甲状腺機能低下症，変性疾患（Huntington 舞踏病，ミオクローヌスてんかん，パーキンソン病等），その他．
4. 非アルツハイマー病型変性認知症
    1) 前頭側頭型認知症（ピック病を含む前頭葉，側頭葉の萎縮を示すもの）
    　ピック病は，初老期のアルツハイマー病とともに初老期認知症の代表的なものであるが，アルツハイマー病よりもかなり少なく，1/3〜1/10 といわれている．脳の萎縮は限局的（前頭葉，側頭葉）で，老人斑および神経細胞内アルツハイマー神経原線維はみられないが，細胞内にピック小体（タウ蛋白の沈着）がみられる．
    　アルツハイマー病は記憶力の低下が初期の特徴であるが，ピック病では人格変化，行動異常，情緒障害などが初発することが多く，また，失行，失語，失認がみられる．
    2) レビー小体型認知症
    　αシヌクレインという蛋白が沈着したレビー小体が大脳皮質細胞内に出現する．とくに後頭葉の血流低下が認められ，認知機能の変動，幻視，パーキンソン症状などがみられる．

る．正しい思考や判断ができない．

　健忘症候群の原因は，通常は，間脳ないし内側側頭葉の両側性の病変に伴って発症する．片側のみの病変でも軽度の同様の症候が認められることがある．原因には，ウエルニッケ-コルサコフ症候群，脳梗塞（後大脳動脈領域），頭部外傷，無酸素脳症（心停止や窒息などによる），一酸化炭素中毒，単純ヘルペス脳症，第三脳室周囲の脳腫瘍，結核性髄膜炎などがある．健忘症候群とは別に，器質的病変は明らかでないが健忘症状を主徴とするものに，一過性全健忘，ヒステリー性健忘などがある．

　健忘の内容としては，順行性健忘と逆行性健忘の両方が起こる．近時記憶（短期記憶）より遠隔記憶（長期記憶）ほどよく保たれる傾向がある．ほとんどの場合に見当識障害をきたす（とくに，時刻，場所）．

2）精神障害（うつ状態，うつ病）

　感情の憂うつ，意欲の欠如，思考，行為などの抑制，不眠（睡眠障害），全身倦怠・疲労，全身の種々の部位の疼痛，消化器症状，循環器症状，呼吸器症状，泌尿・生殖器症状，運動器症状などを示す（消化器症状が最も多い傾向がある）．悲観的，自責的，絶望的な観念，自殺念慮をもつ．

3）尿路障害（排尿障害）

　　泌尿器も加齢に伴って萎縮や機能低下をきたすので，尿失禁，頻尿，排尿困難，尿閉，排尿痛など種々の尿路障害が出現する．とくに尿失禁は尿漏れともいわれ，外出や人前に出ることを避け，敬遠するようになりやすい．頻尿は排尿回数が異常に多い状態である．排尿回数は排尿機能のほかに膀胱内尿量に影響されるので，飲水量に影響され，正常であってもビールを飲んだ後に頻回になる．一般に正常回数は，昼間の上限は8～10回，夜間は50歳未満は0回，50歳代は1回，60歳代以上は2回であり，それ以上は頻尿といわれている．尿失禁と頻尿は加齢とともに顕著に増え，高齢者で特に多い．尿路障害は加齢による機能低下のほかに，前立腺癌，前立腺肥大，腎臓・尿管・膀胱の結石や炎症なども原因となる．

4）視聴覚障害

（1）視覚障害

　　高齢者では，視力の衰え（老視）により，暗く見えるようになり，少し暗いと見にくく，電気スタンドなどで手元の照明があると見えやすい．また，かすむ，歪んで見えるなどの現象もみられるようになる．

　　視覚に関する組織の機能低下による視機能の低下により，遠方視力や近方視力の低下が生じる．遠方視力では，角膜や水晶体の屈折力の変化により遠視や乱視が起こり，網膜の視細胞の感覚能力の低下により視力低下が起こる．近方視力は，水晶体の弾力低下（調整力低下）によって低下する．

　　高齢者の視力障害の原因疾患には，老人性白内障，網膜静脈閉塞症，老人性円板状黄斑部変性症，糖尿病性網膜症，老年者の緑内障などがある．

（2）聴覚障害

　　突発性難聴以外では，高齢になって耳が聞こえにくい，いわゆる耳が遠いことを徐々に自覚し，しだいに程度が悪化することが少なくない．耳鳴りと併発することもある．

　　老人性難聴は，高齢者の感音難聴であり，50～60歳代に始まり，緩慢な進行をする．多くは左右対称性であり，また，高音部障害から低音部障害に広がることが多い．純音聴力に比し語音聴力の悪化が著明であり，早口で話したり，グループでの会話などがとくに聞き取りにくくなる．

　　難聴には，伝音難聴（外耳，中耳の伝音系の障害）と感音難聴（内耳，聴覚中枢の感音系の障害：内耳性難聴，後迷路性難聴）がある．

5）転倒，骨折

（1）転　倒

　　転倒の要因には，高齢者側の要因と環境側の要因があるが，高齢者側の要因よりも環境側の要因の影響が大きいといわれる．高齢者側の要因には，体力の低下や各種障害（麻痺，失調，パーキンソン症状，視力・視野障害，関節障害など）がある．身体機能に関連した転倒の危険因子としては，加齢（老化）に伴う機能の減衰による反応時間の遅延，筋力低下，バランス機能低下，起居動作能力低下，感覚機能低下（視聴覚機能，深部知覚），歩行機能低下などがあげられる．転倒に関する身体機能測定項目の例を**表 3-2**に示す．

　　環境側の要因としては，滑りやすい床表面，目のあらい絨毯や，しわがよったり，ほころびのある敷物，まくれ上がった敷物，床や道路の凹凸，固定していない物体（障害物），敷居，戸口（家の入り口）の踏み段，家財道具の不備・欠陥，照明の不良，乗り物の振動などがある．

　　転倒の予防には高齢者側および環境側双方の要因の改善が必要であるが，とくに環境の整備（バリアフリー，手すり設置など）が重要である．

表 3-2　転倒に関する身体機能測定項目の例

①握力…スメドレー式握力計
②WBI（Weight Bearing Index：体重支持指数）
　　等尺性収縮時の膝伸展筋力．　左右合計／体重
　　（例）アニマ社製徒手筋力計　μ Tas
③膝伸展トルク…イス座位で膝90°屈曲位での膝伸展筋力．
　　　　　　2回のうちの大きい値×（膝関節裂隙から計測器を当てた部位までの距離）
④歩行速度…10m 最大歩行速度（m/min）：10m＋両側に3mずつ（合計16m）の歩行をして測定する．
　　　　　　自由歩行速度（m/min）
⑤片足起立時間（sec）…開眼時（15mほど先の目標を注視）と，閉眼時について測定．
⑥TUGT（Timed Up and Go Test）（単に，UGT ともいう）
　　イス座位→立ち上がり→3m歩行→方向転換→3m歩行して戻る→イス座位
　　（イスから立ち上がって，3m離れた目標物の所まで歩いて，戻って座るまでの時間）

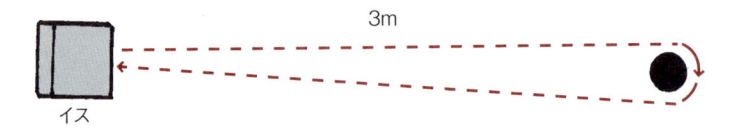

⑦歩行分析
　　歩幅，歩隔，歩行時加圧面積，歩行時加重，重複歩行距離などを計測．
　　装置の例　・ゲイトスキャン 8000（NITTA 社製，日本）
　　　　　　　　大面積圧力センサーを用いた歩行分析システム，歩容計
　　　　　　・OptiPlex　GX1（DELL 社製，韓国）
⑧手伸ばし試験（cm）…立位で前方に手を水平に伸ばした到達距離（上体を前傾する）

(2) 骨　折

骨粗鬆症により脆弱化した骨に起こりやすい．転倒によることが多いので，転倒の予防が必要であり，歩行能の維持あるいは改善が大切である．

骨折の好発部位は，脊椎椎体，大腿骨頸部，橈骨遠位端，上腕骨近位部，肋骨，鎖骨などである．ことに，大腿骨頸部の骨折では骨の癒合が悪いために治癒しにくく，寝たきりになる危険が大きい．

6）姿勢異常

（1）高齢者の姿勢異常の原因

高齢者の姿勢異常の主な原因として，疼痛および脊柱変形がある．

■1　疼痛による姿勢異常

姿勢異常は，筋・筋膜性の疼痛，変形性脊椎症，椎間板症，脊椎の骨粗鬆症（椎体骨折，変形），肋間神経痛，ヘルペス（帯状疱疹）などの体幹部の疼痛が原因で起こるほかに，下肢の疼痛が原因となる場合もある．体幹部の疼痛を避けるために，腰や背の前屈あるいは側屈姿勢をとることによる疼痛性円背や側弯症が起こることがある．異常姿勢が続くと背腰部，殿部，下肢の筋緊張が起こり，筋の疼痛をきたし，さらに悪化しやすくなる（図3-1）．

■2　脊柱の変形による姿勢異常

脊柱変形とは，脊柱のS字状の生理的弯曲に異常をきたし，前弯や後弯の増強または減少，あるいは側方への弯曲を起こすものをいう．弯曲の方向により，後弯症，

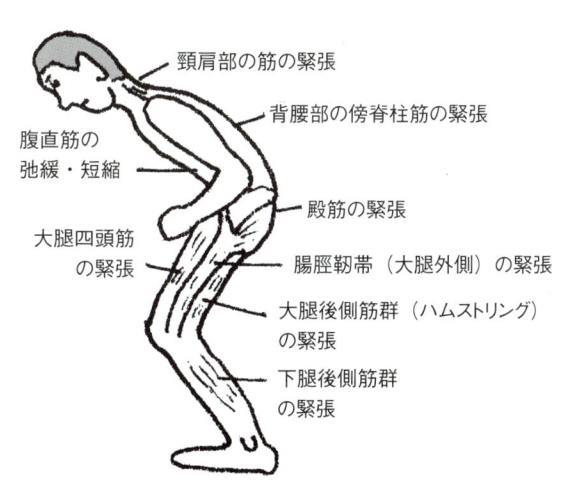

図3-1　異常姿勢による身体各部の筋緊張

前弯症，側弯症に分類される．側弯症は，凸側への椎骨の回旋を伴う．なお，弯曲部の動きやすさを可撓性というが，脊柱の運動性の制限による動きの悪さを「不撓性」ともいう．たとえば脊椎の動き（可撓性）が悪い場合を不撓性プラス（+）とする．

（2）姿勢の分類

　姿勢は，良性姿勢，不良姿勢，病的姿勢などに分類される．脊柱の変形は，姿勢の面から円背，扁平背，凹背，凹円背（胸椎後弯と腰椎前弯の増強），亀背，側弯症などに分類される．亀背は突背ともいわれ，脊椎カリエスの際にしばしばみられ，数個の胸椎が限局性に突出したものである．

　円背（脊柱後弯）とは，胸椎の後弯の増強したものである．先天性のもの，クル病性のもの，脊椎の骨粗鬆症，変形性脊椎症によるもののほか，靱帯，筋等の脊柱支持組織の機能不全によるものなどがある．

　脊柱は能動的には筋の緊張によって支持されているので，筋の発育状態および姿勢との関係が深い．すなわち，背筋の老人性弱化による円背（老人性円背：変形性脊椎症を伴う），不適当な机や椅子での背中をまるめての学習や仕事あるいは背中を曲げての坐業による背筋の弱化により，円背が起こることがある（姿勢性後弯）．したがって，このような円背には正しい姿勢の保持とともに背筋力をつけるための筋力トレーニングが必要である．

　後弯の程度の計測法は，正確にはX線撮影像から計測される．臨床的に外形から計測する方法として，直立姿勢にして，後弯が最も強く突出している部（後弯頂椎）を身長計などの柱につけ，柱と頸椎前弯部頂点との距離（cm），および柱と腰椎前弯部頂点との距離の和で表す方法がある．

　円背の直接原因の胸椎椎体の圧迫骨折の際には強い疼痛が出現するが，骨折時の疼痛が消退した後も，立位でいると背部の重だるい鈍痛や圧痛を訴えるようになる．この場合の疼痛や圧痛は背筋の疲労によって出現していることが多い．変形性脊椎症も合併してくると，椎間関節の変性・不安定性に基づく局所痛や放散痛，椎間孔狭小による神経根刺激による放散痛や知覚異常，脊髄刺激による脊髄症状としての疼痛，知覚異常，運動障害，膀胱・直腸障害等を伴うことがある．

　円背の人は，平坦な場所に仰臥位になると背部痛が出現して苦痛になりやすいので，仰臥位では胸当てなどを置いて背中が高くなるようにすると長時間でも臥位可能になることが多い．また，伏臥位の場合には，胸当てやタオルをたたんで適度な厚さにしたものを腹部の下に置くようにすると楽である（図 3-2）．

　一方，側弯症は，脊柱の前額面における弯曲，すなわち側方への持続的弯曲の状態をいう．通常，一次性弯曲（主弯曲）の上下にこれを代償する二次性（あるいは代償性）側弯が起こり，S字状を描く場合が多い．原因による側弯症の分類として，先天性，クル病性，瘢痕性，神経性，習慣性，静力学的（代償性），疼痛性などがある．

　構築性側弯症の場合には，椎骨の凸側への捻転（回旋）が起こっているため，両手

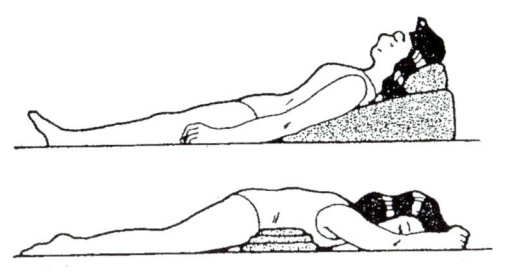

図 3-2　円背患者の臥位の方法

掌を合わせた手を膝の高さまで下ろさせて前屈させると凸側の肋骨および腰椎横突起が隆起し，その側の背部が高位を示す（肋骨隆起および腰部隆起）．両隆起の程度は，前屈姿勢で，左右背面の高さの違いを水準器のついた棒を用いたり，X線撮影，モアレ検査などにより計測する．

7) 歩行異常

歩行障害があると，行動に制限を生じ，日常生活の活動性が低下するので行動範囲が狭まり，また，転倒，骨折の危険性が高まる．最悪の場合には骨折から寝たきり状態になり，要介護状態に陥ってしまう可能性がある．歩行能の維持，改善は自立性の維持のうえでも非常に重要である．

高齢者の歩行異常の主な原因として，躯幹や下肢の関節，神経，筋の障害による疼痛，脊柱や下肢の変形および下肢の筋力低下や麻痺による歩行機能の低下などがある．

原因疾患としては，脊柱の疾患による神経根症，脊髄症などのほかに，殿部，下肢の疼痛をきたす疾患がある．梨状筋症候群，筋・筋膜性の疼痛，変形性股関節症，大腿骨頸部骨折，変形性膝関節症（膝OA），関節リウマチ（RA）などが主な原因である．疾患の詳細は第5章において述べる．

歩行機能（歩行能）は，転倒に関する身体機能とも関連が深く，その評価に関する測定項目には，表 3-2 に示したように歩行速度や膝伸展筋力の測定，歩行分析のほかに，握力，片足起立時間，手伸ばし試験などもある．腰下肢への鍼灸治療によって歩行能が改善する．

8) 寝たきり

(1) 寝たきり高齢者

寝たきり高齢者とは，一般的には「6ヵ月以上床につききりの高齢者」をいう．また，床につききりとは，ADL（日常生活動作）のうちの全部あるいは一部に介助を要する場合をいう．寝たきり高齢者（寝たきり認知症者含む）の発生率は，65〜69歳で1.5％，70〜74歳で3.0％，75〜79歳で5.5％，80〜84歳で10％，85歳以上20.5

表3-3 寝たきりゼロへの10か条

第1条　脳卒中と骨折予防　寝たきりゼロへの第一歩.
第2条　寝たきりは　寝かせきりから作られる．過度の安静 逆効果.
第3条　リハビリは早期開始が効果的．始めよう ベッドの上から訓練を.
第4条　くらしの中でのリハビリは食事と排泄，着替えから.
第5条　朝おきて まずは着替えて身だしなみ．寝・食分けて生活にメリとハリ.
第6条　「手は出しすぎず 目は離さず」が介護の基本．自立の気持ちを大切に.
第7条　ベッドから移そう移ろう 車椅子．行動広げる機器の活用.
第8条　手すりつけ，段差をなくし，住みやすく．アイデア生かした住まいの改善.
第9条　家庭でも社会でもよろこび見つけ，みんなで防ごう閉じこもり.
第10条　進んで利用，機能訓練，デイサービス．寝たきりなくす人の和 地域の輪.

％と推計されており，5歳きざみで倍増している．

2012年（平成24年）3月末現在の要介護者は400.10万人，要支援者は141.46万人で，合計541.56万人となっている．

(2) 寝たきりの成因

①骨折，脳血管障害などの身体機能の障害，②他の疾患による臥床生活，③老化による活動能力（運動能力）の低下，などが原因となる．

また，介護が必要となった原因では，2010年（平成22年）国民生活基礎調査における原因の構成割合は，第2章の表2-1にも示したように，脳血管障害，認知症，高齢による衰弱，骨折・転倒，リウマチ等の関節疾患が上位を占めている．

(3) 寝たきりゼロへの10か条

寝たきり予防に向けて心得ておくべき10の事項が，1991年（平成3年）3月に当時の厚生省より示され，努力を求められている（表3-3）．保健事業で交付される健康手帳にも記載されている．

9) 褥　瘡

褥瘡は，床（とこ）ずれともいわれ，長期の臥床などにより，床に押しつけられている部分に皮膚の血管圧迫が続き，血流減少あるいは遮断が起き，局所の虚血状態から栄養障害，代謝障害を生じ，ついには壊死に陥って潰瘍が形成されるものである．進行が早く，朝に十円玉ぐらいの発赤であっても，夕方には手掌大になることがある．

(1) 褥瘡の好発部位

骨が突出していて，しかも皮下に脂肪や筋が少なくて，皮下の浅い所に骨を触れるような部位，すなわち，皮下組織の少ない骨突出部で重みがかかる部位に生じやすい．仰臥位では後頭部，肩甲骨部，胸椎棘突起部，仙骨部，上後腸骨棘部，肘の骨突起部，踵骨部などに好発し，伏臥位では上後腸骨棘部，膝蓋骨部，脛骨粗面部に，側臥位で

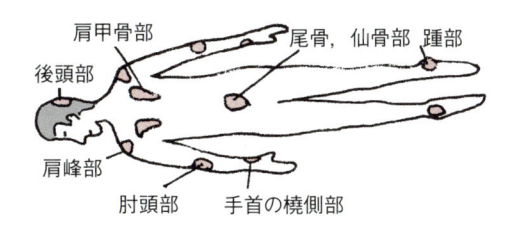

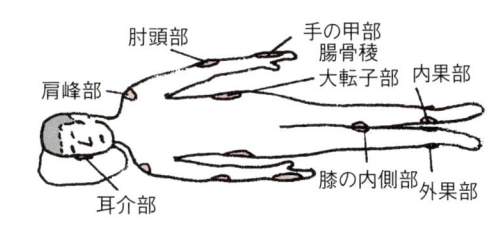

図 3-3 褥瘡の好発部位
上図は主に身体の背面，下図は内・外側面の好発部位を示す．

は大転子部や耳介部，肩峰部，外果部に，座位では坐骨結節部（坐骨の下部）に起こりやすい（図 3-3）．

（2）褥瘡の危険因子

全身的危険因子として栄養不良，意識障害，貧血，糖尿病，知覚障害，麻痺などがあり，局所的危険因子として圧迫，摩擦（表皮の角質層剥離），湿潤（発汗），不潔（失禁）などがある．

（3）褥瘡予防のポイント

①体位変換は 2 時間（ないし 3 時間）おきに行う．

②身体をこする（摩擦する）ような体位変換をしない（スライドシーツを使用してもよい）．高齢者の皮膚は乾燥して傷つきやすく治りにくい．縫い目，ボタン，紐などは皮膚を刺激する原因となる．

③日中は座位での生活を多くする（全身の循環改善，圧迫の回避のため）．

④皮膚を清潔にしておく．おむつは，こまめに交換し，下着も汚れないうちに着替える．

⑤皮膚は湿潤でなくサラサラにしておく．

⑥布団をこまめに干す（汗，食べこぼし，失禁は雑菌のもと）．

⑦栄養をとる．とくに高齢者は食事の好みなどで栄養が偏りがちである．栄養不良や食欲低下は，脱水，低蛋白，貧血を起こしやすく，褥瘡を悪化させやすい（とくに，蛋白質，ビタミン C，鉄分の補給）．

⑧圧迫予防のために予防寝具等を利用する．持続的な皮膚の圧迫を軽減するエアマット（空気が電動調節により交互に膨張と収縮をして圧力のポイントが移動）やロー

表 3-4 褥瘡の分類と症状，対応（手当て）

段階	褥瘡の状態	局所症状	全身症状	手当て
Ⅰ度	表皮の浅い部分．	急性炎症症状．痛み，発赤，腫脹，熱感，小発赤から始まる．		まず痛みを訴えたら圧迫状態をチェック．蒸しタオルで押さえるように拭く．タオルで水分を吸い取る．発赤の周辺のマッサージをする．体圧分散用具使用．入浴後通気性良で水を通さない絆創膏． ☆根治でき得る状態
Ⅱ度	損傷が皮下脂肪組織に及ぶ．	急性炎症症状．水疱，びらん，潰瘍の形成．発赤，腫脹，熱感．	局所症状のみならず，発熱，倦怠感	医師の診察を受ける．傷の清潔を保つ．勝手に市販の薬を使わない．水疱を破らない． ☆びらん処置は感染しないよう消毒． ☆根治でき得る状態
Ⅲ度	損傷が筋膜まで達して深い．	慢性炎症症状．深い潰瘍で，壊死組織が化膿．黒ずんでくる．	褥瘡により精神的不安，不快感，不眠，食欲不振をもたらし，悪循環に陥る．	浸出液が多い場合は傷口に消毒ガーゼ類を当てる． ☆感染予防が重要 ☆紙おむつを使うと寝具の汚れが少ない ☆難治性
Ⅳ度	損傷が筋肉，骨膜，関節へ及ぶ．	骨，関節の化膿性炎症．ポケット状に穴があき，骨が見える．	全身症状悪化．低蛋白血症，貧血，病的脱臼や骨折，褥瘡内出血	医師の診察を受ける．黒ずんでいる場合は，傷になっていなくても深部に大きな損傷がある．

タス・ウォーターマット（水の浮力で部分的な圧力を取り除き血行改善），無圧スポンジマットレス，ムートン，ビーズマット，円座，ロホクッション，抗菌・防臭シーツなどがある．

（4）褥瘡の分類と対応

褥瘡はⅠ度からⅣ度に分類されている．各分類の褥瘡の状態と局所症状，全身症状および手当てを表3-4に示す．

褥瘡の薬品には，ドレープ類（古い皮膚を保護し新しい皮膚を増殖させ，発赤や皮膚が剥れたときに効果）のオプサイト，テガダーム，デュオアクティブなど（患部を消毒し，乾燥後使用）やイソジンシュガー（傷の水分を吸い取り，新しい肉芽形成に役立つ）などがある．

2. 介助の基礎

1）車いすで移動の介助

（1）平坦な場所の移動の場合の注意点

標準型の車いすの構造と名称を図 3-4 に示す．

患者さんが乗車している車いすを押す場合は，普通に歩くスピードよりも少しゆっくり歩く（車いすに乗っていると速く感じて恐怖心を生じるため）．急な発進や停車およびスピードの変化は避け，また発進や停止のときなどには声をかける．急なスピードの変化は避け，なるべく同じスピード，リズムで歩く．停車してハンドルから手を離すときはブレーキをかける．

（2）坂道の移動の場合の注意点

(a) 上り坂

前向きに押し，後ろからやや前傾姿勢でゆっくりと一歩一歩しっかりと押し，押し戻されないように注意する．

(b) 下り坂

緩やかな下り坂では前向きに，車いすを引くようにしてゆっくり下る．患者さんのからだが前に傾くので転落しないようにアームレストの前方かパイプを持ってもらう．恐怖心が強い場合には緩やかな勾配でも後ろ向きに下りるとよい．急な下り坂では，図 3-5 のように後ろ向きに，ブレーキを軽くかけながらゆっくり下りる．

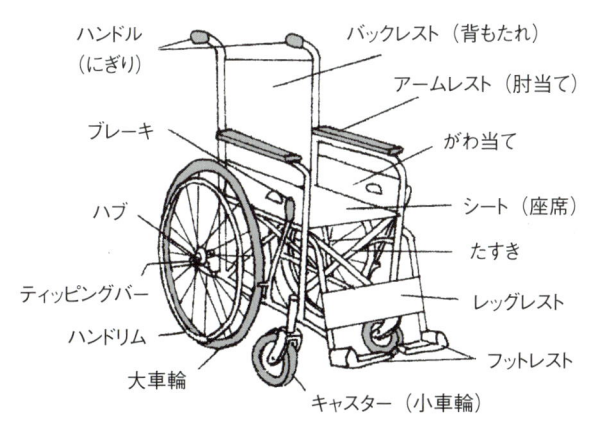

図 3-4　車いすの構造と名称

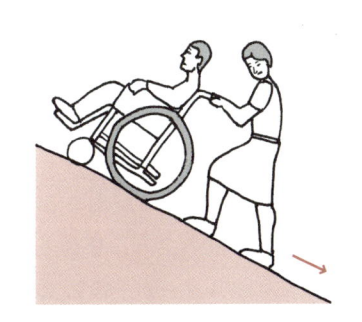

図 3-5　下り坂の車いすの移動

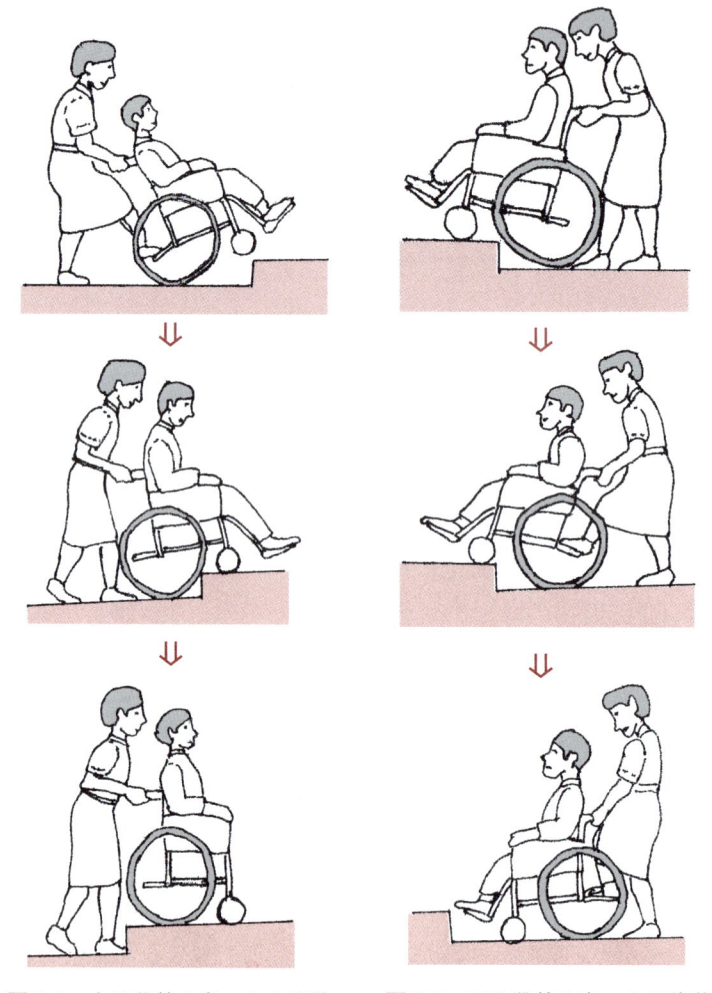

図 3-6　上り段差の車いすの移動　　図 3-7　下り段差の車いすの移動

(3) 段差がある所の移動の場合の注意点

(a) 上り段差

　前向きに押し，まずティッピングバーを踏んで，同時にハンドルも押し下げて前方のキャスター（小車輪：前輪）を上げ（図3-6・上図），そのまま前に押していってキャスターを段上に下ろし（同・中図），さらに前に押して大車輪（後輪）が段でつかえたら，ハンドルを持ち上げながら前に押していって後輪を段上に下ろす．キャスターや後輪を段上に下ろすときには，衝撃がないようにゆっくり丁寧に行う．

(b) 下り段差

　後ろ向きに引き，まずハンドルを持ち上げながら後方に引いて，大車輪（後輪）を下段の上方に移動させてから下段に下ろし（図3-7・上図），さらに後方に引いてキャスターが上段の端へきたらティッピングバーを踏んで，同時にハンドルも押し下げて前方のキャスター（小車輪：前輪）を持ち上げ（同・中図），そのまま後方に引い

て移動させてから,キャスターを下段に下ろす(同・下図).上りの場合と同様に,キャスターや後輪を段上に下ろすときに衝撃がないようにゆっくり丁寧に行う.

2)移乗動作

(1) 車いすからベッドへの移乗動作

　車いすをベッドと約30°の角度でつけ,ブレーキをかける.片麻痺の場合は健側をベッド側にするようにしてつける.足や腕の力が弱くて介助者が全体重を持ち上げなければならない場合は,ベッドに横づけでもよい(持ち上げての回転の距離を短くするため).フットレストを上げて足を下ろす.

　足や腕の力がある程度あり,自力が残っている場合には,まず,患者さんの殿部をシートの前方に移動させ,介助者は膝を曲げて,両膝で相手の膝を固定する(図3-8・上図).麻痺などのために足や腕の力がないために全体重を介助者が支えなければならない場合は,持ち上げやすいように足を左右,前後にあけて置く.

　次にアームレストの前方かパイプを持ってもらい,体を前に倒させて,介助者は腰の側面後方に手を回して体を挟むようにして手を添えるか,パジャマのズボンのゴムや腰紐,ベルトなどがあればそれを持って,膝を支点にして体を反らせる(後ろに傾

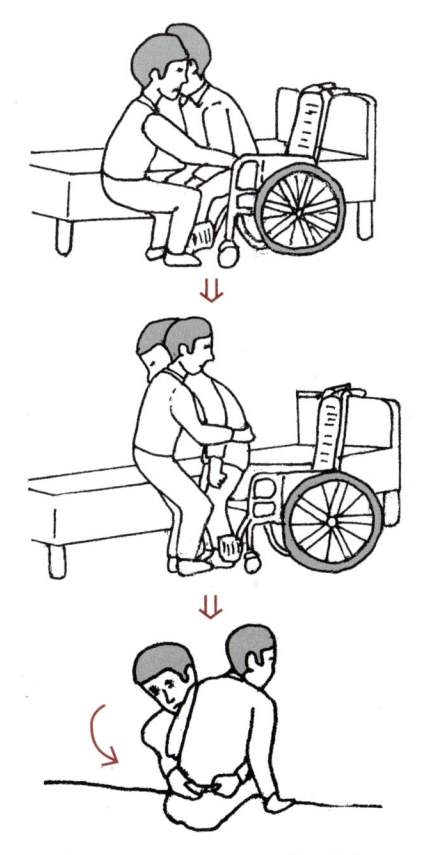

図3-8　車いすからベッドへの移乗動作の介助

ける）ようにしながらゆっくりと立ち上がる（同・中図）．麻痺などのために全体重を介助者が持ち上げる場合は，介助者は体を反らせて持ち上げて，介助者の腹部に乗せるようにする．

次いで，介助者は腰を回転させてベッドの方に向き，重心をゆっくり下げながら相手をベッドに坐らせる（同・下図）．ベッドの端に坐らせたあと，倒れないように片手を肩などに置いて支える．

(2) 座位からベッド上に仰臥位（背臥位）になる動作の介助

片手を首の後ろから向こう側の肩に回して首が後ろに倒れないようにし，他方の手を膝の下に入れ（図3-9・上図），膝を持ち上げ上体を後ろに少し倒しながら，且つ相手の体を90°回転させてベッドの約中央に移動させ，上体と足をベッドに下ろす（同・下図）．膝を伸ばさせ，頭と枕の位置を調整する．

円背などがあって仰臥位の姿勢での持続が苦痛な場合は，胸当てをおいてその上に上体が乗るようにすると楽な場合が多いので，患者さんの状態に応じて使用を考慮する．また，腸腰筋の緊張・短縮などのために下肢を伸展していると腰痛や股関節部痛を生じる場合は，膝の下に枕などを入れて膝を曲げるようにすると楽になることが多い（図3-10）．

(3) 仰臥位（背臥位）からベッドの端での座位になる動作

片手を首の後ろから向こう側の肩に回して首が後ろに倒れないようにし，他方の手

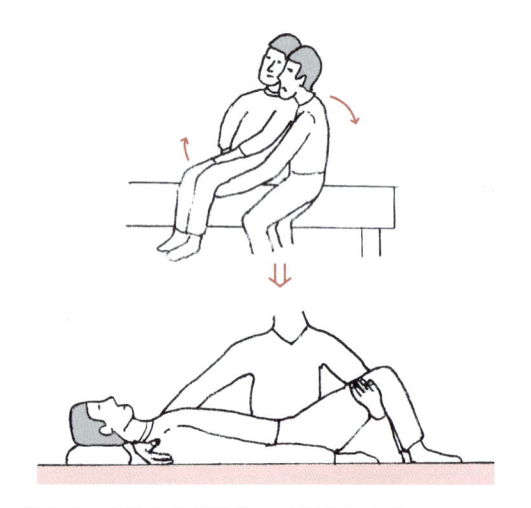

図3-9 座位から仰臥位への動作の介助

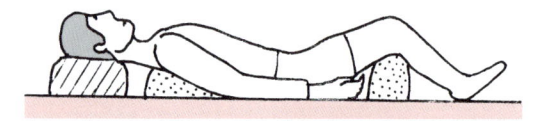

図3-10 仰臥位での背当て，膝枕の利用

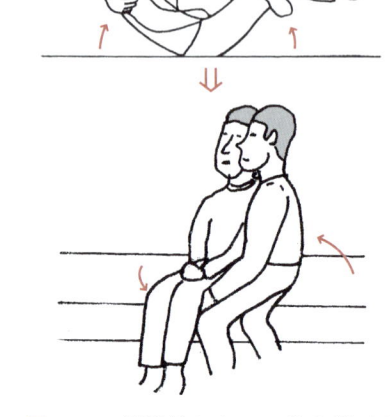

図3-11 仰臥位からベッドの端での座位になる動作の介助

を膝の下に入れて持ち，上体と膝を持ち上げ（図3-11・上図），さらに持ち上げながら殿部を支点にして体を90°回転させて，ベッドの端から足を下ろすようにして座位にする（同・下図）．倒れないように肩などに手を添えておく．

（4）ベッドから車いすへの移乗動作

車いすからベッドへの移乗動作の逆の方法で行う．車いすへ移す前に，車いすのブレーキがかかっていること，フットレストが上がっていることを確認しておく．車いすへ移ったら，フットレストを下ろして足を乗せる．

3）体位変換

（1）仰臥位（背臥位）から側臥位への体位変換

肩と腰部に手を置いて持ち上げながら回転させようとするのは力が要るが，膝を立てて，その膝を倒すと腰から肩も回転して横向きになりやすい．たとえば右側を向く場合は，図3-12のように，左膝を立てて，その膝と肩に手を置いて，膝を右側へ押しながら倒していくと，腰から肩も上がってきて簡単に横を向くようになる．

（2）側臥位から伏臥位（腹臥位）への体位変換

下側の腕が上体の下に挟まらないように腕を挙上しておき，また，上側の下肢を前に出しておく（図3-13・上図）．肩と腰部に手を置いて，ゆっくり押しながら体を回転させてうつぶせにする（同・下図）．腕と下肢の位置を調整する．胸当てをするほうが楽な場合が多いので，患者さんの状態に応じて使用を考慮する．とくに円背の場合には，胸当てを少し下方に寄せて腹部にくるようにするか，バスタオルなどをたたんだ物を腹部の下に置く（図3-14）．

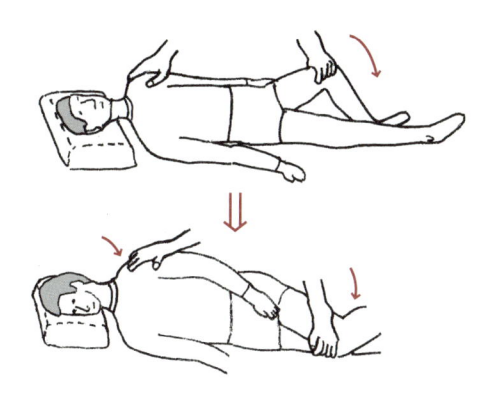

図3-12 仰臥位から側臥位への体位変換動作の介助

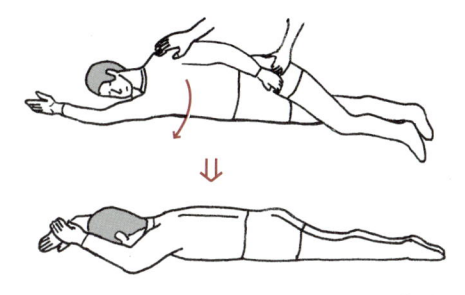

図3-13 側臥位から伏臥位への体位変換動作の介助

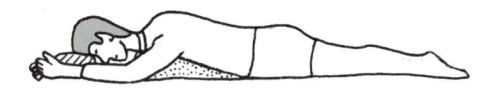

図3-14 伏臥位での胸当ての利用

3. 高齢者の評価法

1) 高齢者総合的機能評価（老年医学的総合評価：CGA）とは

　高齢者は加齢とともに全身のほとんどの機能が低下し，顕著であると運動器，神経，内臓・感覚器等の機能障害をきたして日常生活に支障を生じるようになる．退行性，慢性，難治性疾患が多く，完全には治癒せずに機能障害や苦痛（症状）が終生続くことも少なくない．

　高齢者は，苦痛がなく，自分のことは自分ででき，できるだけ長く，他人の世話にならなくてもよい自立性のある生活を続けたいと願っている．自立性の有無や程度は生きる意欲にも関係するので，自立性の維持，向上は極めて重要である．したがって，高齢期の健康状態，健康度の評価は，疾病の有無だけではなく，日常生活を行っていくための機能全般に視点を当てて総合的に機能評価をする．

　高齢者の総合的機能評価票として，1991年に厚生省長寿科学総合研究小澤班が『老年者の総合的機能評価用紙』を作成した．この評価法が高齢者の病気の予後，要介護や要支援の判定の資料の一つとしてよく用いられている．

(1) 高齢者総合的機能評価

　高齢者総合的機能評価（CGA：Comprehensive Geriatric Assesment）では，大きく高齢者を生活機能，精神機能，社会・環境の3つの面からとらえて包括的に評価する．評価すべき項目として，(1)（基本的）日常生活活動度（ADL：Activities of Daily Living），(2) 手段的日常生活活動度（IADL：Instrumental ADL），(3) 身体情報機能（コミュニケーション能力），(4) 社会生活（社会的環境），(5) 精神的機能（認知機能，情緒），(6) 気分・幸福度（Mood）などがある．

　ここでは，小澤班が作成した『老年者の総合的機能評価用紙』に基づいた評価票の例を紹介する．調査項目の細項目と配点は表3-5のようになっており，在宅や高齢者施設，医療機関での治療やリハビリなどの処置の前後，入所の前後などで比較し，処置の有効性検証の資料とする．1. 日常生活機能，2. 身体情報機能，3. 社会生活の各評価表については，p.207の巻末付表（付-1～3）を参照されたい．

　とくに，ここでは4. 精神的機能（認知機能，情緒）について，改訂長谷川式簡易知能評価スケール（HDS-R），高齢者うつスケールGDS（GDS15）を示す．

表 3-5 小澤班考案の高齢者総合的機能評価の項目と配点

項目			配点	項目			配点
1. 日常生活機能	ADL	1) 歩行	3	ADL	5) 排泄		3
		2) 階段昇降	3		6) 入浴		3
		3) 食事	3	IADL	7) 電話		3
		4) 更衣	3		8) 薬の服用		3
2. 身体情報機能	1) 視力		3	3) コミュニケーション			3
	2) 聴力		3	4) 尿失禁			3
3. 社会生活	1) 経済状態		3	4) 家族関係			3
	2) 婚姻状況		3	5) 集団行動			3
	3) 家族状況		3				
4. 精神的機能	1) 認知機能	HDS-R	30	2) 情緒	GDS15		15

（2）認知機能の評価

WAISなどで代表される従来の知能テストは，項目数が多く複雑で長時間を要し，高齢者の認知症診査のためのテスト法としては不適当である．従来の知能テストは主に正常な者の知能程度の差を明らかにしようとするものであるのに対して，認知症テストは，正常な高齢者であれば回答ができるが認知症性高齢者では回答が困難であるように，設問が工夫されている．

認知症のスクリーニングによく用いられる評価法としては，HDS-R（改訂長谷川式簡易知能評価スケール：Hasegawa's Dementia Scale-Revised）とMMSE（Mini-Mental State Examination）がある．総合的評価ではHDS-Rが用いられている．HDS-Rは**表3-6**のように，9つの質問項目により見当識，長期および短期記憶，計算，復唱などの能力を調べるものであり，簡便である．1は年齢，2は日時の見当識，3は場所の見当識，4は言葉の記銘，5は計算，6は数字の逆唱，7は言葉の遅延再生，8は物品記銘，9は物品名の再生である．評価は，30点満点で20点以下を「認知症の疑い」とするが，この評価のみで認知症と確定診断されるものではなく，脳のMRI検査などの結果と併せて総合的に診断される．

表3-6 認知能評価のためのHDS-R（改訂長谷川式簡易知能評価スケール）

	質問内容		配点	得点
1	お歳はいくつですか？（2年までの誤差は正解）	0　1	1	
2	今日は何年の何月何日ですか？ 何曜日ですか？ （年，月，日，曜日が正解でそれぞれ1点ずつ）	年　0　1 月　0　1 日　0　1 曜日　0　1	4	
3	私達が今いるところはどこですか？ （自発的に出れば2点，5秒おいて，家ですか？ 病院ですか？ 施設ですか？ の中から正しい選択をすれば1点）	0　1　2	2	
4	これから言う3つの言葉を言ってみて下さい． 後でまた聞きますのでよく覚えておいて下さい． （以下の系列のいずれか1つで，採用した系列に○印をつけておく） 1：a) 桜　b) 猫　c) 電車　2：a) 梅　b) 犬　c) 自動車	0　1 0　1 0　1	3	
5	100から7を順番に引いて下さい． （100−7は？ それからまた7を引くと？ と質問する． 最初の答が不正解の場合は，打ち切る）	(93)　0　1 (86)　0　1	2	
6	私がこれからいう数字を逆から言って下さい． (6-8-2，3-5-2-9)（3桁逆唱に失敗したら打ち切り）	(286)　0　1 (9253)　0　1	2	
7	先ほど覚えてもらった言葉をもう一度言ってみて下さい． （自発的に回答があれば各2点，もし回答がない場合は， 以下のヒントを与え，正解であれば1点） a) 植物　b) 動物　c) 乗り物	a：0　1　2 b：0　1　2 c：0　1　2	6	
8	これから5つの品物をみせます．それを隠しますので何があったか 言って下さい． （時計，鍵，タバコ，ペン，硬貨など，必ず相互に無関係なもの）	0　1　2 3　4　5	5	
9	知っている野菜の名前をできるだけ多く言って下さい． （答えた野菜の名前を右欄に記入する） （途中で詰まり，約10秒間待っても出ない場合には そこで打ち切る） ※0〜5個までは0点，6個＝1点，7個＝2点， 8個＝3点，9個＝4点，10個＝5点　　　0　1　2　3　4　5		5	

注）30点満点．20点以下を認知症の疑いありと評価する．

(3) 情緒の評価（うつの評価） GDS簡易版（GDS15）

　　スクリーニングには高齢者うつスケールGDS（Geriatric Depression Scale）簡易版の日本語訳を用い，口答で行う．

　　GDS簡易版はGDS15ともいい，表3-7のように15の設問からなり，設問によって「はい」あるいは「いいえ」に1点が与えられる．合計4点以下は正常，5〜9点をうつ傾向（軽度のうつ），10点以上をうつ状態（重度のうつ）と評価する．

表3-7 GDS 簡易版（GDS15）

過去1週間ぐらいの間で，以下の質問事項のうち，あなたのお気持ちに近い答えを選んで，「はい」か「いいえ」のいずれかに○印を付けてください．		
1. 毎日の生活に満足していますか	はい	いいえ
2. 毎日の活動力や周囲に対する興味が低下したと思いますか	はい	いいえ
3. 生活が空虚だと思いますか	はい	いいえ
4. 毎日が退屈だと思うことが多いですか	はい	いいえ
5. たいていは機嫌よく過ごすことが多いですか	はい	いいえ
6. 将来への漠然とした不安にかられることがありますか	はい	いいえ
7. 多くの場合は自分は幸福だと思いますか	はい	いいえ
8. 自分が無力だなぁと思うことが多いですか	はい	いいえ
9. 外出したり何か新しいことをするよりも家にいたいと思いますか	はい	いいえ
10. なによりもまず，物忘れが気になりますか	はい	いいえ
11. いま生きていることが素晴らしいと思いますか	はい	いいえ
12. 生きていても仕方がないという気持ちになることがありますか	はい	いいえ
13. 自分が活力にあふれていると思いますか	はい	いいえ
14. 希望がないと思うことがありますか	はい	いいえ
15. 回りの人が，あなたより幸せそうにみえますか	はい	いいえ

配点：2，3，4，6，8，9，10，12，14，15 は「はい」が1点
1，5，7，11，13 は「いいえ」が1点
評価：合計5点〜9点をうつ傾向，10点以上をうつ状態，と評価する

2）その他の各種評価票（付-4〜7：p.208, 209 参照）

高齢者総合的機能評価の評価票とは別に，日常生活動作機能，知能，情緒，QOL，気分などについては従来からいくつもの評価票が考案され，使用結果が報告されている．ここではそのうちの主なものを紹介する．

（1）日常生活活動（ADL，IADL）

日常生活動作（ADL）関連の機能評価票としては，ADL には Barthel Index（付-4）や Katz Index など，IADL（手段的日常生活動作；Instrumental ADL）には老研式活動能力指標（付-5）などがあり，とくに Barthel Index，老研式活動能力指標などがよく用いられる．

（2）精神的機能（認知機能，情緒）

■1 認知機能（知能評価）

MMSE は，1975年に Folstein MF らによって開発され，主にアメリカを中心に用いられていた．HDS-R と同様の項目があるが，項目数が少し多く，また，動作性の項目が多い特徴がある．近年，わが国でも MMSE を用いた報告が散見されるようになった．MMSE の評価は，22点以下を「認知症の疑い」と評価する．

■2 情　緒

　高齢者用の GDS のほかに，うつ評価票はベック（Beck）うつ評価尺度，Zung 式抑うつ尺度票，ハミルトンうつ病病状評価票などがある．簡便な自己評価のための自己評価うつ病スケール（SDS：Self-rating Depression Scale）（付-6）が作成され，近年よく用いられている．

(3) QOL（生活の質）

　QOL に関しては，改訂 PGC モラールスケール（付-7），WHO/QOL26，SF36 などがあり，また，心療科別，年齢別に工夫された評価票を作成し，使用しているものもある．

　改訂 PGC モラールスケールは，1975 年に Lawton によって紹介された評価尺度であり，17 項目の質問からなる．モラールとは，「幸福な老い」を表す概念としてとらえられており，社会心理学的な領域から「主観的幸福感」を高齢者の QOL 評価尺度の中心としている．

　WHO/QOL-26 は，1994 年 WHO が，「1 個人が生活する文化や価値観の中で，目標や期待，基準，関心に関連した自分自身の人生の状況に対する認識」と QOL を定義し，6 つの構成領域（身体的側面，心理的側面，自立のレベル，社会的関係，生活環境，精神性・宗教・信念）から質問項目を設定して開発された WHO/QOL-100 の短縮版である．主観的幸福感，生活の質を測定するものであり，18 歳以上が対象であり，世界各地で翻訳されている．

　具体的には，①身体的領域（7 項目），②心理的領域（6 項目），③社会的領域（3 項目），④環境領域（8 項目）の QOL を問う 24 項目と QOL 全体を問う 2 項目の，全 26 項目について「過去 2 週間にどのように感じたか」，「過去 2 週間にどのくらい満足したか」，あるいは「過去 2 週間にどのくらいの頻度で経験したか」を，「まったくない」「少しだけ」「多少は」「かなり」「非常に」などの 5 段階で回答するものである．

　さらに，SF36 が QOL 尺度の代表的なものとしてよく用いられている．①身体機能，②日常役割機能（身体），③日常役割機能（精神），④全体的健康観，⑤社会機能の制限，⑥身体の痛み，⑦活力，⑧心の健康の 8 項目から構成されている．

3）障害高齢者・認知症性高齢者の日常生活自立度

　障害のある高齢者の日常生活の自立度（寝たきり度）を J から C の 4 ランクに分け，さらに各 2 段階に分けて，合計 8 段階に評価している（表 3-8）．

　また，障害高齢者の日常生活自立度（寝たきり度）とは別に，認知症性高齢者の日常生活の自立度を I から IV および M の 5 ランクに評価している（表 3-9）． （松本　勅）

表 3-8 障害高齢者の日常生活自立度（寝たきり度）の評価基準

ランク J： （生活自立）	何らかの障害などを有するが，日常生活はほぼ自立しており，独力で外出． 1. 交通機関等を利用して外出する． 2. 隣近所へなら外出する．
ランク A： （準寝たきり）	屋内での生活はおおむね自立しているが，介助なしには外出しない． 1. 介助により外出し，日中はほとんどベッドから離れて生活する． 2. 外出の頻度が少なく，日中も寝たり起きたりの生活をしている．
ランク B： （寝たきり）	屋内での生活は何らかの介助を要し，日中もベッドの上での生活が主体であるが，座位を保つ． 1. 車いすに移乗し食事，排泄はベッドから離れて行う． 2. 介助により車いすに移乗する．
ランク C： （寝たきり）	1日中ベッド上で過ごし，食事，排泄，着替えにおいて介助を要する． 1. 自力で寝返りをうつ． 2. 自力で寝返りをうたない．

（1993.11.18　老健第02-2号　厚生省大臣官房老人保健福祉部長通知）

表 3-9 認知症性高齢者の日常生活自立度判定基準

ランクⅠ	【何らかの認知症を有するが，日常生活は家庭内及び社会的にほぼ自立】	
ランクⅡ	【日常生活に支障をきたすような症状・行動や意志疎通の困難さが多少みられても，誰かが注意していればほぼ自立できる】	
	Ⅱa　家庭外で上記の状態がみられる．	【症状】①たびたび道に迷う．②買物，事務，金銭管理等のミスが目立つ等．
	Ⅱb　家庭内でも上記の状態がみられる．	【症状】①服薬管理ができない．②電話の応答や訪問者との応対など一人で留守番ができない等．
ランクⅢ	【日常生活に支障をきたすような症状・行動や意志疎通の困難さが時々みられ，介護を必要とする】	
	Ⅲa　日中を中心に上記の症状がみられる．	【症状】①着替え，食事，排便，排尿が上手にできない．時間がかかる．②やたらに物を口に入れる．③物を拾い集める． ④徘徊　⑤失禁　⑥大声・奇声をあげる．⑦火の不始末 ⑧不潔行為　⑨性的異常行為等
	Ⅲb　夜間を中心に上記の症状がみられる．	
ランクⅣ	【日常生活に支障をきたすような症状・行動や意志疎通の困難さが頻繁にみられ，常に介護を必要とする】【症状】Ⅲと同じ．頻度の違いにより区別	
ランクM	【著しい精神症状や問題行動あるいは重篤な身体疾患がみられ，専門医療を必要とする】 【症状】せん妄，妄想，興奮，自傷・他害などの精神症状や，精神症状に起因する問題行動が継続する状態等．	

（1993.10.26　老健第135号　厚生省老人保健福祉局長通知）

第4章

高齢者に対する鍼灸治療の役割

1. 主な鍼灸治療研究

1) 特別養護老人ホームおよびケアハウス入所者に対する鍼灸治療の成績[1-6]

　　対象者は、京都府下の特別養護老人ホームの入所者19名と、ケアハウス17名の合計36名（男性8名、女性28名）であり、年齢は67～94歳、平均80歳である。治療は、愁訴に応じて局所治療、循経取穴治療、全身調整治療などを適宜組み合わせて、原則として週1回行った。1997年4月から1998年3月の間の治療回数は3～83回で、平均42.3±15.8回であった。

　　1998年3月末時点での治療成績を示す。

(1) 痛み、肩こり、しびれ等の症状の程度の変化

　　ほとんどの患者が複数の愁訴（平均4）を有し、症状は痛みや肩こり、しびれが多くみられた。症状はほとんどが治療直後から一定期間（多くは1～3日間）は消失あるいは半分以下に軽減したが、次回治療日の治療直前には、ペインスケール（初回治療前を10とする）で、疼痛の多くや肩こりは4～5に、しびれは8になり、やや戻っていた。図4-1に年度の最終治療日の治療直前におけるペインスケールの軽減率を示

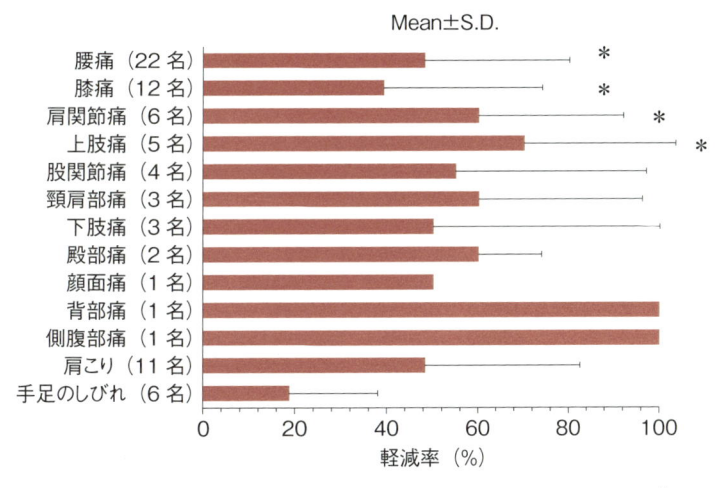

図4-1　評価日治療直前における症状の軽減率（平均±標準偏差）[1]
＊印は統計学的有意（$P < 0.05$）を示す．

した．

　このことから，高齢者のような高度の器質的な慢性・退行性疾患による症状を有する場合には，症状の完全な消退は得られにくくある程度まで戻るが，鍼灸治療の持続効果に合わせて治療間隔を短くするなど，工夫すればペインコントロールが可能であることが示唆された．

　その他の症状では，全身倦怠感（2名）は消退，耳鳴り（1名），食欲不振（3名），咳，痰（2名），足の冷え（1名），胸やけ（2名）は約3に軽減，皮膚のかゆみは半減，下肢のだるさは6に軽減した．便秘，眼の疲れ，不眠，めまい，排尿障害は軽減がわずかであった．改善が少ない者でも，痛みの場合と同様に治療直後から数日間は効果がみられた．

(2) 全身状態・気分，その他の変化

　全身状態と気分は，図4-2のように「治療により身体が軽くなる」，「疲れやだるさが軽減する」が7～8割を占めた．また，治療をすると「気分がスッキリする」，および治療するたびに「気分がゆったりする」，「以前よりも気分がゆったりした」が8割以上と多く，治療が精神的なリラックスをもたらしていることが示唆された．

　睡眠状態は，治療をした日によく眠れる者（65%）や以前よりよく眠れるようになった者（58%），治療をした直後に食欲が出た者（60%），以前よりも食欲が出てきた者（58%），食事がおいしくなった者（69%）が6～7割みられた．便通と頻尿の改善の率（約28%と36%）は低いが，もともと異常の自覚のない者も含んでいることによる．異常のあった者のみでは5～6割を占めていた．

　ADLでは，図4-3に示すように，種々の動作で5～6割前後の者が改善を認めた．

　歩行状態では，足が軽くなったり（68%），歩行が楽になったり（76%），歩行がしっかりした（75%），速く歩けるようになった（65%），歩く距離が伸びた（70%）などの者が7割前後にみられ，また，行動範囲が広がったと答えた者が6割あり，歩行状態が改善することが示唆された．

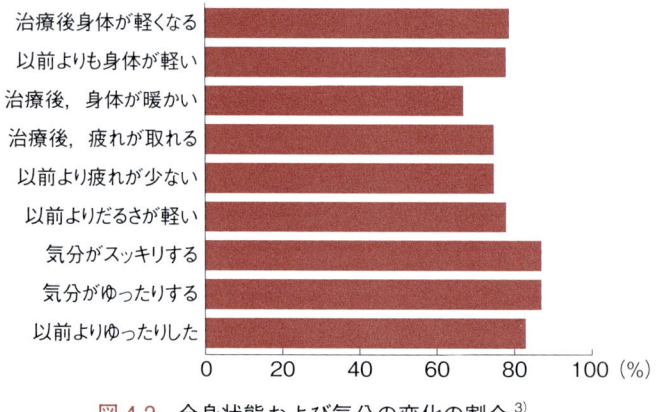

図4-2　全身状態および気分の変化の割合[3]

図4-3 ADLの変化の割合[3]

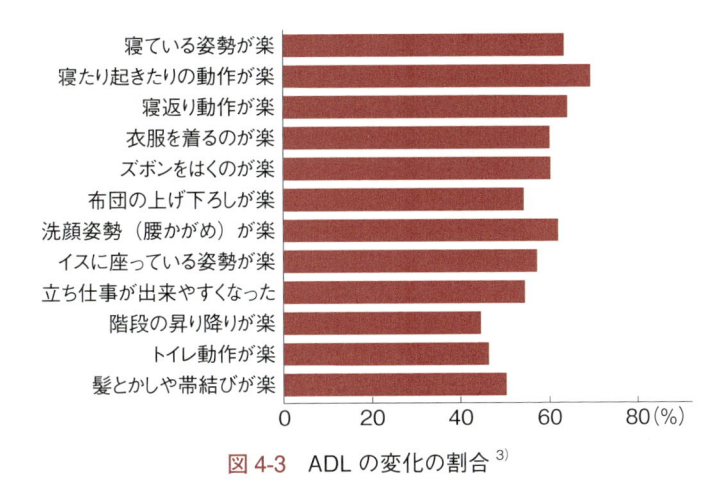

2) 鍼治療による歩行速度の変化[7]

　前記のように，鍼灸治療によって歩行状態が良くなるとの感想が多いので，個々の治療に加えて大腿四頭筋部5ヵ所（大腿直筋のほぼ中央と上端，伏兎，梁丘，血海），前脛骨筋部1ヵ所（足三里付近），大腿二頭筋部1ヵ所（殷門），下腿三頭筋部1ヵ所（承山）の鍼治療（5～10分間置鍼または雀啄）を週2回，5週間行い，毎回の治療前後に歩行速度を測定した．場所が狭いため，距離は7mで行った．

　その結果，15名の初回治療前は平均10.8±4.4秒であったが，初回治療直後には9.9±4.1秒（平均0.9秒短縮），また5週間10回目の治療直前には9.0±3.5秒（平均1.8秒短縮）と有意に速くなった（図4-4）．改善は12名（80％）にみられた．

　さらに持続効果をみるために，4週間の治療休止後にも測定を行ったが，測定できた14名について，休止前9.1±3.5秒に対し，休止後は8.8±2.5秒になり，休止しても持続効果がみられた．このように実際に歩行速度が改善することが明らかになった．

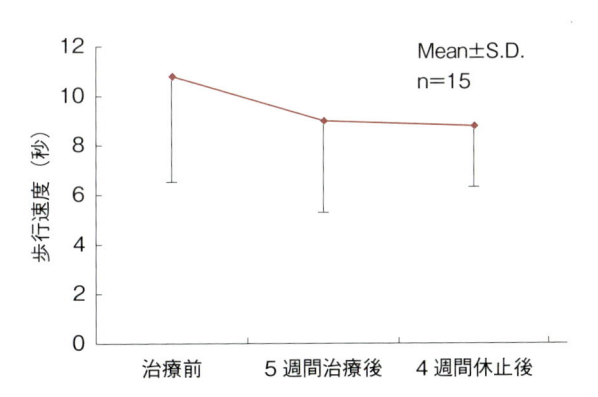

図4-4　治療開始前，治療後，休止後の7m歩行速度の変化[7]
文献7の数値をグラフ化した．（注）4週間休止後はn=14

図 4-5　夜間排尿回数の変化[8]

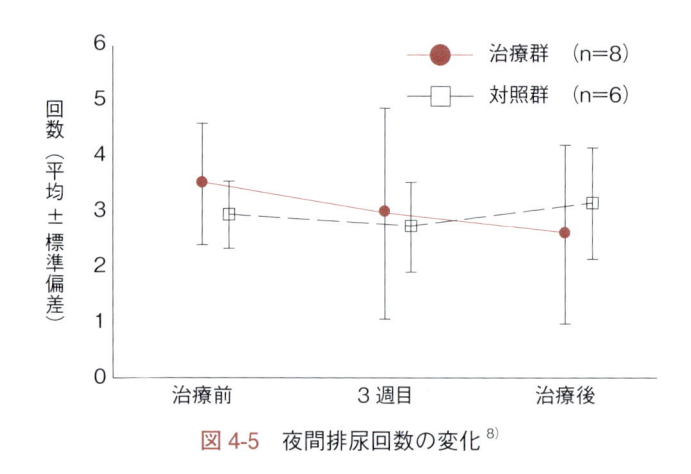

3) 鍼灸治療による姿勢の変化[7]

　　骨粗鬆症等で背中や腰が曲がり，背腰部痛や歩行障害を訴えている者に，背腰部の棘突起の傍ら（夾脊穴）や脊柱起立筋部に鍼治療を行い，起立姿勢の変化を側面写真によって観察した．その結果，治療直後に円背や前傾姿勢が実際に改善していることが分かった．これは身体の不安定性の改善にもつながり，ひいては転倒防止につながるものと考えられる（第 5 章，p.88 の図 5-44 参照）．

4) 鍼治療による夜間頻尿の変化[8]

　　夜間排尿回数 2 回以上の者の中極，中髎，合谷，足三里，三陰交に 15 分間置鍼治療を，週 2 回ずつ 5 週間行った．図 4-5 のように，8 例の平均回数は，治療前の 3.5±1.1 回から 5 週間後に 2.6±1.6 回と有意な減少を示した（8 例中 5 例が改善）．一方，治療しない対照群（6 例）では，治療前 3.0±0.6 回，5 週間後 3.2±1.0 回で有意な変化を示さなかった．

5) その他の研究結果（シルバー鍼灸等調査研究事業など）

（1）膝痛（変形性膝関節症＝膝 OA）に対する鍼灸治療効果の研究

■1　平成 2 年度シルバー鍼灸等調査研究における研究[9, 10]

　　対象 12 名で，内訳は，表 4-1 に示すように，変形性膝関節症のグレード 1 で経過分類初期の者が 4 名であり，グレード 2，3 で中期の者が 2 名，またグレード 4 と 5 で末期の者が 6 名で半数を占めた．

　　治療は，局所の内・外膝眼，内・外側側副靱帯，膝蓋骨内・外側縁，膝上穴，鵞足部，腸脛靱帯部，委中，および遠隔部位の足三里，太渓，三陰交，太衝等に，置鍼治療を週 2 回ずつ 5 週間，計 10 回行った．

　　膝の自覚的苦痛に関するペインスケール（pain scale）による変化は，図 4-6 のよ

表 4-1 グレード分類と経過分類別人数[10]

グレード分類		経過分類	
Grade 0：正常	0名		
Grade 1：骨硬化像または骨棘	4名	初期	4名
Grade 2：関節裂隙の狭小化（3mm以下）	1名	中期	2名
Grade 3：関節裂隙の閉鎖または亜脱臼	1名		
Grade 4：加重面の磨耗または欠損（5mm以下）	2名	末期	6名
Grade 5：加重面の磨耗または欠損（5mm以上）	4名		

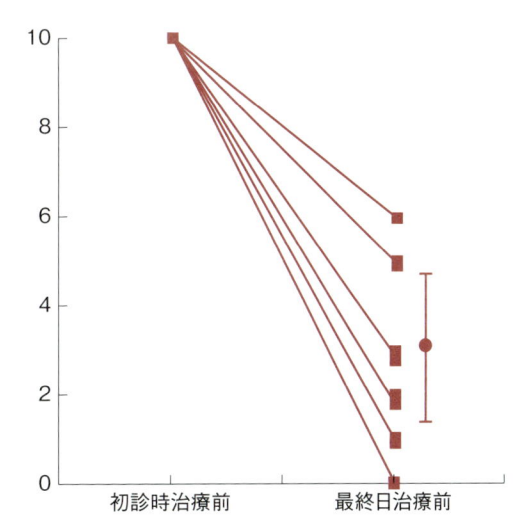

図 4-6 自覚的な苦痛の程度（ペインスケール）の変化[10]

うにすべてが軽減を示し，初診時の10から最終日の治療前に平均2.8になり，有意な軽減を示した．最終日治療前の個々のペインスケールはすべて6以下であり，12例中9例が3以下であった．

ペインスケールが0ないし1に軽減したものを「著効」，2〜5に軽減したものを「有効」，6〜8に軽減したものを「やや有効」，9ないし10を「無効」とすると，著効3例（25%），有効8例（67%），やや有効1例（8%），無効0であった．

■2 平成4年度シルバー鍼灸等調査研究における研究[11,12]

対象5名で，内訳は変形性膝関節症のグレード1が1名，グレード2が2名，グレード3と4が各1名で，経過分類では初期1名，中期3名，末期1名であった．

治療法は，無処置3週間の後に週2回の鍼治療＋運動療法を8週間行った．鍼治療は，図4-7に示す大腿四頭筋の内・外側広筋と大腿直筋部の各3ヵ所に週2回ずつ8週間行い，SSP療法は内側関節裂隙部2ヵ所，および8週間の運動療法時に大腿直筋部2ヵ所に電極を貼付して，3Hzと20Hzの疎密波での通電を10分間行った．また，

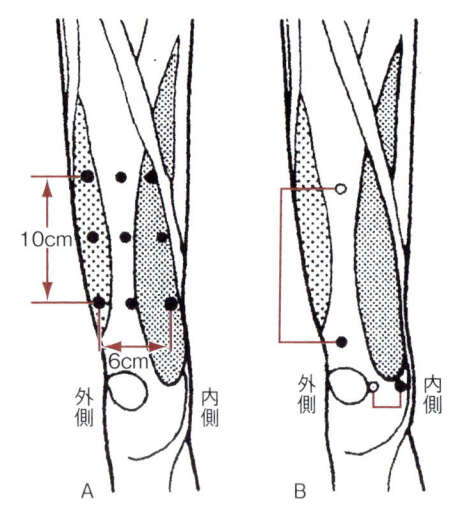

図 4-7　鍼治療部位(A)と SSP 電極部位(B)[11] 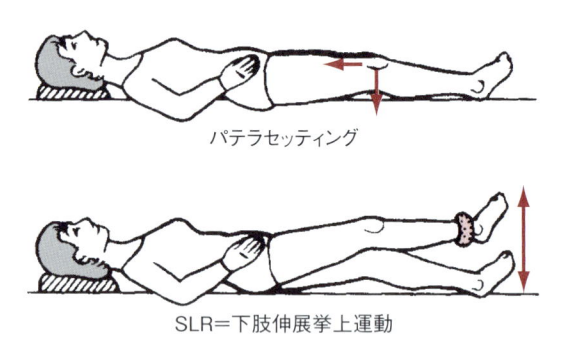　　　図 4-8　膝の運動療法の方法[11]

　運動療法は図 4-8 のようにパテラセッティングと SLR を行い，自宅でも毎日行うよう指示した．
　評価には日本整形外科学会の変形性膝関節症評価票を用い，さらに治療開始前と治療期間終了後に膝伸展筋力を測定した．変形性膝関節症評価票は，ADL 評価 40 点（歩行時痛，階段昇降時痛，運動開始時痛，膝屈曲時痛各 10 点満点：なし 10 点，軽度あり 5 点，強い 0 点），理学所見 30 点（萎縮，腫脹，圧痛各 10 点満点：痛みと同様評価），苦痛評価（ペインスケール）30 点（なし 30 点，最強度 0 点）の 100 点満点で評価される．
　変形性膝関節症評価票による評価の結果は，図 4-9 の通りである．治療開始 3 週間前と治療直前はほとんど変化がなかったが，終了 5 日後では約 40 点の改善が認められた．項目別には図 4-10 に示すように 3 項目ともに改善がみられた．とくに苦痛は，

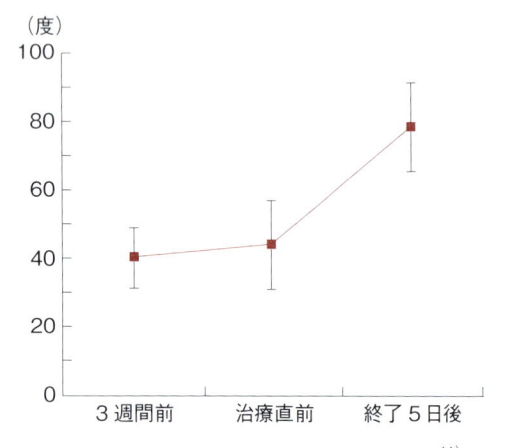

図 4-9　変形性膝関節症の合計スコアの変化[11] 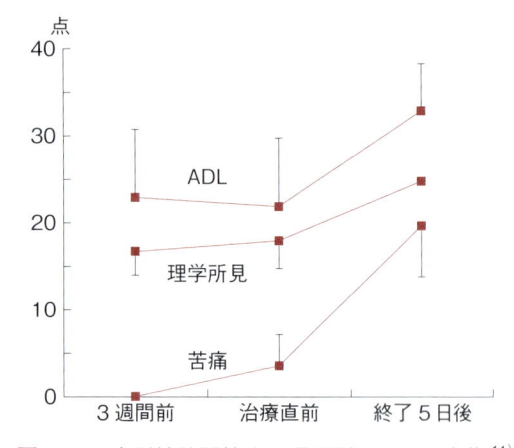　　　図 4-10　変形性膝関節症の項目別スコアの変化[11]

図 4-11　膝痛のペインスケールの変化[13]　　　　　図 4-12　大腿四頭筋伸展筋力の変化[13]

治療直前には整形外科での治療によって 3 週間前に比べて少し軽減していたが，鍼治療と運動療法を行うことによってさらに大きく改善した．

また，膝伸展筋力は，左足が 16.8±5.9 kg から 22.2±6.4 kg へ平均 5.4 kg，右足が 17±4.7 kg から 22.2±5.2 kg へ平均 5.2 kg 増加した．

■3　変形性膝関節症の初期および末期例の鍼治療効果の比較[13]

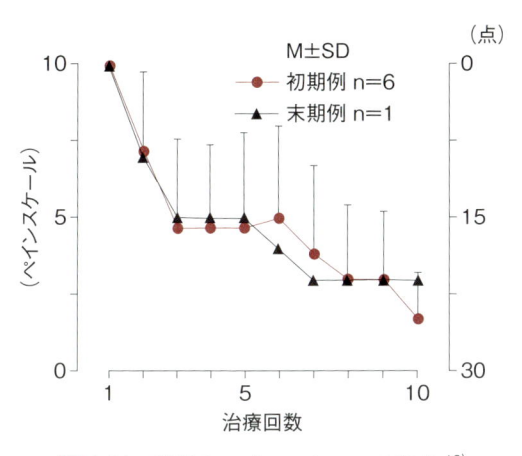

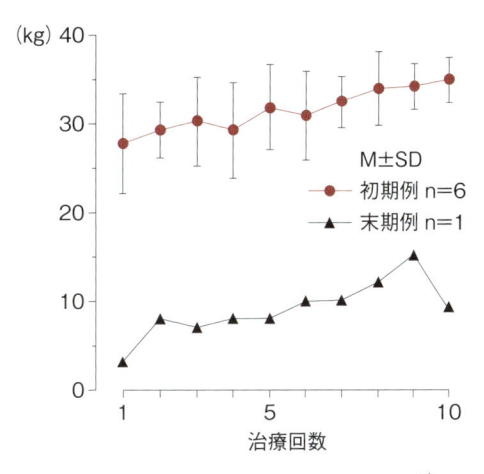

初期例 6 例，末期例 1 例に対して，鍼治療と SSP 療法および運動療法（大腿四頭筋訓練）を週 1 回ずつ 10 週間行った．鍼治療は大腿四頭筋部の前記同様の 9 ヵ所と足三里，陽陵泉，三陰交に行い，SSP 療法と運動療法も前記と同様の方法で行われた．

治療成績は，初期例，末期例ともに苦痛（ペインスケール）の軽減と筋力の増強効果がみられ，末期例でも治療効果が得られることが示された（図 4-11，12）．

■4　変形性膝関節症に対する運動療法併用の重要性の研究[14]

鍼治療（ACP）＋SSP 療法，鍼治療＋SSP 療法＋運動療法（EX），および運動療法のみの 3 群の比較研究であり，19 例（55～76 歳）を無差別に 7 例，6 例，6 例の 3 群に分けて週 1 回，1 ヵ月間治療を行って効果を比較検討した．鍼治療と SSP 療法および運動療法（大腿四頭筋訓練）は前項と同様の方法で行われた．

治療成績は，運動療法のみでは膝伸展筋力の改善はみられたものの変形性膝関節症評価スコアの改善はわずかであり，また鍼治療＋SSP 療法はスコアの改善はみられたものの膝伸展筋力の改善はわずかであった．一方，鍼治療＋SSP 療法＋運動療法ではスコアと筋力の両方の改善効果が大きく，運動療法の併用が有意義で重要であることが示された（図 4-13，14）．

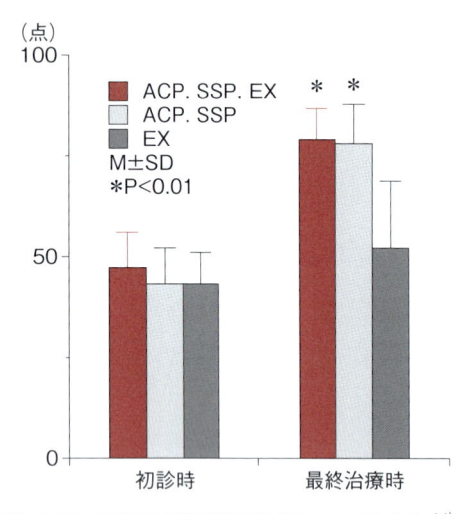

図 4-13　変形性膝関節症評価スコアの変化[14]
鍼治療（ACP），SSP療法，運動療法（EX）の組み合わせにより，3群に分けて比較した．

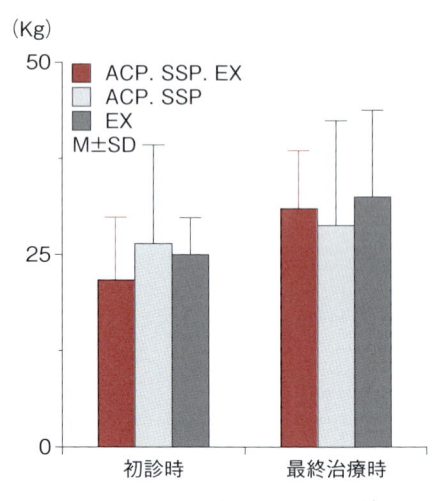

図 4-14　膝伸展筋力の変化[14]

(2) 高齢者の腰痛に対する鍼灸治療の効果

■1　平成2年度シルバー鍼灸等調査研究における腰痛の治療結果[15]

　平成3年1月15日から3月25日までに来院した男性6名，女性11名の計17名（63〜86歳，平均73.4歳）を対象とした．整形外科での診断の結果は，骨粗鬆症と変形性腰椎症がともに15名で約9割を占め，加齢による退行性変化に基づく病変が多く認められた（病名重複あり）．罹病期間は3ヵ月〜30年で，平均12年であった．

　治療は，まったくの同一治療とはせず，腰殿部の局所治療と下肢の遠隔治療を組み合わせて行った．局所治療としては，圧痛が存在する棘突起の夾脊穴や棘間傍点（棘突起間の傍ら）に単刺あるいは雀啄術（深度2〜2.5cm）を行い，そのほか，脊柱起立筋の筋腹や外側縁（腎兪，志室，大腸兪など），仙骨後面（八髎穴），中殿筋部，大・中殿筋境界部，梨状筋部等に行った．遠隔治療は，殷門，委中，承山，崑崙，太渓等の圧痛などの反応が著明な部位に行った．治療期間は35〜58日（平均46日）で，回数は4〜10回で平均7.9回であった．

　治療効果は，VAS（visual analogue scale）法による自覚的苦痛の程度の変化と，ADL（日常生活動作）評価票によるスコア（点数）の変化によって評価した．

　VASによる自覚的苦痛の程度の変化は，治療前を10とすると，初診時の治療直後に5.9±2.3に有意に減少し，最終日の治療直前には3.8±1.8にまで有意な減少を示し，効果が認められた（図4-15）．

　ADL評価票による評価では，姿勢に関する2項目と動作・運動に関する8項目について，「容易10点」「困難5点」「不可能0点」とそれぞれ配点し，100点満点で評価した．その結果，初診時85点から治療最終時には93.5点まで増加を示し，ADLの改善がみられた．

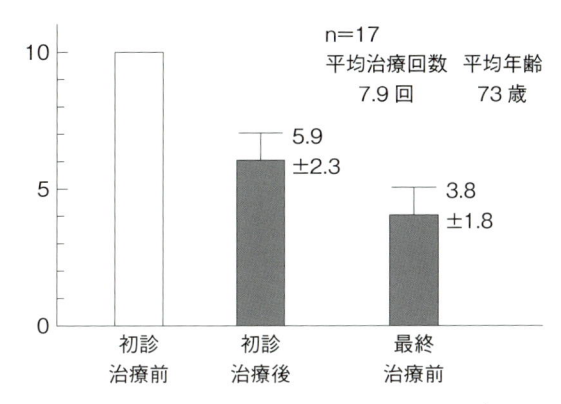

図 4-15　VAS による腰痛の程度の変化[15]

■2　平成 4 年度シルバー鍼灸等調査研究における腰痛の鍼治療結果[15]

　腰痛女性患者 4 名（66〜84 歳，平均 73.5 歳）を対象とし，無処置期間 3 週間と鍼治療期間 8 週間の症状の変化を観察して鍼治療効果を検討した．対象の病態は，骨棘形成（変形性腰椎症）が全例にみられ，骨粗鬆症（骨梁の減少）が 3 例に，椎間狭小が 2 例に，圧迫骨折が 1 例にみられるなど，退行性病変による器質的変化が著明な者ばかりであった．

　鍼治療法は，L3〜S1 棘間傍点（棘突起間の傍ら），腎兪，志室，大腸兪，次髎および大・中殿筋境界部に雀啄術治療を，平成 4 年 11 月 10 日〜平成 5 年 2 月 17 日の 2 ヵ月間，年末年始の 1 週間を除く 8 週間，原則として週 2 回ずつ，延べ 7〜10 回，平均 8.3 回行った．

　治療成績は，治療開始前の自覚的苦痛の程度を 10 として当日の程度を数字で表すペインスケール法の評価では，圧迫骨折のあった 1 例は変化がみられなかったが，他の 3 例は軽減を示し，それぞれ 4，5 および 0 に減少した．4 例平均では 8 週間後に 5.3±4.1 と半減した．

■3　平成 5 年度シルバー鍼灸等調査研究における腰痛および冷え感の鍼治療結果[15]

　京都府・Y 町の養老院の女性 8 名（年齢 66〜77 歳，平均 71 歳）を対象に鍼治療を行い，治療による症状の変化を調べるとともに，日常生活における活動性や歩行状態，気分などの変化を調べた．さらに一部の患者については下肢循環状態の変化を調べ，効果について検討した．対象患者の病態は，骨粗鬆症が全員に認められ，そのほかにも，1 例を除いた他の全員に腰椎の弯曲異常，圧迫骨折，すべり症，椎間狭小，骨棘形成などがみられた．

　鍼治療法は，腰痛に対して，L3〜S1 棘間傍点，腎兪，志室，大腸兪，次髎，大・中殿筋境界部に 10 回雀啄（深度 2〜2.5cm）を行い，その他，筋緊張・圧痛等の反応著明部位にも数ヵ所行った．さらに冷えのある患者 4 名には，冷えの治療として足三

里，三陰交の雀啄を追加した．治療は平成5年10月15日から11月26日にかけての6週間，原則として週2回，合計12回（2名は9回と11回）の治療を行った．

治療成績は，ペインスケールは，最終治療直前には平均4.5±1.8（8例中6例が5以下）になり，有意な軽減を示した．またVASでも最強時（10）に比べて，最終治療直前に3.4±1.7にまで大きな軽減を示した．

自覚的冷え感は4例中3例に改善がみられた．また，下肢末梢循環動態の変化を調べるために，測定した皮下1cm深部温の治療前と治療期間後の平均深部温は，それぞれ，左大腿後面中央35.6℃，36.2℃，下腿後面中央35.5℃，35.7℃，足底中央33.4℃，35.7℃で，治療後に全体の温度が上昇した．とくに足底の温度上昇が大きく，平均2.1℃あった下腿と足底の温度勾配がなくなり，自覚的冷え感の消退と一致した．さらに，サーモグラム（熱画像写真）による皮膚温の観察からも温度上昇が確認された．

■4　腰部脊柱管狭窄症に対する鍼治療の効果の研究 [16]

対象は腰部脊柱管狭窄症で，腰痛と間欠性跛行を訴える患者6名（男性4名，女性2名，59～85歳，平均73.5歳）であり，鍼治療は腰部の腎兪，大腸兪，第3腰椎～第1仙椎の棘間傍点（棘突起間の傍ら）などと下腿の承筋，承山，飛揚，築賓に雀啄術を行った．治療は週1回の頻度で行い，治療期間は42～382日，平均149.2日で，平均治療回数は15.5回であった．4例は9回以下であった．

治療成績は，10回までのペインスケールでは2例が不変であったが，4例で改善がみられ，3が2例，5と7が各1例であった．歩行可能距離は平均で172mから417mに延長（改善）した．6例中2例が不変で，4例で改善がみられ，それぞれ80→300m，100→300m，100→500m，150→800mに延長した．

■5　変形性腰椎症に対する鍼治療の効果の研究 [17]

変形性腰椎症による腰痛患者40名（男性28名，女性12名，42～80歳，平均61.2歳）に対して運動療法とSSP療法を併用した鍼治療を行った．鍼治療は腰部の腎兪，志室，大腸兪，第3腰椎～第1仙椎の棘間傍点などを中心に雀啄術を行い，さらに症状に応じて他の治療点を追加した．運動療法は腹筋と背筋の強化運動と，背筋と大腿後側筋群のストレッチ運動を行い，SSP療法は背筋の強化運動の際に，背筋部に行った．治療は週1回の頻度で行い，平均治療期間は35.9日で，平均治療回数は5.6回であった．

治療成績は，ペインスケールが10から0または1に軽減した著効が9例（22.5％），2ないし5に軽減した有効が22例（55％），6～8に軽減したやや有効が8例（20％），不変1例（2.5％）であった．

(3) 排尿障害（尿路障害）に対する治療効果の研究

■1 過活動膀胱に対する中髎穴への刺鍼の効果[18, 19]

シルバー鍼灸等調査研究の一環として行われた研究であり，過活動膀胱患者11名（男性7名，女性4名．65～82歳，平均74.6±6.9歳）を対象に，中髎穴へ50～60mm刺入し，半回旋の旋捻法を10分間行い，治療前後に尿流動態検査を行って，鍼治療の影響を検討した．治療頻度は，入院患者は1日1回ずつ，外来患者は1週間に1回ずつであり，治療回数は4～12回（平均6.1回）であった．

治療成績は，初発尿意，最大尿意，最大膀胱内圧，膀胱コンプライアンスおよび残尿量のすべてで治療後に改善がみられた．11例の初発尿意は67.3±32.9mlから90.5±53.7mlに，最大尿意は97.3±29.6mlから151.8±69.1mlに，最大膀胱内圧は68.6±18.9mmHgから64.0±18.3mmHgに，膀胱コンプライアンス（膀胱の膨らみやすさであり，最大膀胱容量をそのときの内圧で除した値）は3.4±1.9ml/mmHgから8.5±7.8ml/mmHgに（図4-16左図），残尿量は47.0±28.2mlから28.1±21.4mlに（図4-16右図），いずれの数値も有意な改善を示し，さらに治療前に切迫性尿失禁を訴えていた11例のうち5例に尿失禁の消退がみられ，1例に改善がみられた．

■2 排尿困難に対する鍼治療効果の研究[20, 21]

シルバー鍼灸等調査研究の一環であり，65歳以上の排尿困難，夜間頻尿を訴える前立腺肥大症の男性患者12例（65～82歳，平均71.6±5.2歳）を対象とし，中髎穴に前項と同様の鍼治療を週1回の頻度で4～10回，平均6.4回行い，鍼治療前，治療中止直後および中止1～3ヵ月後に評価を行った．

治療成績は，平均尿流量率，最大尿流量率，夜間排尿回数，昼間排尿間隔がいずれも鍼治療中止直後には改善を示したが，中止の一定期間後には治療前に復するかやや

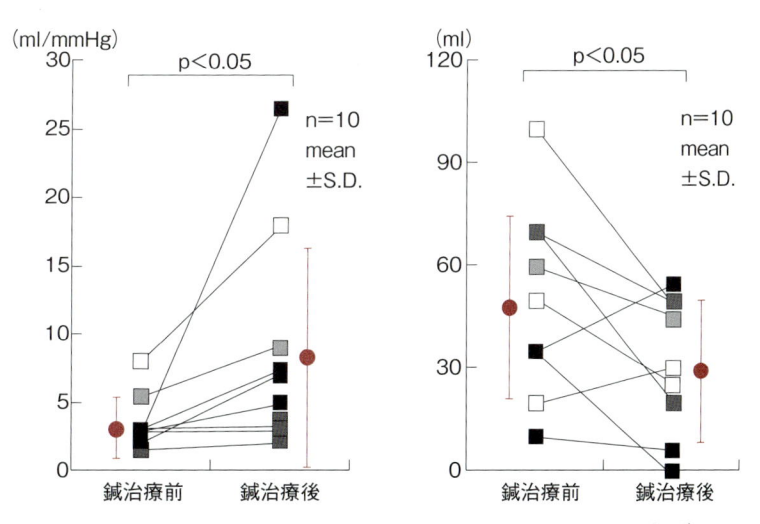

図4-16　膀胱コンプライアンス（左図）と残尿量（右図）の変化[18, 19]

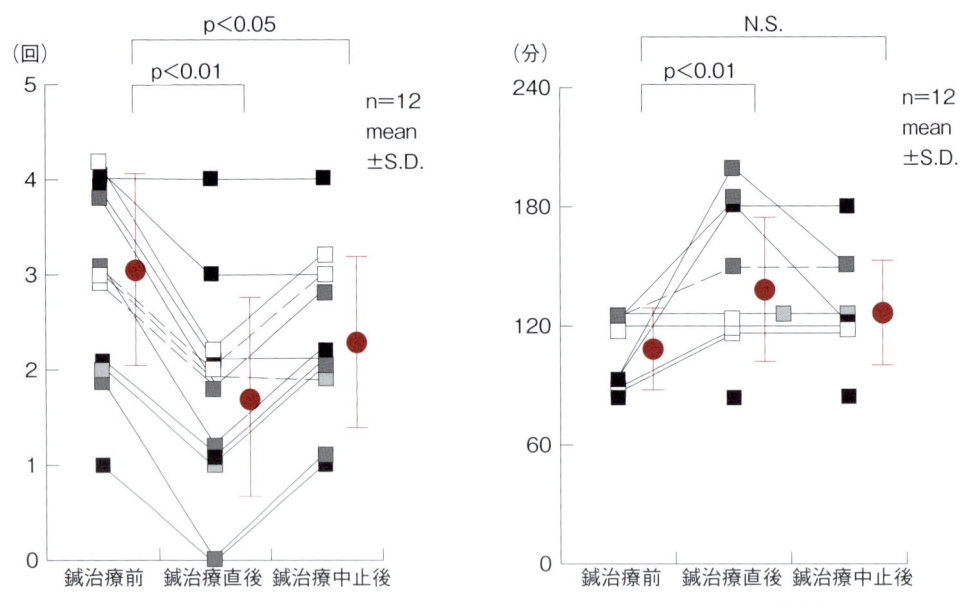

図4-17 夜間排尿回数（左図）と昼間排尿間隔（右図）の変化 [20, 21]

戻る傾向を示した．鍼治療前，治療中止直後および中止1～3ヵ月後の平均値は，平均尿流量率は5.1±2.3ml→7.6±4.0ml→4.4±1.9ml，最大尿流量率は11.6±5.1ml→5.1±6.2ml→11.5±3.4ml（治療直後は有意；p<0.05），夜間排尿回数は3.0±1.0回→1.6±1.2回→2.3±0.9回（治療直後と中止1～3ヵ月後は有意；p<0.01．図4-17左図），昼間排尿間隔は107.5±15.4分→141.7±34.9分→127.5±22.6分（治療直後は有意；p<0.01．図4-17右図）と推移した．

（4）高血圧に対する鍼灸治療効果の研究 [22]

■1 随時血圧測定からみた鍼治療の効果

平成3年度のシルバー鍼灸等調査研究において，17名の入所者（男性5名，女性12名，66～94歳，平均78.8±8.5歳）に対する基本穴（中脘，天枢，関元，合谷，足三里，三陰交，肺兪，厥陰兪，肝兪，脾兪，腎兪）および症状に応じた経穴への鍼灸治療を週2回ずつ8週間（15～16回）の治療によって，安静時の収縮期血圧が治療前の151±27.7mmHgから治療後141±26.7mmHgに低下し，拡張期血圧も79±11.6mmHgから69±12.5mmHgに低下した．

この結果をうけて，平成4，5年度のシルバー鍼灸等調査研究において再度有料老人ホーム入所者に対する疼痛治療や全身調整を目的とした鍼治療（週2回，2ヵ月間，12～14回）が血圧に影響を及ぼすか否かを検討した[22]．その結果，高血圧と正常血圧の者を含めた全体の血圧推移ではほとんど変化がみられなかったが，高血圧群と正常血圧群に分けて分析すると，収縮期血圧において高血圧群で，終了直後には治療開始1ヵ月前に比して平均13.3mmHg，終了1ヵ月後には同じく15.0mmHgの下降が認められた．一方，正常血圧群では大きな変動は認められなかった（図4-18）．

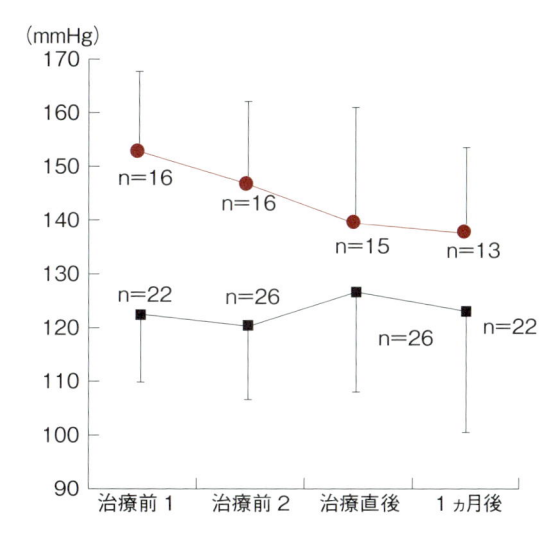

図 4-18　高血圧群（●）と正常血圧群（■）の収縮期血圧の変化[22]

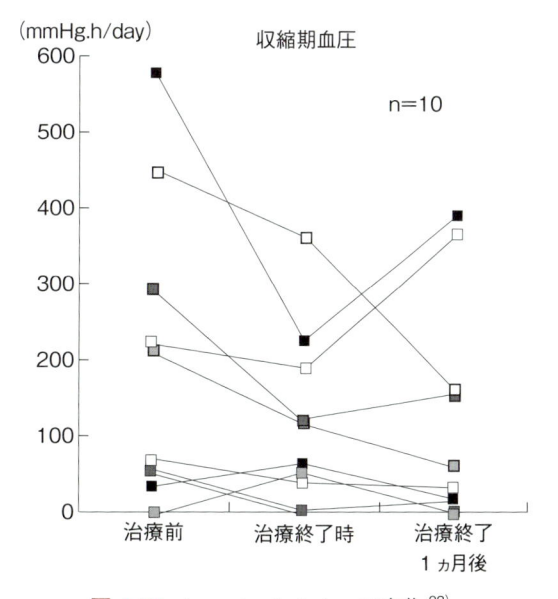

図 4-19　hyperbaric index の変化[22]

■2　24時間血圧測定による鍼灸治療の効果の検討[22]

　前項と同様の治療を行い，治療前に hyperbaric index が 200mmHg.h/day 以上であった5例のうち4例において，治療終了時に著しい低下がみられたが，200mmHg.h/day 未満であった5例には大きな変化はみられなかったことから，血圧の高い異常な状態を回復する効果があることが示唆された（図 4-19）．

(5) 認知症に対する鍼灸治療効果の研究

■1 脳血管障害による認知症に対する鍼灸の効果[23]

脳血管障害発症後3ヵ月以内に認知症を発症した63名（男性44名，女性19名，平均64.8歳）を対象とし，2群にランダムに群分けして比較検討した．鍼灸治療群は31名（男性21名，女性10名），対照群は32名（男性23名，女性9名）であった．

鍼灸治療は，鍼治療は，四神聡，水溝，内関，三陰交，豊隆，側頭部3ヵ所に雀啄30分を2日に1回の頻度で行い，灸治療は，百会，神門，神闕，足三里に，1日1回の頻度で2週間施灸を行った．対照群は，ピラセタム（脳血管障害の薬）0.8gを1日3回投与された．

治療成績は，HDS-R（改訂長谷川式知能評価スケール；30点満点）の評価点数が，鍼灸治療群では18.12±5.18から23.08±6.15に改善したが，対照群では17.88±5.60から19.86±6.20と，わずかな変化を示したのみであった．このほかに，topographic EEG, Rheoencephalogram などの検査でも改善がみられ，鍼灸治療による脳血流の増加，脳代謝の促進が認められた．

■2 高齢者の知的機能および日常生活動作に及ぼすTEAS治療の効果[24]

N病院入院中の患者93名（男性26名，女性67名，平均80.28歳）を対象とし，7割が内科系疾患，3割が整形外科系疾患（脳卒中後遺症除外）を有し，全員が運動療法（機能回復訓練）の処方を受けた．対象を運動療法単独群44名とTEAS（Transcutaneous Electrical Acupuncture Point Stimulation）治療併用群49名の2群に分けて認知能の変化を比較した．認知能の評価にはHDS-R（30点満点）および老人行動評価尺度（50点満点）を用いた．

TEAS治療は，合谷，手三里に直径11mmの電導ゴム電極を置き，2極を結んで2Hzで軽度筋収縮が生じる強度で，15分間通電した．週3回の頻度で8週間行った．

治療成績は，2群のそれぞれのHDS-Rの合計スコアの推移では，運動単独群と

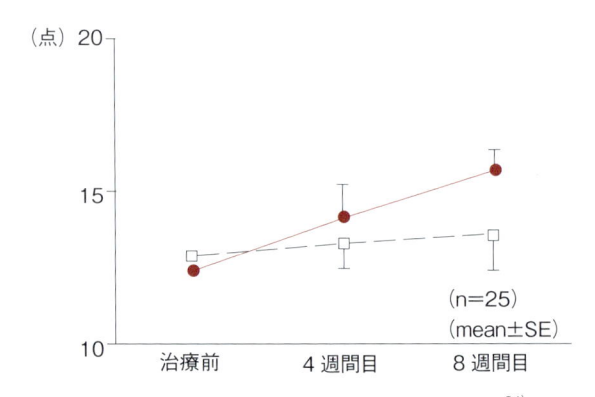

図4-20 治療前HDS-Rが15〜11点の群の変化[24]
運動療法単独群（□：n=12），TEAS併用群（●：n=13）

TEAS群の変化にほとんど差がなかった．しかし初期スコアの4段階区分（21点以上，20〜16点，15〜11点，10点以下）でみると，運動療法単独群では変化がみられなかったが，TEAS併用群（n=26）では治療前HDS-Rが20〜16点，15〜11点（図4-20）のもので増加が大きく，とくに15〜11点のものでは3点以上の増加が13例中9例（76％）にみられ，運動療法単独群の10例中3例（30％）改善に比し有意に多かった．

老人行動評価尺度（50点満点）は，身体機能関係7項目（移動，視覚，聴覚，排泄，摂食，入浴，整容）と社会的行動関係3項目（病棟作業の手伝い，個人的な反応，集団行動）からなる．治療前，4週間目，8週間目のスコアは，運動単独群では33.59±1.2点（平均±平均誤差），35.20±1.2点，35.84±1.3点であり，TEAS併用群では35±1.1点，37.27±1.1点，39±1.1点であり，わずかな増加はみられたが，2群間の有意な差は認められなかった．

2．高齢者に対する鍼灸治療の役割

1）シルバー鍼灸マッサージ等調査研究およびその他の研究による鍼灸治療の効果

研究結果から期待される鍼灸の効果とその影響
- 全身状態（疲労感，身体の軽さなど）の改善 → 活動性の回復・向上
- 睡眠状態の改善（→疲労の改善） → 活動性の回復
- 腰痛，膝痛，その他の疼痛の改善 → ADL（日常生活動作）の向上
- 下肢の支持力，歩行状態の改善 → 転倒予防，活動範囲の拡大
- 食欲，胃腸症状の改善→栄養状態の改善 → 体力・活力，抵抗力の向上
 （痩身は抵抗力，筋力の低下につながる．例：COPDでは痩せて，呼吸筋の機能も低下 → 呼吸困難）
- 循環（心血管），呼吸機能の改善 → 症状（苦痛）の改善，活動性の回復
- 排尿，排便状態の改善 → 睡眠状態の改善，気分の改善
- 免疫能の活性化（T細胞系細胞数の増加，機能の活性化等） → 抵抗力向上
- 気分の改善（精神的リラックス） → 精神状態の改善，うつ状態の予防
- 脳機能の改善の可能性 → 認知症の予防・改善，その他の精神障害の予防・改善の可能性

2）鍼灸治療の役割

鍼灸治療の役割を図4-21に示す．前記に示したように，鍼灸治療の心身に及ぼす効果は次第に明らかにされてきており，身体的，精神的愁訴の軽減による苦痛の改善や機能改善を通して，日常生活の活動性の維持，増進，ひいては自立性の維持，向上に寄与することが期待される．

（松本　勅）

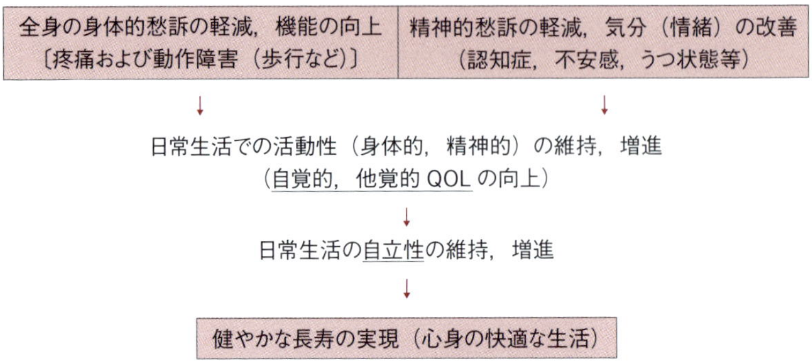

```
┌─────────────────────────────┬─────────────────────────────┐
│ 全身の身体的愁訴の軽減，機能の向上 │ 精神的愁訴の軽減，気分（情緒）の改善 │
│ 〔疼痛および動作障害（歩行など）〕 │ （認知症，不安感，うつ状態等）      │
└─────────────┬───────────────┴──────────────┬──────────────┘
              ↓                              ↓
         日常生活での活動性（身体的，精神的）の維持，増進
              （自覚的，他覚的 QOL の向上）
                         ↓
              日常生活の自立性の維持，増進
                         ↓
         ┌────────────────────────────────┐
         │ 健やかな長寿の実現（心身の快適な生活） │
         └────────────────────────────────┘
```

図 4-21　鍼灸治療の役割

参考文献

1) 松本　勅, 寺沢宗典：特養およびケアハウス入所者に対する QOL の向上を目的とした鍼灸治療の試み. 日本老年医学会雑誌, 38（2）：205-211, 2001.

2) 松本　勅：施設入所の要介護者に対する鍼灸治療—治療成績, 注意点と症例—. 医道の日本, 臨増（特集）要介護者に対する鍼灸マッサージ治療, 20（4）：174-180, 2001.

3) 松本　勅：高齢化社会における鍼灸の活用　—高齢者に対する鍼灸治療の実践の立場から—. 全日本鍼灸学会雑誌, 51（1）：35-38, 2001.

4) 松本　勅：福祉における鍼灸の役割, Ⅲ. 福祉（介護）対象者および福祉従事者に対する鍼灸. 全日本鍼灸学会雑誌, 58（1）：60-64, 2008.

5) 木田匡美, 松本　勅, 高橋則人, 江川雅人, 川喜田健司：高齢者の歩行能に対する鍼治療の効果. 明治鍼灸医学, 41：11-19, 2008.

6) 松本　勅, 木田匡美：高齢者の歩行速度に及ぼす下肢筋部鍼刺激の影響. 東洋医学とペインクリニック, 38（1,2）：29-38, 2008.

7) 高齢者の健康維持・増進に対する鍼灸治療の有用性に関する調査研究事業報告書. 平成9年度. 19-20, 1998.

8) 高齢者の健康維持・増進に対する鍼灸治療の有用性に関する調査研究事業報告書. 平成8年度. 19, 1997.

9) シルバー鍼灸マッサージ等調査研究モデル事業報告書. 平成2年度. 9-21, 1991.

10) 丹沢章八・編：高齢者ケアのための鍼灸医療. 医道の日本社, 135-137, 1995.

11) シルバー鍼灸マッサージ等調査研究モデル事業報告書. 平成4年度. 35-56, 1993.

12) 丹沢章八・編：高齢者ケアのための鍼灸医療. 医道の日本社, 138-141, 1995.

13) 越智秀樹, 勝見泰和：変形性膝関節症の末期例に対する鍼治療　—治療結果および初期例との効果比較—. 月刊「東洋医学」, 23（7）：30-38, 1993.

14) 越智秀樹, 勝見泰和・他：変形性膝関節症に対する運動療法を併用した鍼灸治療の効果—運動療法併用の重要性の検討—. 東洋医学とペインクリニック研究会, 23（3）：136-142, 1993.

15) 丹沢章八・編：高齢者ケアのための鍼灸医療. 医道の日本社, 127-135, 1995.

16) 池内隆治, 松本　勅・他：腰部脊柱管狭窄症に対する鍼治療の成績. 東洋医学とペイン

クリニック，24（1）：15-19，1994.
17）石井　努，池内隆治・他：変形性腰椎症に対する鍼治療の効果 ―運動療法，SSP療法との併用治療の効果―．全日本鍼灸学会雑誌，44（3）：244-248，1994.
18）シルバー鍼灸マッサージ等調査研究モデル事業報告書．平成6年度．72-85，1995.
19）丹沢章八・編：高齢者ケアのための鍼灸医療．医道の日本社，153-156，1995.
20）シルバー鍼灸マッサージ等調査研究モデル事業報告書．平成8年度．49-73，1997.
21）丹沢章八・編：高齢者ケアのための鍼灸医療．医道の日本社，157-159，1995.
22）丹沢章八・編：高齢者ケアのための鍼灸医療．医道の日本社，109-113，1995.
23）*Jounal of Traditional Chinese Medicine*，21（2）：103-109，2001.
24）澤田　規，澤田千浩・他：高齢者の知的機能および日常生活動作に及ぼすTEAS治療の効果について．全日本鍼灸学会雑誌，51（1）：69-79，2001.

第 5 章

高齢者に対する鍼灸臨床の実際

1. 頸部痛・頸腕痛

　頸部は頭部を支えていて負荷が大きく，運動性も大きい．そのため，筋への過剰負担による損傷や頸椎および椎間板の加齢による退行変性（変形性頸椎症，椎間板症），後縦靭帯や黄色靭帯の病変（骨化症，石灰化症）などが起こりやすい．単独あるいは併発の可能性を念頭におく必要がある．

　頸椎は運動性が大きく，動的圧迫要因（図 5-1）の関与が大きいので，首の運動と症状の発現状況をよく調べて，原因を明らかにする必要がある．

1) 筋・筋膜性頸部痛

（1）病　態

　筋・筋膜性の疼痛には，①頸部の急激な捻転や屈伸時の筋の損傷（筋線維の部分断裂，内出血）によるもの，②首の前傾姿勢での後頭部の筋の持続的収縮による血流減少・疲労によるもの，などがある．筋の損傷によるものには筋の疼痛，腫脹，緊張，圧痛，こり感などがみられ，筋の持続的収縮による血流減少・疲労によるものには疼痛，筋緊張，圧痛，こり感などがみられる．

　図 5-2，3 に頸部の筋を示す．また，図 5-4 のように後頭部の頭半棘筋，僧帽筋を大後頭神経が貫通しているので，筋の緊張が強いと神経が絞扼されて後頭から頭頂部

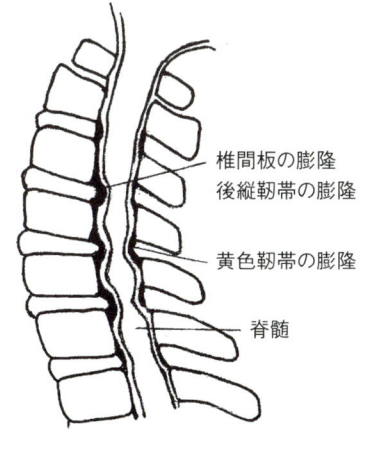

図 5-1　脊柱管の動的圧迫要因

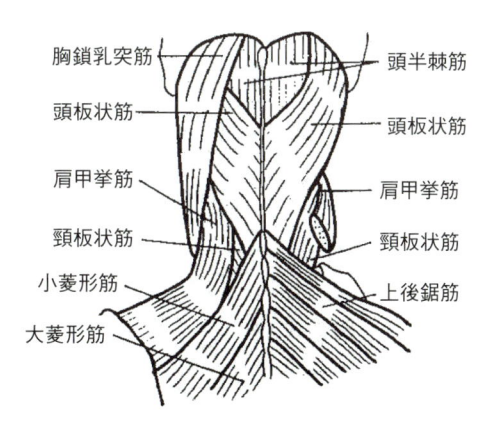

図 5-2　後頸部の筋（左は僧帽筋を，右はさらに胸鎖乳突筋，大・小菱形筋を除いた状態）

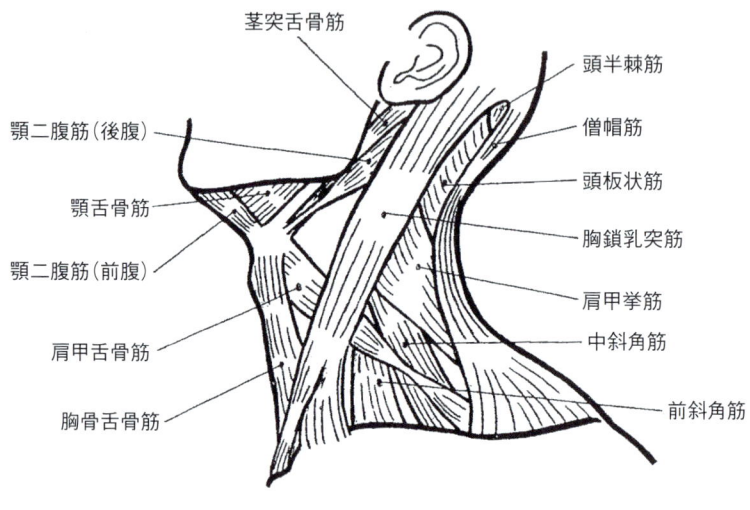

図 5-3 側頸部の筋

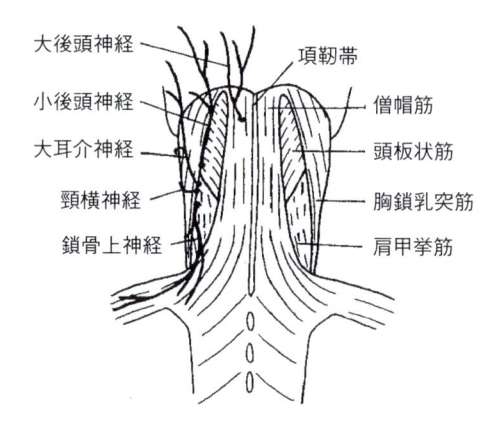

図 5-4 大後頭神経，小後頭神経，大耳介神経

へかけての頭痛を伴うことがある（緊張性頭痛）．

(2) 診察所見

触診によって筋の緊張，腫脹，圧痛の有無を調べ，病変部位を明らかにする．症状の存在部位の経脈および経筋の走行上の反応（圧痛など）も明らかにする．後頸部は督脈，膀胱経が走行し，側頸部は大腸経，三焦経，小腸経が走行している．郄穴，原穴，滎穴などに反応が出やすい．さらに首の運動時の疼痛の有無を調べる．疼痛がある場合には筋の収縮時の痛み（運動方向の側の痛み）か伸展時の痛み（反対側の痛み）かを明らかにする．

(3) 鍼灸治療

筋緊張，腫脹，圧痛などのある筋局所への刺鍼と，関連経脈の反応経穴への刺鍼（遠隔治療）を組み合わせて行う．遠隔治療を先に行って症状の変化を確認し，筋緊張，

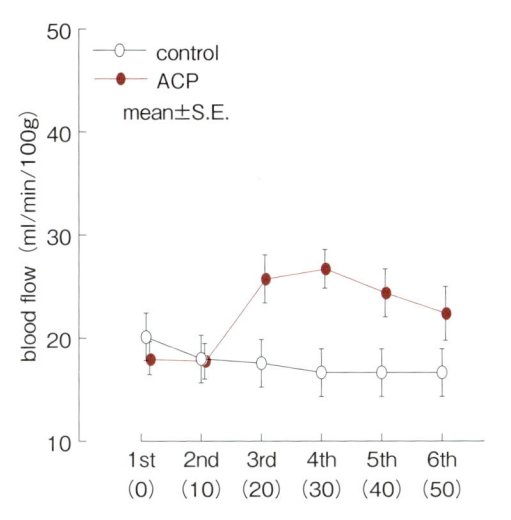

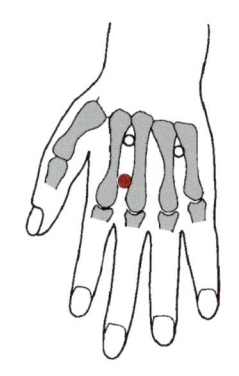

図 5-5　家兎前脛骨筋への刺鍼による筋血流の変化　鍼刺激群（●）で，刺鍼後に増加した．

図 5-6　落枕穴（●）と腰腿点（○）

圧痛などが強く残っている場合に局所を追加する．筋への刺鍼によって筋血流が増加することは筆者らの研究によっても確認されている（図 5-5）．

遠隔部では，合谷，温溜，手三里，外関，会宗および督脈の宗穴でもある後渓などの反応穴に行う．また，寝違えなどによる頸部の疼痛やツッパリ感に対して落枕穴（手背の第 2，第 3 中手骨間の遠位端．図 5-6）が有効であることが多い．筆者らの研究では，頸部の可動域が正常よりも 10°以上少ない者に，合谷，落枕，後渓などに 5 分間置鍼することで，いずれの単独経穴置鍼でも平均 10°以上の有意な改善がみられている．

局所の刺鍼は過剰刺激にならないように，1 筋に 1〜2 ヵ所程度とする．緊張や疼痛が強い場合には運動鍼が著効を示すことが多い．運動鍼は，最も強い筋の反応部位に，筋内へ 0.5〜1cm 刺入し，その状態で筋を収縮あるいは伸展する首の運動を軽度させて止め，その状態で雀啄をゆっくり 10 回前後行い，その後に首の動きを元に戻

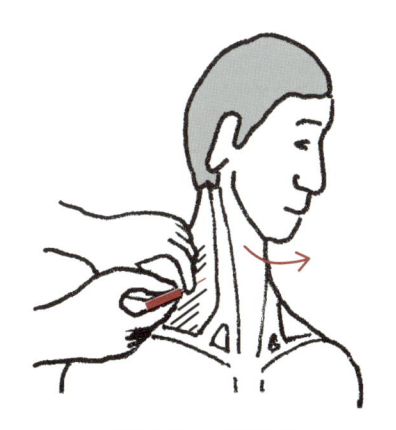

図 5-7　頸部の筋への運動鍼

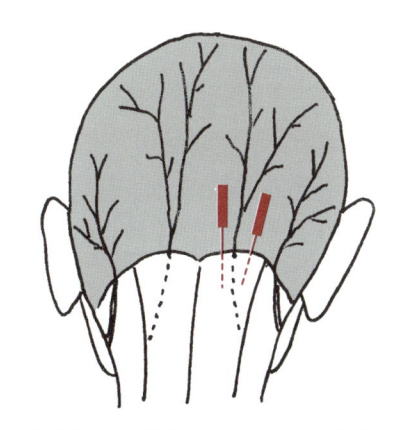

図 5-8　大後頭神経の両側への刺鍼

させて（筋を弛緩させて）から抜鍼する（図 5-7）.

僧帽筋，頭半棘筋部での大後頭神経の絞扼による頭痛がある場合には，天柱のやや上方（後頭直下）で神経を挟むように神経の両側で僧帽筋に刺入し，深部の頭半棘筋にまで到達させ，4，5回雀啄して10〜15分間置鍼する（図 5-8）.

2）変形性頸椎症

（1）病　態

頸部は前述のように負荷が大きいので，頸部脊柱の退行性変化をきたしやすい．主な変化として，①椎体周辺の石灰沈着による贅骨の形成（棘状の骨棘と棘状でない骨堤），②椎間関節の軟骨下骨の露出と骨棘形成（変形性関節症），③椎間板内の水分とコンドロイチン硫酸減少による弾力性減少と硬化，および線維輪の弾力性減少，断裂等による椎間板の扁平化と周囲への膨隆などの病変がみられる．

X線撮影すると，変形性頸椎症性変化は高齢者（65歳以上）では半数以上（報告によっては75％）にみられる．

脊髄を入れている脊柱管は椎体と椎弓で囲まれた間隙を通るが，頸部の脊柱管は上部が広く，下部の方が狭くなっていて，とくに生理的に前弯が最も大きい第5，6頸椎部で最も狭くなっている．ここで最も狭窄されやすい．椎体の贅骨形成，椎間板の膨隆，後縦靱帯や黄色靱帯の骨化や石灰化による肥大などによって周囲組織が膨隆してくると狭窄され，頸髄が圧迫されると脊髄圧迫症状が出現する（脊髄症）．

椎間孔周辺の骨棘形成により椎間孔が狭まって神経根が圧迫されると，刺激高位により頸部や頸肩部，上肢の疼痛，しびれ，こり，知覚鈍麻，運動麻痺などが出現する（頸椎症性神経根症．図 5-9）．椎間孔の狭小化があると，とくに首の後屈時や側屈時に椎間孔がさらに狭まるので症状の出現や増強がみられやすい．頸椎周囲には頸神経後枝が分布しているので，神経根の刺激があると周辺の棘突起および周囲の筋の圧痛

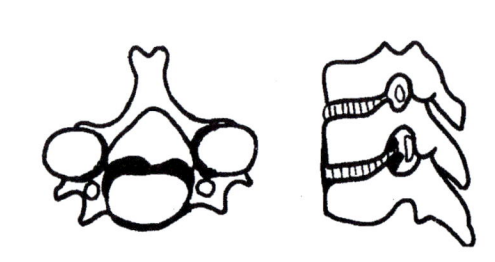

図 5-9　椎間孔の狭小化による神経根の刺激

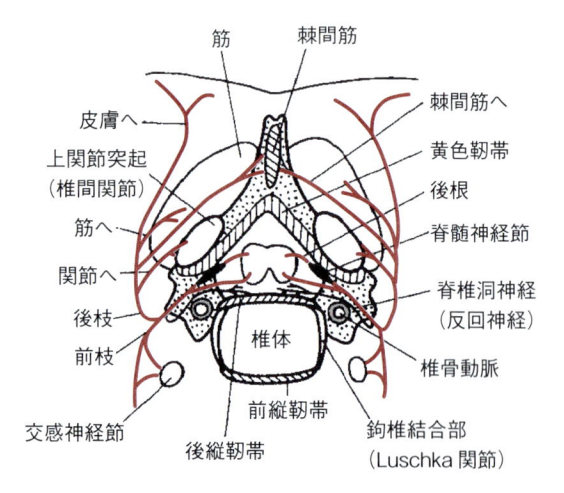

図 5-10　頸椎と脊髄および神経の位置関係

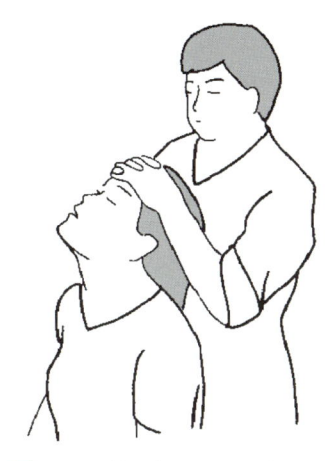

図 5-11　ジャクソンテスト 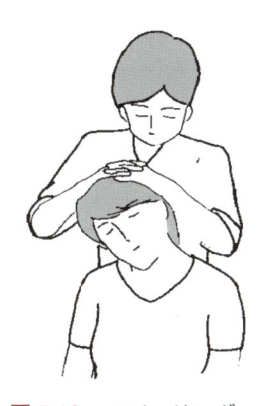　　　図 5-12　スパーリングテスト 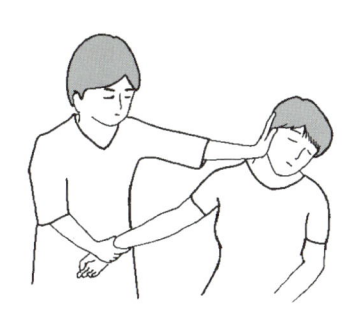　　　図 5-13　イートンテスト（神経伸展検査）

が出現しやすい．図 5-10 に頸椎と脊髄および神経の位置関係を示す．

骨棘形成がみられず，椎間が狭小化して椎間板の扁平化や膨隆が疑われて症状がみられる場合は，椎間板症が疑われる．

（2）診察所見

刺激されている神経根の高位により一定の範囲に疼痛を訴え，棘突起や，棘突起の傍ら（夾脊穴），棘突起間の傍ら（棘間傍点），および神経に沿う圧痛がみられ，また刺激部位の近位部の筋緊張がみられる．首の運動時に椎間孔が狭まり神経根が圧迫されると，頸部や頸肩部，上肢などに疼痛，しびれなどが出現し，あるいは増強する．椎間孔をさらに狭めるように首を後屈して，頭部を圧迫する検査（ジャクソンテスト：過伸展圧迫検査．図 5-11）や，後側屈して頭部を圧迫する検査（スパーリングテスト：椎間孔圧迫検査．図 5-12）で陽性になりやすい．また椎間孔部で，圧迫や癒着などにより神経根が固定されていると，首を反対側へ側屈させ，患側の手首を持って上肢を伸展すると，頸部から上肢にかけて疼痛を発する（イートンテスト．図 5-13）．

（3）鍼灸治療

圧痛の顕著な夾脊穴や，棘間傍点への刺鍼と周辺筋部の圧痛部，および上肢や下肢の遠隔部の反応経穴への刺鍼を組み合わせて行う．

3）後縦靱帯骨化症・石灰化症

（1）病　態

石灰化とは，リン酸カルシウム，炭酸カルシウムなどの石灰塩が沈着することであ

図 5-14　後縦靭帯骨化症　　図 5-15　脊椎と靭帯

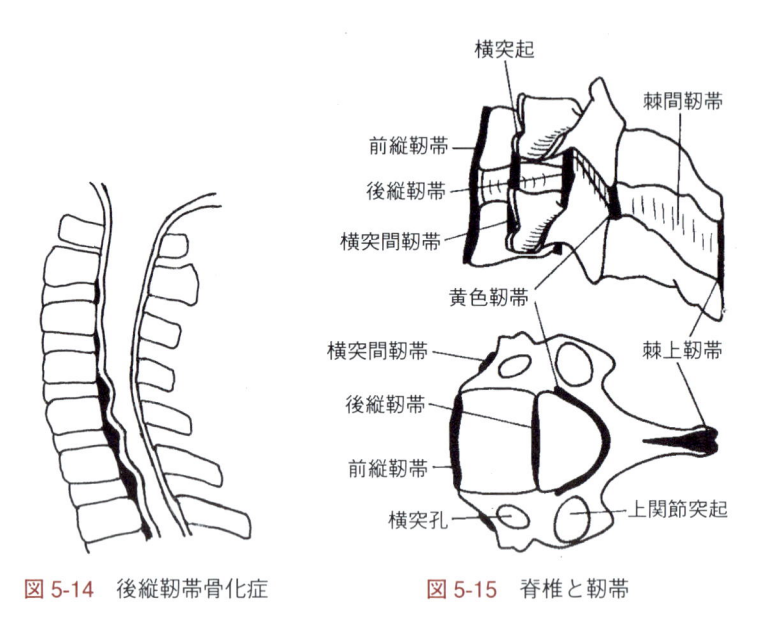

り，骨化とは石灰沈着巣の二次的変化として異所性骨化による骨形成をみるものである（図 5-14）．

　40歳以上にみられ，殊に50〜60歳代に多く，男女別では男性が約2倍と多い．部位別出現頻度は，前弯し，運動性の大きなC4〜C6に多く，特にC5に多く出現する．胸椎部では後弯の強いTh4〜Th7に多く，上下に行くにしたがい少なくなっている．腰椎部では再び多くなり，L1, 2に最も多く，次いでL3, 4に多い．

　後縦靭帯は脊髄の前側に位置しているため（図 5-15），骨化や石灰化によって厚くなると，脊柱管が狭窄され（脊柱管狭窄症），脊髄や神経根が圧迫されて脊髄症状や神経根症状を呈するようになる．脊柱管の狭窄率が40％以上になると脊髄・神経根症状を生じる可能性が高いといわれる．脊柱管は椎間板の変性による膨隆や黄色靭帯の肥厚による膨隆などがあると狭くなり，頸椎の後屈時には膨隆がさらに強まるため，脊髄の圧迫が増強される（動的圧迫要因．図 5-1）．後縦靭帯の石灰化や骨化があると脊柱管の狭窄はさらに強度になり，強い症状を訴えることになる．骨化の有無，脊柱管の狭窄の状態は，X線，MRI，脊髄造影法などによって明らかにすることができる．

　初発症状は，頸部痛，上肢の痛み，しびれが多く，その後，上肢の知覚鈍麻，運動障害，腱反射異常などが出現してくる．脊髄圧迫が強まると，下肢の痛み，しびれ，知覚鈍麻，運動障害，腱反射異常，病的反射の出現，膀胱・直腸障害などを呈するようになる．保存療法として頸椎カラー固定，頸椎牽引療法などによって頸椎の安静保持が行われる．骨化が顕著で脊柱管狭窄率が大きい場合には前方よりの骨化巣摘出術や後方よりの脊柱管拡大術などの手術療法が行われる．

(2) 診察所見

　圧迫されている部位に対応した後頸部（棘突起，夾脊穴，棘間傍点など）や刺激さ

れている神経の走行に圧痛が出現する．首を後屈すると疼痛が増強し，さらに後屈して頭部を圧迫したときに疼痛が顕著に増強しやすい（ジャクソンテスト．図 5-11）．

(3) 鍼灸治療

圧痛のある夾脊穴や棘間傍点，および頸・肩・上肢の反応部位に行う．

4) 黄色靱帯骨化症・石灰化症

前述の後縦靱帯におけると同様に，黄色靱帯に骨化や石灰化が起こったものである．黄色靱帯は脊髄の後側に位置し，また椎間孔の壁の一部もなしているので，肥厚によって，脊髄や神経根を圧迫し，脊髄症状や神経根症状を起こす．骨化，石灰化などによって黄色靱帯が前方へ膨隆したり，椎間孔が狭くなっている場合には，頸椎の後屈によって前方への膨隆が増強して脊髄圧迫が強まったり，椎間孔の狭小が増強して神経根圧迫が強まるので症状が増悪する．

診察所見，鍼灸治療は後縦靱帯骨化症に準ずる．

5) 黄色靱帯肥厚症

黄色靱帯の肥厚は，脊椎に力学的な減弱が生じた際に，反復性の負荷に対して反応性に起こるものと考えられ，脊柱への負荷が強くかかる重労働者，殊に 20〜40 歳の男性に多い．部位は負荷の大きな下部腰椎部に多い．また他の疾患（脊椎分離症，椎間板ヘルニアなど）に随伴することが多い．

肥厚によって脊髄や神経根の圧迫が起こると，前述の骨化の場合と同様に脊髄症状や神経根症状を呈するようになり，さらに頸椎の後屈によって圧迫が増強されると症状が増悪する．

診察所見，鍼灸治療は後縦靱帯骨化症に準ずる．

（松本　勅）

2. 肩　痛

1) 肩の痛みの原因

肩痛は鍼灸治療の対象症状のうちでもかなり多い．とくに五十肩（狭義の肩関節周囲炎）は男女ともに多く，しかも短時日では完治することがほとんどないので比較的厄介な疾患である．肩痛について考えるとき，肩関節周辺の痛みであっても，必ずしも肩関節の障害によるとは限らないので注意が必要である．

肩痛の原因には，肩関節の病変である①関節炎（関節リウマチを含む），②変形性関節症，③脱臼，④捻挫等，および関節周囲の軟部組織の病変である⑤肩関節周囲炎，⑥腱板損傷（断裂），⑦筋挫傷等があり，さらに，稀であるが⑧肩甲上神経や腋窩神経の絞扼（絞扼神経障害），⑨反射性交感神経性ジストロフィー（RSD）などがある．

高齢者では肩関節周囲炎による場合が多いので，肩関節周囲炎を中心に述べる．

2）肩関節周囲炎

（1）病　態

　肩関節周囲炎は五十肩といわれる場合があるが，いわゆる五十肩は狭義の肩関節周囲炎であり，「疼痛性肩関節制動症」ともいわれ，肩関節周囲の腱板（肩甲下筋，棘上筋，棘下筋，小円筋の付着腱部からなる），上腕二頭筋長頭腱腱鞘，肩峰下滑液包，靱帯などの広範囲の軟部組織に加齢による退行性変化を基盤とする炎症が起こって，疼痛が出現し，さらに次第に反射性拘縮が生じて運動制限を訴えるようになるものである．筋緊張が出現してくる「痙縮期」→「拘縮期」→「回復期」と経過し，1年ないし1年半で日常生活に支障がない程度に改善することが多いが，筋萎縮を伴って拘縮と疼痛が長期にわたり続くこともある．

　周囲の組織の病変が単独の組織に現れた場合には，①上腕二頭筋長頭腱腱鞘炎，②腱板炎，③石灰沈着性腱板炎，④肩峰下滑液包炎，⑤烏口突起炎，⑥関節上腕靱帯障害，⑦二次性肩関節拘縮（外傷，炎症，腫瘍などによる二次性拘縮，あるいは固定，臥床などによる廃用性の拘縮）などの疾患名がつけられる．

　いわゆる五十肩は，50代に多発し，次いで60代，40代に多い．一般的に急性炎症期と慢性拘縮期に分けられる．特徴的な症状としては，①肩周囲の自発痛（限局せず，前後，外側に広範囲に出現することが多い），ときに夜間痛，②運動痛（肩のほとんどあらゆる運動の際に，筋の収縮による痛みや伸展による牽引痛を訴える），③疼痛を伴う運動制限（拘縮）による結帯動作，結髪動作，洗顔動作，衣服の着脱動作などの困難がある．

　夜間痛は，上腕骨の骨髄圧の上昇（骨髄内のうっ血）も関係しているものと考えられているが，筆者らの家兎における実験では鍼刺激による骨髄圧の下降が観察されており，鍼治療による夜間痛の改善効果には骨髄圧の下降作用も関与していることが推測される．

　なお，五十肩の場合に疼痛が肩に限局せず上腕の外側（外側上腕二頭筋溝）あるいは前腕の外側にまで及び，圧痛も伴っていることが多い．これらの部位は外側筋間中隔および筋膜など，結合組織が豊富であるので炎症が波及したものと考えられる．

　肩の運動は，上腕骨頭と肩甲骨の関節窩で作られる関節（肩甲上腕関節）の動きのみでなく，肩甲骨と肋骨間，肩甲骨と鎖骨間および胸骨と鎖骨間の動きが関与している．また，外転するときに約120°以上では大結節が肩峰に当たるため，手掌を上に向けた状態（外旋位）でなければ上げることができない．このように上腕骨大結節（およびそれを被う腱板）と肩峰の間の動きも肩の動きに関係している（第2肩関節）．

　すなわち，肩の動きは3つの解剖的関節と3つの機能的関節によっており，これらを肩複合体と呼ぶ．解剖的関節には，①肩関節（＝肩甲上腕関節：上腕骨頭と肩甲骨

関節窩間)，②肩鎖関節（肩峰関節面と鎖骨肩峰端関節面間)，③胸鎖関節（胸骨の鎖骨切痕と鎖骨の胸骨端関節面間）があり，機能的関節には，①第2肩関節（烏口突起，烏口肩峰靱帯および肩峰で構成される烏口肩峰間アーチと上腕骨頭および大結節の間のメカニズム)，②肩甲胸郭関節（肩甲骨と胸郭の間)，③烏口鎖骨間メカニズム（烏口突起と鎖骨の間．両者間に張っている烏口鎖骨靱帯は肩甲骨の支持，鎖骨と肩甲骨の働きの介達，緩衝等の働きをなす）がある．

図 5-16 に肩複合体を，図 5-17 に肩甲骨と上腕骨の主な部位とそこにつく靱帯，筋の名称を示し，図 5-18 に肩の周囲の靱帯を示す．肩甲上腕関節の前側には関節上腕靱帯があるが，後側には靱帯はなく，筋のみが支えている．

肩の周りには，図 5-19，20，21，22 に示す筋がある．肩関節の前側には関節上腕靱帯があり，上側には棘上筋が，後側には棘下筋，小円筋があり，下側には肩甲下筋がある．棘上筋は大結節の外側面上部に付着していて肩の外転に関与し，棘下筋と小円筋は同じ大結節の外側面のやや下方に付着していて肩の外旋に関与する．肩甲下筋は小結節に付着していて肩の内旋に関与している．この4筋の停止腱は，境界が鮮明

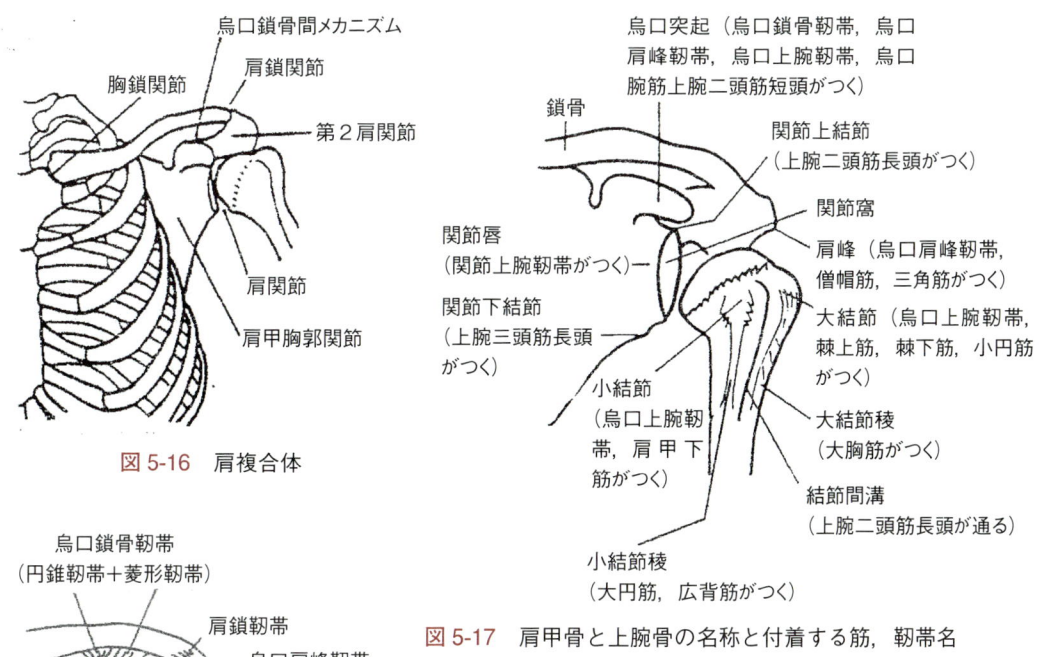

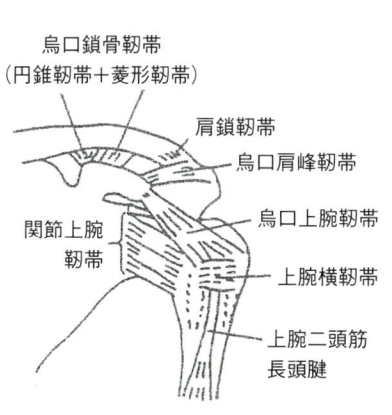

図 5-16 肩複合体

図 5-17 肩甲骨と上腕骨の名称と付着する筋，靱帯名

図 5-18 肩の靱帯

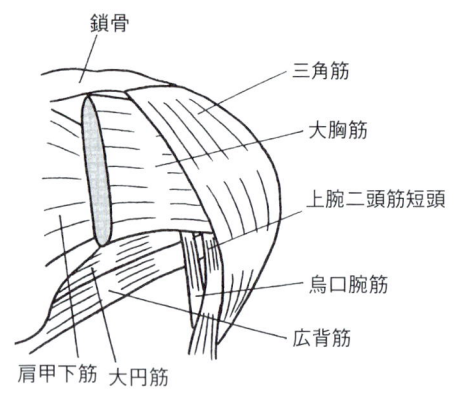

図 5-19 左肩の前側の筋

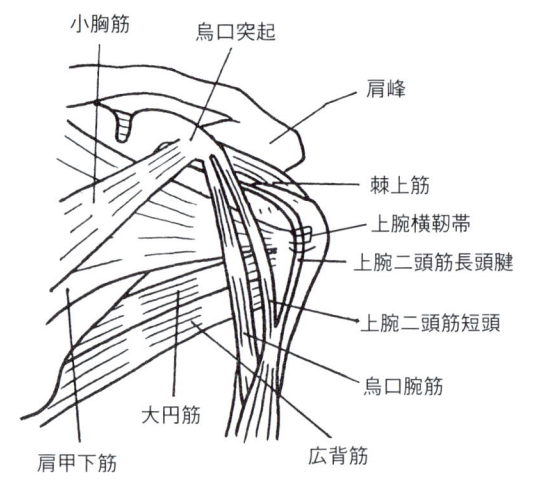

図 5-20 左肩の前側深層の筋

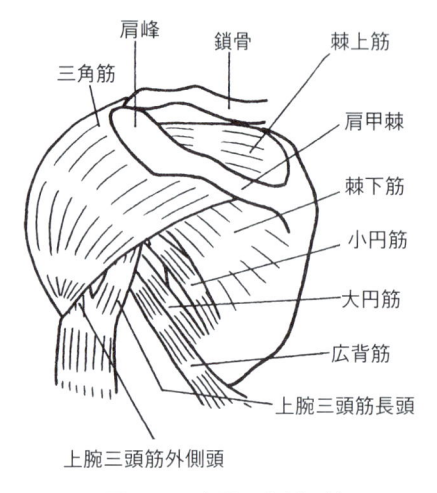

図 5-21 左肩の後側の筋

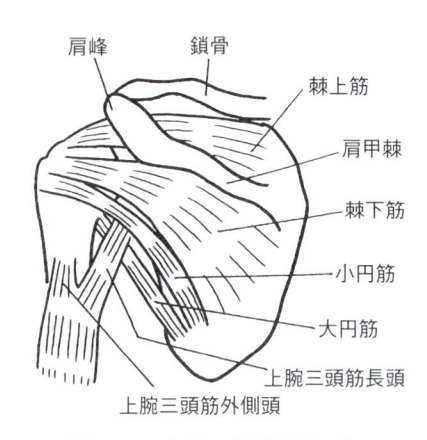

図 5-22 左肩の後側深層の筋

でなく1枚の板のようになって上腕骨の上部を被っているところから「腱板」といわれる．肩のどの運動の際にも，初期には上腕骨頭を関節窩に引きつけるために腱板構成筋は同時に収縮を起こす．そのために腱板の炎症などがあると，どの方向の肩の運動でも動かし始めから肩の周囲に痛みを感じるようになる．また，腱板は大結節と小結節に付着しているので，大・小結節部の圧痛が出現する．

　上腕二頭筋長頭腱は，大・小結節の間を結ぶ上腕横靱帯の下（結節間溝）を通って関節包の中に入り，曲がって内方に進んで関節上結節についている（図 5-20）．上腕二頭筋長頭腱はこのように大きく曲がっているので，摩擦されやすいため腱鞘炎を起こしやすい（上腕二頭筋長頭腱腱鞘炎）．炎症が起こると肩の前面の痛みと結節間溝部およびその上下の圧痛が出現する．疼痛は上腕二頭筋が収縮するような肘の屈曲や前腕の回外の抵抗運動の際に増強しやすい．

　肩関節の前内側で鎖骨の下には烏口突起があるが，これには烏口上腕靱帯，上腕二頭筋短頭，烏口腕筋および小胸筋（第2～5肋骨からくる）がついている（図 5-18，

20)．このように，烏口突起には多くの靱帯と筋が付着しているので，骨膜が牽引され，炎症を起こしやすい（烏口突起炎）．炎症が起こると烏口突起部の疼痛や圧痛が出現する．

　肩甲上神経の枝は棘上筋，棘下筋に分布するとともに，肩関節にも知覚神経を送っている．肩甲上神経が，肩甲骨上部の肩甲切痕部の骨とその上部に張っている上肩甲横靱帯との間隙を通る部分で絞扼されると，肩関節に及ぶ鈍痛や，肩を前方に動かしたり，上肢を内転あるいは内分回し（水平屈曲）したときに疼痛を訴えることがある（図 5-23）．

　また，腋窩神経の絞扼によって肩周囲の疼痛を生じることがある．すなわち，大円筋，小円筋，上腕三頭筋長頭の間の「外側腋窩隙」を通って後方に出て，三角筋，小円筋への筋枝と三角筋部皮膚への皮枝（上外側上腕皮神経）を出す腋窩神経が，腋窩隙の周囲の筋の緊張や腫脹によって圧迫されて，三角筋部の疼痛を訴える（図 5-24）．肩の周囲の皮神経を図 5-25 に示す．

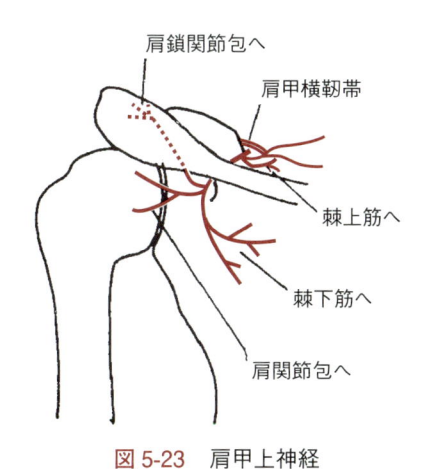

図 5-23　肩甲上神経

図 5-24　腋窩神経

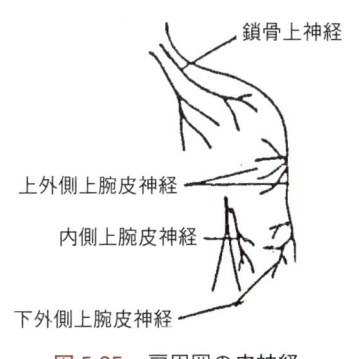

図 5-25　肩周囲の皮神経

（2）診察所見

■1 腱板の炎症の所見

　徐々に発症し，肩の屈伸，内・外旋などのいずれの運動でも肩周辺が痛む場合には狭義の肩関節周囲炎である五十肩の可能性が大きい．腱板構成筋の筋腹や腱板部の疼痛および腱板部の圧痛がみられる．

　腱板に痛みがあるか否かを調べるためには，肩を伸展（後挙）させて肩峰の前に出てくる腱板を圧迫してみる（図 5-26）．伸展前には肩峰の前に圧痛はなく，伸展した状態では圧痛がある場合は同部の腱板が痛みを起こしている可能性が強い．また，腱板が炎症を起こして腫脹すると，大結節は外転時に約 60°～120°の間は肩峰に接触するので，手首を持って上肢を外転させてゆくと，この角度の間において疼痛を訴える（図 5-27：ペインフルアークサイン＝有痛弧徴候）．腱板と上の肩峰の間には肩峰下滑液包があるので，滑液包炎の際にも疼痛を訴えるため注意が必要である．

　肩峰外端下方の大結節には棘下筋と小円筋が後方から付着している．この筋の痛みの場合には大結節から肩関節後側にかけて疼痛を感じ，また圧痛が存在しやすい．肩を内旋したときの前側の痛みは，前述のように肩甲下筋や大円筋あるいは大胸筋の収縮時の痛みであるが，外側あるいは後側の痛みは棘下筋や小円筋の牽引による痛みであり，外旋時の外側や後側の痛みは棘下筋や小円筋の収縮による痛みである．また，外転すると牽引されるが，その状態から外旋（敬礼位）したときの外側や後側の疼痛の増強は棘下筋や小円筋の収縮による痛みであり，外旋位からの内外旋時の疼痛の増強は同筋の伸展による牽引痛が疑われる（図 5-28：腱板負荷テスト）．

　また，腱板の完全あるいは不全断裂や強度の炎症があると，肩を他動的に外転してから手を離すと痛みのために支えられず，上肢が下りてしまう（図 5-29：ドロップアームテスト＝腕落下テスト）．

　五十肩では，肩の疼痛と拘縮により次第に運動が制限されるようになるので，その程度を調べておき，治療による変化を観察することも大切である．肩の屈伸，内・外転，内・外旋などの角度を測定するが，日常生活における動作の障害程度も調べておく．すなわち，結帯動作，結髪動作時の疼痛・運動制限の有無，さらに，運動制限があれば，結帯動作で腰に回した手の母指尖と第 7 頸椎棘突起の間の距離（図 5-30），結髪動作で首の後ろに回そうとする母指尖と肩甲骨下角の距離（または中指尖と肩峰や肩甲骨上角の距離），前方内転動作で対側の肩に持っていった手の中指尖と肩甲骨下角の距離（図 5-31）などを測定し，変化を観察する．

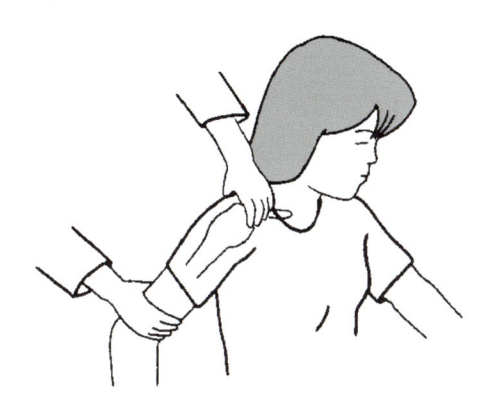

図 5-26　大結節上部での腱板圧痛の検査

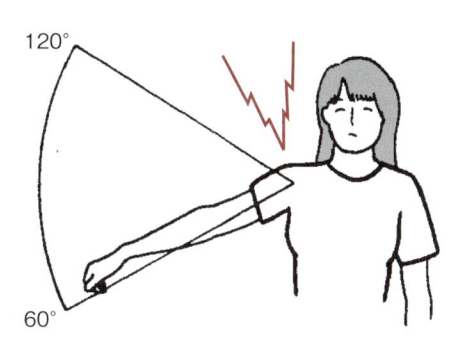

図 5-27　ペインフルアークサイン
　　　　（有痛弧徴候）

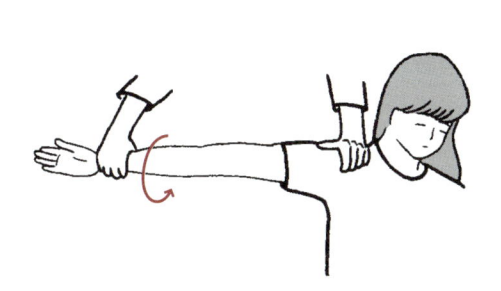

図 5-28　腱板負荷テスト

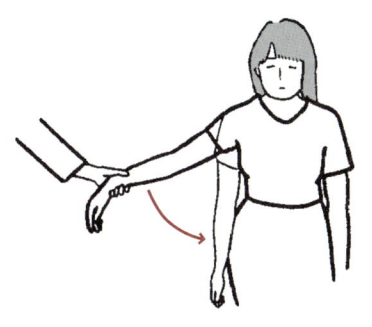

図 5-29　ドロップアームテスト
　　　　（腕落下テスト）

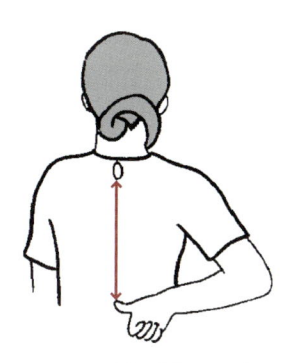

図 5-30　結帯動作の測定

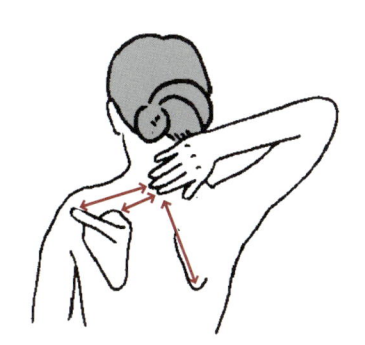

図 5-31　結髪動作の測定

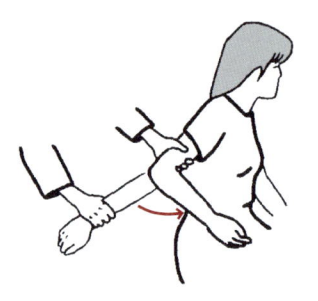

図 5-32　ストレッチテスト　　図 5-33　スピードテスト

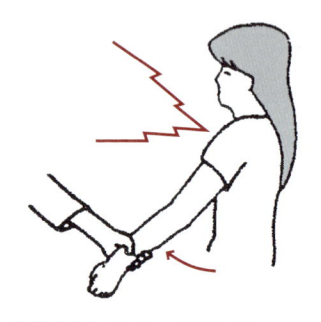

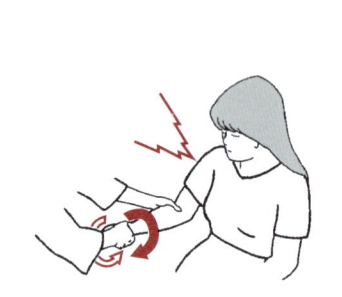

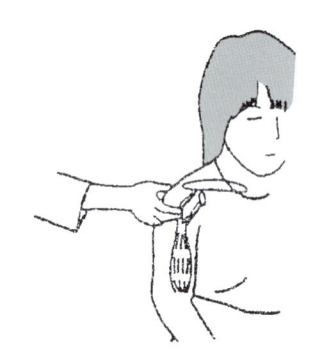

図 5-34　ヤーガソンテスト　　図 5-35　上腕二頭筋長頭腱部
　　　　　　　　　　　　　　　　　　（結節間溝）の圧痛
　　　　　　　　　　　　　　　　　　部位

■2　上腕二頭筋長頭腱腱鞘炎もある場合の所見

　肩前面の疼痛で，上腕二頭筋長頭を収縮や伸展させて長頭腱に負荷がかかる状態にすると，痛みが増強し，結節間溝部に圧痛がある場合には上腕二頭筋長頭腱の障害（腱鞘炎等）の疑いが強い．たとえば腕を後方に挙上（肩関節伸展）すると肩の前面に疼痛を訴えるが，その状態で肘を曲げると疼痛が消失または軽減したり（ストレッチテスト：図 5-32），腕を後方に少し挙上させ，手首や肘を持って抵抗を加えた状態から，腕を抵抗に逆らって前に動かさせると疼痛を訴えたり（スピードテスト：図 5-33），肘 90°屈曲位で前腕を回内させ，手首を握って加えた抵抗に逆らって前腕を回外させると疼痛を訴える（ヤーガソンテスト：図 5-34）などである．圧痛は，手を前に向けて上肢を下垂したときに上腕骨上端の外側（肩峰の下）に触れる大結節と前内側に触れる小結節の間の結節間溝部を圧迫して調べる（図 5-35）．

（3）鍼灸治療

　肩痛の鍼灸治療法としては，①病変組織の鎮痛，消炎，循環改善，緊張緩和などを目的に当該組織に行う局所治療，②症状の部位を走行する経絡上や経筋上の反応の著明な遠隔経穴を用いる治療（循経取穴治療，経筋治療），③臓腑，経絡の異常を調節する全体治療，などの方法を組み合わせて行う．なお，五十肩の場合には拘縮の改善

のために運動療法を併用することが必要である．

■ 1　局所治療

局所の刺鍼は1病変組織に1〜3ヵ所程度とし，過剰刺激にならないように十分注意する．初回は1〜2本の刺鍼ごとに結果を確認し，なるべく軽刺激とする．しかし腱や筋腹の刺鍼では十分に病変組織まで刺入しなければ著しい効果を得られない場合が多いので，刺鍼部位の数は少なくても痛みを起こしている腱や筋に的確に刺入することが必要である．的確に病変組織に刺入することが局所の刺鍼数を少なくするコツである．また腱や筋腹の疼痛や拘縮が強いときは，運動鍼（目的組織に刺入してから，当該筋を軽く収縮または伸展する運動をさせて止め，その状態で雀啄を10回前後行い，戻して筋を弛緩させてから抜鍼する）で著効が得られやすい．

　局所治療の例としては，小結節部・小結節稜部，烏口突起部の炎症に対しては，腱部や腱付着部に刺鍼する．小結節部は肘の方向に向けて横刺・置鍼する（図 5-36）．肩峰下の腱板の棘上筋腱部には，肩を伸展させて肩峰の前に現れた腱板に刺鍼する．側臥位の方が行いやすい（図 5-37）．腱板の棘下筋，小円筋部に対しては，大結節あるいはその後部の腱部の圧痛著明部に刺鍼し，また肩関節後部の腱部にも圧痛が著明であれば刺鍼する．大結節の側面部は肘の方向に向けて1〜2本を横刺・置鍼する（図 5-38）．上腕二頭筋長頭腱炎に対しては結節間溝部に，肘の方向に向けて腱鞘に横刺・置鍼する．さらに棘上筋，棘下筋の緊張と圧痛があるときは，緊張緩和と循環改善を目的に秉風，曲垣，巨骨，天宗などに刺鍼する．滑液包炎がある場合は，上肢を下垂した状態で肩峰下に1〜2cm刺鍼する．

　烏口突起炎を伴っている場合は，烏口突起先端部あるいは突起周囲の圧痛の著明な部位に消炎の目的で刺鍼し，置鍼する．肩甲上神経の絞扼がある場合は，絞扼部である肩甲切痕部（秉風穴のやや前方）に鎮痛および循環改善の目的で刺鍼し，置鍼する．腋窩神経の絞扼がある場合には，外側腋窩隙の周囲の小円筋，大円筋，上腕三頭筋長頭腱などに刺鍼する．

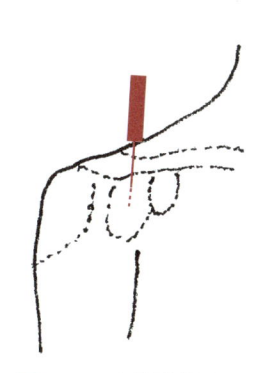

図 5-36　小結節部の置鍼 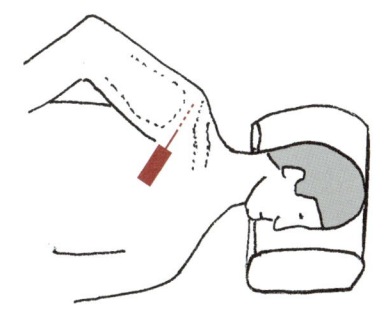　　　図 5-37　大結節上部（棘上筋腱部）の置鍼 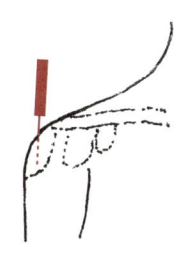　　　図 5-38　大結節外側面部の置鍼

■2　遠隔治療について

　肩の疼痛部位を通る経脈に圧痛，硬結などの反応がみられる場合が多いので，切経，切穴を行う．肩の前・外・後側は肺経，大腸経，三焦経，小腸経などが通っており，これらの経脈の走行上に反応が出やすい．特に大腸経の通る上腕，前腕の外側および合谷には反応が出やすいのでよく調べて，著明な反応点に雀啄または置鍼する（循経取穴）．肩の前面の痛みには，肺経の孔最，魚際などを用いる．手の経脈のほかに足の胆経，奇経の陽蹻脈，陽維脈等も関連があるので，調べて反応部位に刺鍼する．

　また，筋の障害による経筋病として捉えて行う場合には経筋の走行にも考慮するが，経筋上もそれぞれ経脈が走行しているので，治療は榮穴，郄穴，原穴などの反応著明部位に行う．たとえば，肩の前側の痛みは手の太陰経筋病，外側の痛みは手の陽明経筋病，後側の痛みは手の少陽経筋病と考えられる．

■3　臓腑，経絡の調整治療

　問診，舌診，脈診，候背診，腹診，切経，切穴等により臓腑，経絡の異常がみられれば，その調整治療を行うことも必要となる．五十肩は加齢に伴う退行性変化であるので腎とも関係が深い．もしも腎が衰えて（腎虚）いれば，腎を補う（原穴の太渓，母穴の復溜，兪穴の腎兪などの補鍼または灸）．

(4) 運動療法

　いわゆる五十肩のように筋の拘縮による運動制限が存在する場合には，鍼治療によって縮んだ筋を緩めたのち，関節を動かして縮んでいる筋をさらに伸展（ストレッチ）してやることが必要であり，自宅で自分で行えるように指導しておく．

　棒体操による運動療法は，約1mの棒を両手で持ち（両手の間隔は肩幅ぐらい），腕を前方や外方，後方などへゆっくり上げて，肩関節をできるだけ動かす（健側の手で棒を動かして患側の動きを導くようにする）．痛みがあとに残らない程度に，数回から10回ないし20回ずつ毎日行う．また，アイロンを患側の手に持って，健側の手をテーブルの端において，腰を少し曲げて上体を前傾させ，アイロンを持った手を前後，左右にいっぱいに動かして肩の運動を行うアイロン体操（コッドマン体操：振り子体操）もある．アイロンでなくても鉄アレイや水を入れたペットボトルなどでもよい．

（松本　勅）

3. 背部痛

1) 背部痛の原因

背部の疼痛は，①前傾姿勢による背筋の疲労による姿勢性の疼痛（筋・筋膜性背部痛），②骨粗鬆症による胸椎椎体圧迫骨折による疼痛，③椎体圧迫骨折後の円背による背筋の疲労による疼痛，④変形性脊椎症による椎間，椎間孔，脊柱管の狭小化による脊髄や神経根の刺激による疼痛，および⑤変形性関節症による椎間関節の変性や不安定性による疼痛，⑥胸部疾患や腹部疾患による関連痛などがある．

高齢者では姿勢性の疼痛（筋・筋膜性背部痛），骨粗鬆症に基づく椎体圧迫骨折時の疼痛や円背による疼痛のことが多い．

2) 胸郭の構造と機能（機能解剖）

胸郭は胸椎，肋骨および胸骨により構成されており，胸椎と肋骨は，図 5-39 に示すように，胸椎椎体の関節面（上・下肋骨窩）と肋骨頭関節面とでつくられる肋骨頭関節，および胸椎横突起の関節面（横突肋骨窩）と肋骨結節関節面とでつくられる肋横突関節によって連結されている．第 1～7 肋骨（真肋）は前方の軟骨端が胸骨と連結しており，第 8～12 肋骨（仮肋）のうち第 8～10 の 3 肋骨（付着弓肋）は上位の肋軟骨に付着し，互いに結合して肋骨弓をつくっているが，第 11，12 肋骨はほかに付着せず，腹壁中に終わって浮遊弓肋となっている．肋骨体内面の下縁寄りに浅い肋骨溝があり，そこを肋間神経と肋間動静脈が走っている．したがって，刺鍼の際に肋骨の下縁に沿って刺入すると肋間神経にあたり，かえって肋間神経痛を起こす危険があるので注意が必要である．

神経根として胸椎間の椎間孔から出た胸神経は，図 5-40 のように前枝と後枝に分かれ，後枝は横突起間を通って後方へ走り，内側皮枝と外側皮枝に分かれて最後は皮膚に分布する．内側皮枝は棘間筋，回旋筋，多裂筋，胸半棘筋，胸棘筋などに枝を送り，外側皮枝は脊柱起立筋（最長筋，腸肋筋）に枝を送って脊柱の運動を支配してい

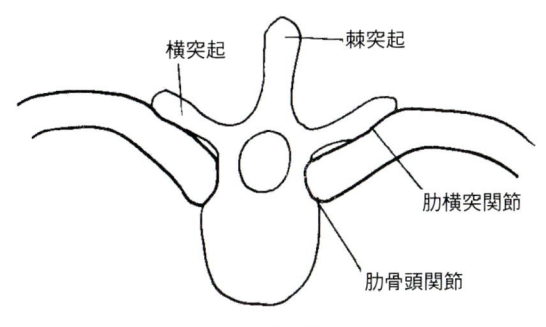

図 5-39　胸椎と肋骨の連結

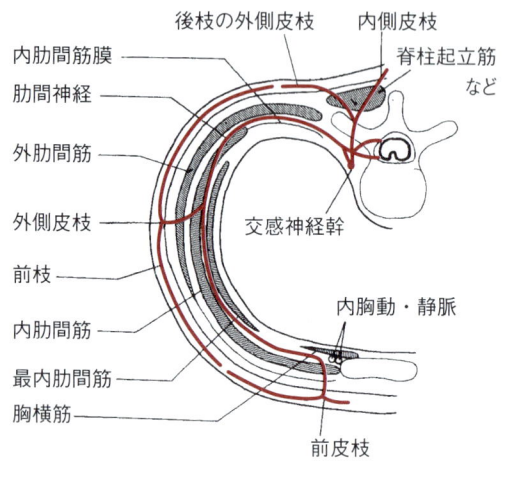

図 5-40 胸神経の走行

る．内側皮枝と外側皮枝はそれぞれ脊柱起立筋の内・外側部を貫いているので，ここで絞扼されて背部の痛みを生ずることがある．背部の皮膚の知覚は主に外側皮枝が支配している．また，後枝からは椎間関節にも枝が送られている．

前枝は肋間神経（第12は肋下神経という）となって肋骨の下面の肋骨溝に沿って走り，側胸部で外側皮枝を出し，また，胸骨の傍らに至って前皮枝となり，前胸部の皮膚に分布する．胸骨についているのは第7肋骨までであるので，第7肋間神経以下は，前方では腹部に分布している．

3）筋・筋膜性背部痛

(1) 病　態

肩甲間部には，最も表層に僧帽筋がある．その深部には，第6頸椎～第4胸椎の棘突起から起こって肩甲骨内側縁下部2/3に付着する大・小菱形筋があり，その上方には第1～4頸椎の横突起から起こって肩甲骨内側縁上部1/3（上角）に付着する肩甲挙筋がある（図 5-41）．

これらの筋は「肩こりの筋」でもあり，上肢の運動時に肩甲骨を固定し続ける主要な筋であるために，「こり」を起こしやすい．こりが強く起こると，肩甲骨上角から内側縁の肩甲挙筋，菱形筋の停止腱部にかけて硬結や圧痛が出現する．菱形筋は肩甲骨を内方へ引きつける作用をしているので，この筋が痛みの原因となっているときは，肩を後ろへ引いて肩甲骨を内側へ引きつける運動時に痛みが増強する．

肩甲骨下角の内側の部位で菱形筋と僧帽筋，広背筋の縁で囲まれた部分（聴診三角）は，筋が少なく，皮下に直接脊柱起立筋が触知される．肋間までの距離が短く，直刺では少ない刺入で肋間の筋を貫通しやすいので注意を要する部位である．

肩甲骨背面（後面）の肩甲棘上方（棘上窩）には棘上筋があり，肩甲棘の下方（棘

図 5-41　背部の浅層の筋

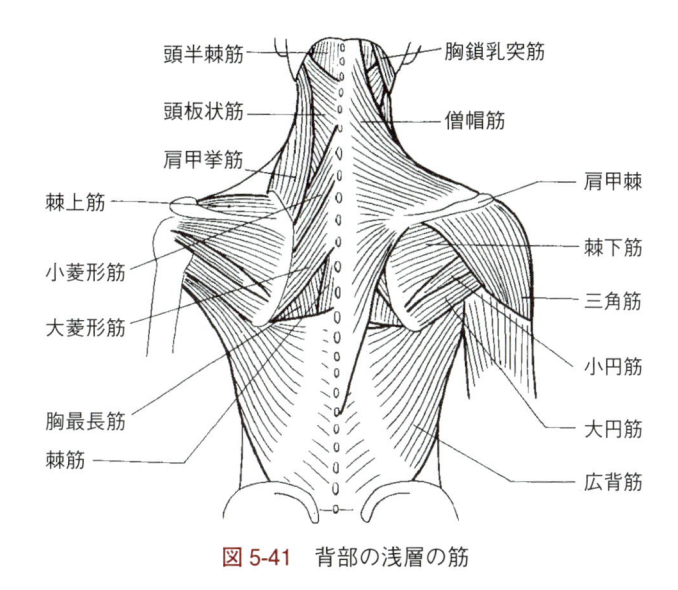

下窩）には棘下筋，小円筋，大円筋があって上腕骨に向かって走っている．肩甲骨より下方および肩甲骨外側には広背筋があるが，一部は肩甲骨下角から起始している．これらの筋は腕の過剰使用による疲労によって，緊張や圧痛をきたしやすい．

一方，肩甲骨前面（肋骨面）には前鋸筋および肩甲下筋があり，両筋をはさんで肋骨と接していて肋骨上を滑走して動いており，機能的関節（肩甲胸郭関節）をつくっている．前鋸筋は，前胸部の外側の肋骨から起こって肩甲骨の上角，内側縁および下角に付着しており，収縮によって肩甲骨を外方へ移動させる．前鋸筋の付着部位の内方（肩甲下窩）からは肩甲下筋が起こって腋窩から上腕骨の前に回って小結節に付着している．前鋸筋は肩の運動時に胸壁と摩擦するので，停止腱の炎症を起こし腫脹すると，肩甲骨の内側縁寄りの深部の疼痛を生ずることがある．

肩甲間部の菱形筋の深部には，第6頸椎〜第2胸椎の棘突起と項靱帯から起こり第2〜5肋骨の肋骨角につく上後鋸筋があり，その深部には第3（または4）〜6胸椎棘突起から起こって上位2（または3）頸椎横突起へ向かう頭・板状筋がある（図5-42）．その深部には棘突起の直側に棘筋があり，その外側に頭・頸半棘筋および頭・頸・胸最長筋，さらに外側に頸・胸腸肋筋がある．さらに深部には，棘突起と横突起の間に多裂筋，回旋筋があり，その外側に長・短肋骨挙筋がある．

頸板状筋，頭・頸半棘筋，頭・頸最長筋，頸腸肋筋などは，頸椎あるいは頭部に達しているので，首の前傾姿勢を続けていると筋ポンプ作用の低下により筋が阻血状態となり，疼痛やこり感を発するようになる．その場合には，とくに頸部の前後屈運動によって肩甲間部に疼痛を訴える．

（2）診察所見

筋緊張，索状硬結，圧痛などがみられ，頸部や上肢の運動によって疼痛の発現や増

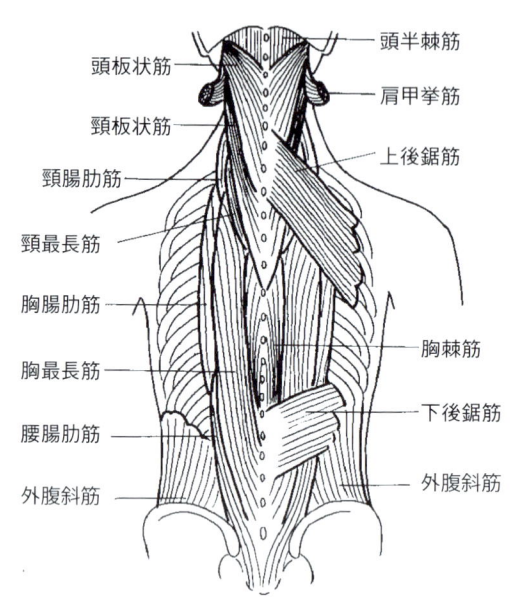

図 5-42 背部の深層の筋

強が起こる．頸部の運動時（とくに前後屈時）にみられる肩甲間部の疼痛増強は，前記のように胸椎から頸椎まで達している頸板状筋，頭・頸半棘筋，脊柱起立筋（頭・頸最長筋，頸腸肋筋）など，深部の筋に痛みを生じている可能性が高い．肩の運動時にみられる肩甲間部の疼痛は僧帽筋やその裏の菱形筋の痛みである可能性が高い．また，肩の運動時の肩甲間部よりも下方の疼痛は，僧帽筋や広背筋，あるいはさらに深部の脊柱起立筋などの痛みの可能性が高い．

　筋部を指頭で，中等度の力で圧迫しながら運動を行ったときに疼痛が軽減するようであれば，その筋の疼痛の可能性が高い．

(3) 鍼灸治療

　筋の圧痛などの反応が顕著な原因部位に刺鍼する．深度は当該筋に鍼先が到達するようにするが，肩甲間部やその下方などの胸郭部は，肋間に鍼先が刺入しないよう，下方（足の方向）に向けて斜刺で刺入する．灸も加える場合は，知熱灸や市販のツボ灸などの温灸を行う．

　前鋸筋付着腱部の炎症で肩甲骨内側縁深部の疼痛がある場合は，肩甲骨内側縁から肩甲骨をくぐるように刺入して，この筋に刺鍼する．手を首の後側へ上げたり，腰の後側へ下げると，肩甲骨の内側縁が浮き上がるので刺入しやすくなる．

　前傾姿勢で腰，膝を曲げた姿勢が続くと，後頭部から肩甲上部，殿部，大腿，下腿後面，大腿前面などの筋の緊張，圧痛がとくに出現してくる．反応がみられる場合には，それらの筋にも刺鍼を行う．とくに膀胱経の殷門，委中，承山，崑崙などに反応が出やすい．経筋病として捉えられる場合は足太陽経筋病として，滎穴の足通谷，郄穴の金門などの反応部位に置鍼を行う．

4）胸椎の椎体圧迫骨折

（1）病　態

　椎体圧迫骨折は，骨粗鬆症で椎体が脆弱化している者に起こりやすい．骨粗鬆症では，骨の脱灰により石灰減少（骨塩量の減少）を起こし，骨緻密質が薄く，骨細管が広くなり，骨髄腔が広くなる．このように骨梁が減少して骨が脆弱化するため，椎体の圧迫骨折が起こりやすくなる．50歳以上の女性に多い．軽度の外力（小外傷）によって圧迫骨折を起こし，骨折の反復により次第に脊柱が後弯して円背を呈してくる（図5-43）．また，背腰部の疼痛を訴える．椎骨の脆弱化は広範囲に起こっており，圧迫骨折が起こっても手術は行わず保存療法が行われることが多い．

　骨粗鬆症は，骨の形成も吸収も減少しているが，形成の減少がより大きい場合（低回転骨粗鬆症）や，骨の形成も吸収も増加しているが，吸収の増加がより大きい場合（高回転骨粗鬆症）に起こり，前者には老人性骨粗鬆症や閉経後骨粗鬆症があり，後者には内分泌性骨粗鬆症（甲状腺機能亢進症，上皮小体機能亢進症）や栄養性骨粗鬆症（ビタミンD過剰症）がある．高齢者に多くみられるのは女性の閉経後骨粗鬆症である．

　骨粗鬆症による圧迫骨折は激しい痛みのことが多い．

（2）診察所見

　胸椎部の疼痛，脊椎の変形（骨折部の突出），棘突起や棘突起の傍ら（夾脊穴）あるいは棘突起間の傍ら（棘間傍点）の圧痛などがみられる．

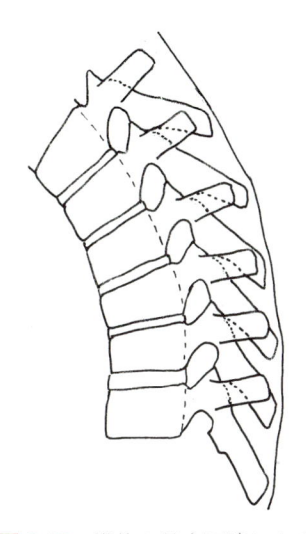

図5-43　椎体の前方圧潰による老人性円背の形成

（3）胸椎椎体圧迫骨折への対応

圧迫骨折が疑われるときは，速やかに整形外科を受診して処置をうけるよう勧める．

5）骨粗鬆症による円背形成後の背部痛

（1）病　態

椎体が圧迫骨折をして潰れると前方が薄くなるので，椎体の潰れが数個に及ぶと後弯して円背を呈してくる．円背では，立位や座位を続けると背腰部の疼痛を訴える．高齢者では，通常は背筋も萎縮してくるが，円背になると萎縮した背筋（傍脊柱筋）が引き伸ばされた状態で持続的収縮を強制され，筋ポンプ作用が低下して筋血流が減少し，筋疲労（疲労物質蓄積，発痛物質出現）をきたして筋の知覚過敏や疼痛を生じるためと考えられる．痛みは重だるい痛みや鈍痛である．背筋の収縮が起こらない姿勢である臥位では，症状は軽減あるいは消退する．

（2）診察所見

疼痛は前記のように立位や座位で体幹を起こしていて時間がたつと徐々に発生したり増強してくる．傍脊柱筋の圧痛および棘突起や棘突起の傍ら（夾脊穴）あるいは棘突起間の傍ら（棘間傍点）の圧痛がみられる．円背や側弯がある場合はその程度を測定しておき，変化を記録しておく．筋に限局する痛みか，神経刺激による痛みかを鑑別する．

（3）鍼灸治療

疼痛のある傍脊柱筋の圧痛部位数ヵ所に刺鍼する．刺鍼によって筋血流が改善し，筋機能が改善するので，治療直後から疼痛の改善とともに円背が改善することが多い（図 5-44）．筋緊張や圧痛の反応が顕著な場合は雀啄後，置鍼する．鍼先が肋間に入

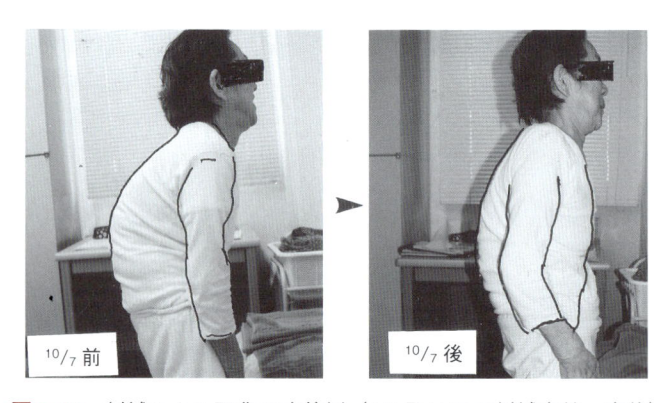

図 5-44　刺鍼による円背の改善例（10月7日の刺鍼直前，直後）

らないように下方（足の方向）へ向けて斜刺で行う．前傾姿勢で腰，膝を曲げた姿勢の持続により，後頸部，肩甲上部，殿部から下肢の筋の緊張，圧痛が出現している場合には，それらの部位の筋にも刺鍼を行う．とくに膀胱経に反応が出やすい．膀胱経では，殷門，委中，承山，崑崙などに行い，経筋病として捉えられる場合は足太陽経筋病として，榮穴の足通谷，郄穴の金門などの反応部位に置鍼を行う．また，脊柱は督脈の走行部位であるので，督脈の宗穴である手の小腸経の後渓に反応があれば置鍼するのもよい．

（松本　勅）

4．腰痛・腰下肢痛

1）原　因

腰痛の主な原因には，表 5-1 に示すように靭帯，筋，筋膜等の軟部組織の障害，脊椎部の障害，脊髄の障害，神経の障害，仙腸関節や股関節の疾患，内臓疾患などによるものがある．高齢者の疾患では主に軟部組織性の筋・筋膜性腰痛症や後縦靭帯骨化症，脊椎の変性疾患である変形性腰椎症，椎間板症，椎間関節性腰痛，脊椎骨粗鬆症・圧迫骨折，脊柱管狭窄症などによる疼痛が多い．

（1）筋・筋膜性腰痛症

腰部の筋部（図 5-45，46）に運動時の疼痛を訴えるものである．増強すると安静時にも痛みが続くことがある．筋緊張や圧痛も出現する．加齢とともに臓器，組織は衰えるが運動器も衰えるので，筋は萎縮して筋力を減じ，疲労しやすく，また柔軟性が減弱して伸展しにくくなり，急激な伸長や収縮で損傷を起こしやすくなる．

表 5-1　腰痛の原因

1. 軟部組織の疾患
    1）棘上靭帯，棘間靭帯などの靭帯断裂　2）筋・筋膜性腰痛症　3）姿勢性腰痛
2. 脊椎疾患
    1）腰部椎間板ヘルニア　2）変形性腰椎症　3）椎間関節性腰痛　4）脊椎分離・すべり症
    5）腰椎不安定症　6）骨粗鬆症（骨多孔症）・脊椎圧迫骨折　7）後縦靭帯骨化症
    8）黄色靭帯骨化症・石灰化症・肥厚症　9）腰部脊柱管狭窄症　10）強直性脊椎（関節）炎
    11）脊椎炎（結核性，化膿性等），椎間板炎　12）脊椎腫瘍（転移癌が多い）
    13）先天性腰仙部奇形　14）腰仙角異常，過度腰椎前弯
3. 脊髄疾患
    1）脊髄腫瘍　2）癒着性クモ膜炎
4. 神経根，末梢神経の障害
    1）神経腫瘍（神経鞘腫，神経線維腫，神経細胞腫，その他）　2）神経炎
    3）絞扼神経障害
      ①脊髄神経後枝の皮枝の絞扼　②坐骨神経の絞扼
5. 骨盤部疾患
    1）仙腸関節疾患
6. 腹部・骨盤内臓疾患

円背や腰椎の後弯症があって上体が前傾していると，脊柱を支える傍脊柱筋の疲労，過緊張が続き，次第に痛みを起こしてくる．また筋の機能が減弱しているために，大きく急激な負荷や持続的な負荷（重量物を持ったり，不良姿勢の持続など）により損傷が起こることがある．脊柱起立筋，腰方形筋，外腹斜筋などに起こりやすい．腰部の脊柱起立筋の外側下部の，同筋を被っている広背筋の外縁と外腹斜筋の後縁および腸骨稜に囲まれた部分（腰三角）は，外腹斜筋を欠いているので腹壁のなかで弱い部分となっている．

　また円背や腰椎の後弯症があって上体が前傾し，股関節も屈曲位の姿勢が長時間続くと，腸腰筋（図 5-47）が緩み，次第に短縮するため，立位で腰および股関節を伸展したり，仰臥位で下肢を伸展したときに伸長されて腰痛を発するようになる．腸腰筋を主に構成する大腰筋（第 12 胸椎～第 4 腰椎の椎体，椎間板，腰椎肋骨突起から起始）と腸骨筋（腸骨内面の腸骨窩から起始）は，合わさって大腿骨小転子に付着する．

　症状は，他の部位の筋・筋膜性疼痛の場合と同様に，筋緊張，圧痛がみられる．神

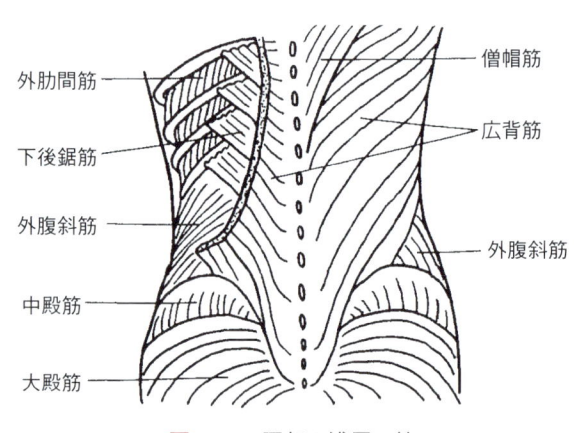

図 5-45　腰部の浅層の筋

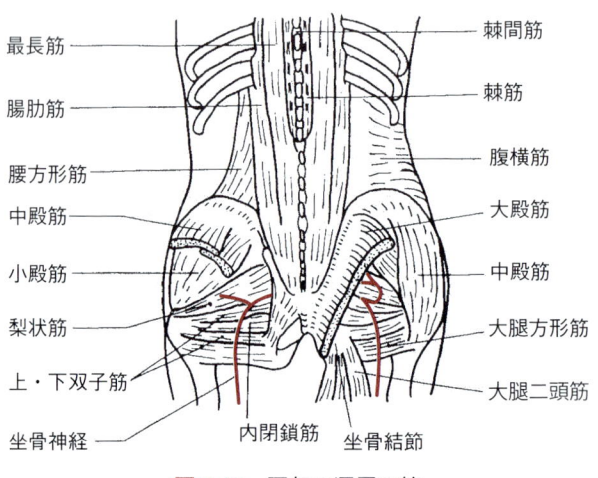

図 5-46　腰部の深層の筋

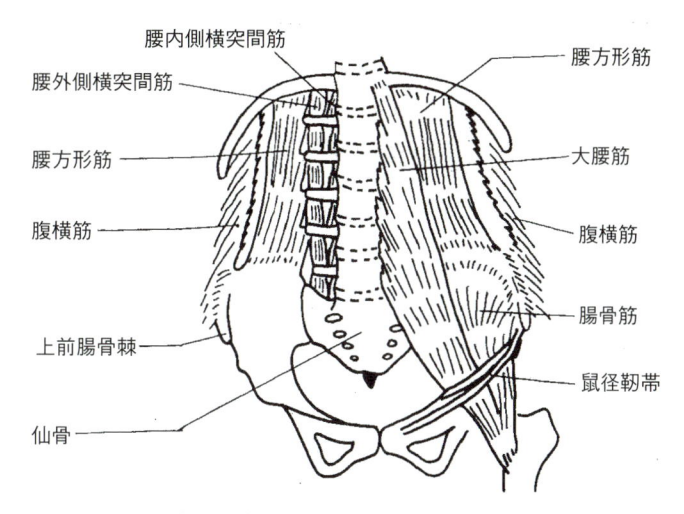

図 5-47　腰の深部と骨盤内の筋（大腰筋と腸骨筋は腸腰筋を構成）

経学的異常所見（殿部や下肢への放散痛，感覚異常，反射異常など）や，腰椎の圧痛，叩打痛などがみられず，疼痛が一定の筋部に限定している場合は，筋・筋膜性腰痛の可能性が大きい．前記のように腰と股関節を伸展しての立位や，仰臥位で下肢伸展位での腰の深部の疼痛であって，仰臥位で股関節と膝を曲げて膝立てしたときに疼痛が軽減すれば，腸腰筋由来の腰痛である可能性が大きい．この場合には，腸腰筋を皮下に触れることができる大腿三角部で，大腿動脈の拍動の外側に圧痛が確認される．

(2) 変形性腰椎症

　変形性頸椎症と同様に，腰椎部の退行性変化である．椎体辺縁の贅骨形成（骨棘や骨堤），骨硬化等の増殖性変化や椎間板内の水分とコンドロイチン硫酸減少による弾力性減少，硬化，線維輪の弾力性減少，断裂などによる椎間板の扁平化と周囲への膨隆，椎間関節の変形性関節症様変化（関節軟骨の消失による軟骨下骨の露出や骨棘形成）などが起こる．椎間板が薄くなると椎体間が狭まるので椎間関節の接触が強まり，関節軟骨の変性（軟化，線維化），亀裂，骨棘形成，骨硬化（骨増殖）などの変化が増強する．軟骨の変性，破壊が深部に及ぶと骨が露出する．椎体間の間隙の狭小化，椎間関節の増殖性変化によって椎体が前傾するので後弯を呈してくる．正常では図 5-48 のように前弯を呈しているが，前弯が消失したり，さらに図 5-49 のように後弯を呈してくる．骨粗鬆症が女性に多いのに対し，変形性腰椎症は男性に多い．

　椎間が狭まり，椎体や関節突起の贅骨形成によって椎間孔が狭小化して神経根が圧迫されたり，脊柱管が狭窄して脊髄や馬尾が圧迫されると腰部や下肢の症状が起こる．初期には筋緊張（筋の張り，こり）がみられ，徐々に疼痛やしびれを生じてくることが多い．疼痛は，起床時の動き始めに強く，起きて動いていると軽減あるいは消退して楽になることが多い．下部腰椎での刺激では坐骨神経痛を伴ってくることがある．下肢症状もあるときは根症状や脊髄症状によるものか筋・筋膜性の疼痛かを鑑別

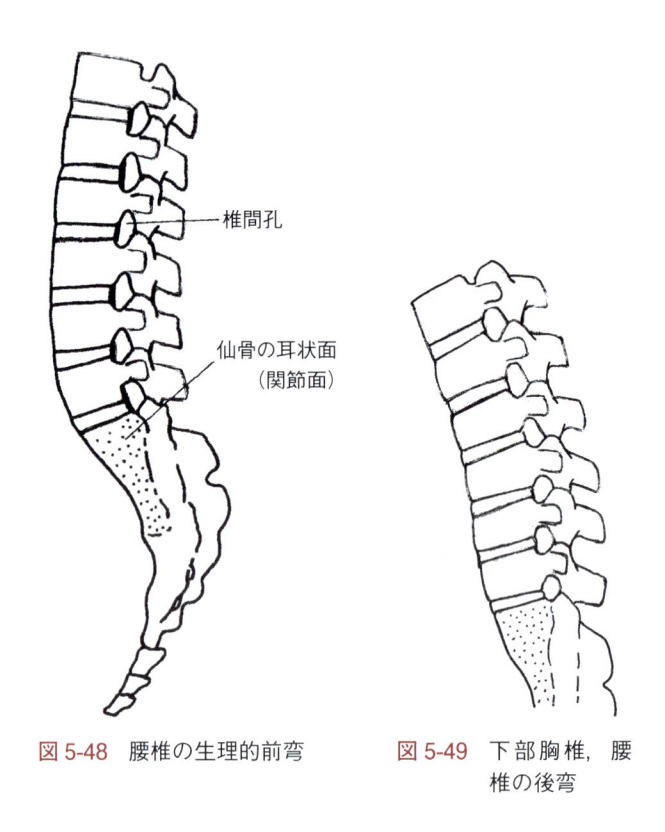

図 5-48 腰椎の生理的前弯　　図 5-49 下部胸椎，腰椎の後弯

する必要がある．
　また，椎体後縁の骨棘形成や椎間板の膨隆，後縦靱帯や黄色靱帯の骨化などが高度になると，脊柱管の狭窄を起こし，馬尾神経を圧迫して下肢の症状や間欠性跛行を生ずるようになる（後述の脊柱管狭窄症の項を参照）．
　腰痛，棘突起および直側の圧痛，棘突起の叩打痛，筋部の圧痛などがみられる．また下肢の筋部や経脈の圧痛，筋緊張，感覚異常などもみられる．

（3）骨粗鬆症

　胸椎部と同様に腰椎の骨粗鬆症でも，骨の脆弱化のために椎体の圧迫骨折により椎体が潰れ楔状を呈するようになる．腰椎の前弯が減少して，前弯消失や逆の後弯を呈するようになる．加齢による椎間板の弾力減少による扁平化も加わり椎間が狭まると，椎間孔も狭まって神経根が刺激され，腰部や下肢の諸症状が起こりやすい．

（4）脊椎分離・すべり症

　脊椎分離とは，図 5-50 に示すように椎弓の上下の関節突起間部に離断が起こっている状態である．分離した椎体が前方に移動している状態を分離・すべりといい，この結果，症状が生じているものをそれぞれ脊椎分離症，脊椎分離・すべり症という．まれに分離がなくて移動しているものを無分離・すべり症という．分離の発症は，早い場合は学童期から始まって，年齢の増加とともに率が増加する．高齢者にも多くみ

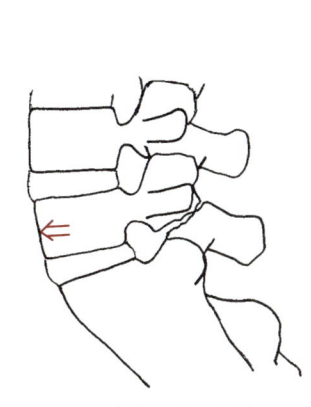

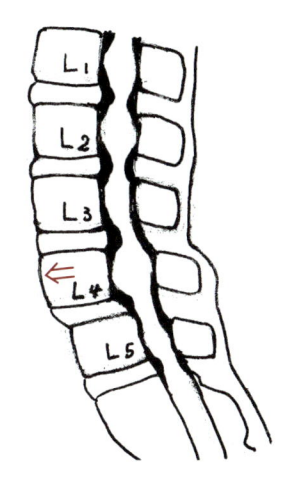

図 5-50　脊椎分離の模式図　　図 5-51　腰部脊柱管の狭窄の模式図

られる．分離・すべりは，脊柱の下部にあって，しかも前傾しているためにストレスにさらされることの多い第5腰椎に最も好発するが，ついで第4腰椎に多い．分離は第2および第3腰椎にもみられることがあるが，すべりがみられることはほとんどない．

　分離・すべりがあると，椎体と椎弓前部が前方へ移動して脊柱管が狭窄し，脊柱管内の馬尾への刺激や椎間孔での神経根圧迫が起こり，下肢の疼痛，しびれ，筋緊張，反射異常，間欠性跛行などが生じる．

　局所の症状すなわち脊椎症状としては，局所の疼痛（主に運動痛），棘突起，傍脊柱部（主に椎間関節部）の圧痛，罹患椎骨の1つ上位の棘突起部がくぼんだ階段状変形などがみられる．腰神経後枝を介しての反射痛として，殿部や大腿外側への疼痛が起こることがある．

（5）腰部脊柱管狭窄症

　先天性の原因および後天性の原因（椎体辺縁の骨棘形成による後方への突出，椎間板の変性・扁平化による後方への膨隆，後縦靱帯や黄色靱帯の骨化・石灰化による肥厚，脊椎分離・すべりなど）によって脊柱管が狭窄して腰下肢の症状が起こるものである（図 5-51）．脊柱管内の脊髄は第2腰椎までで，以下は馬尾があるので，脊柱管の狭窄では馬尾が圧迫され，腰痛のみでなく下肢の疼痛，しびれ，筋緊張，反射異常，馬尾性間欠性跛行などが生じる．馬尾性間欠性跛行では，数十mあるいは数百m歩いただけで下肢に重だるさや鈍痛が生じる．そのために歩けなくなるが，腰を曲げて休んでいると症状がほとんど消退し，再び歩くことが可能になる現象が起こる．

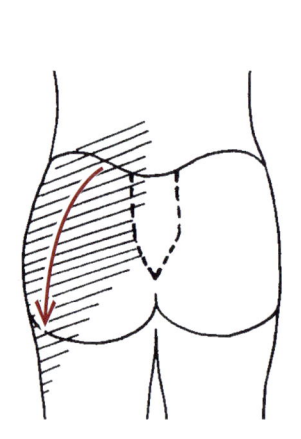

図 5-52　椎間関節性腰痛の場合の殿部への放散痛

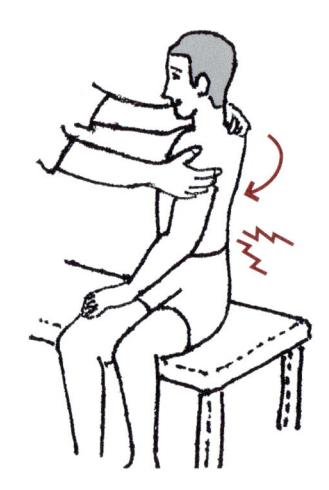

図 5-53　腰の他動的回旋検査

(6) 椎間関節性腰痛

　椎間板の変性によって椎体の固定性が減弱すると，椎間関節の非適合性，異常可動性を生じ，増強する負荷によって変形性関節症の変化（関節包の肥厚，関節軟骨の破壊と軟骨下骨の露出，骨梁増大，異常骨化，関節辺縁部の骨棘形成など）を起こす．変化は下部腰椎間，ことにL4-L5間，L5-S1間に起こりやすい．椎間関節には腰神経後枝内側枝の知覚枝が分布しており，局所の痛みと反射性の放散痛や筋緊張などの症状を呈してくる．

　腰痛は運動痛であり，椎間関節が圧迫されるように腰を後屈あるいは後側屈したときに増強するが，前屈時にも上位椎骨が前方へ移動しようとするので関節の圧迫が強まるために疼痛が起こることが多い．棘突起の外下方3〜4cmの部位（脊柱起立筋の隆起の内側縁付近）に圧痛がみられる．反射性の症状としては，腰部の筋緊張，殿部から大腿外側上部の疼痛（反射痛で主に上殿皮神経領域：図 5-52），知覚鈍麻あるいは過敏などが起こる．椎間板ヘルニアにおける坐骨神経痛のような下肢後側の疼痛は起こらない．

　疼痛は，椎骨周囲の軟部組織の痛みと紛らわしいが，軟部組織性の疼痛であれば腰の他動的な回旋運動での疼痛増強はほとんどないのに対し，椎間関節性であれば腰部回旋によって疼痛増強がみられる（図 5-53）．これは，腰椎の関節面は図 5-54 のように矢状面と平行になっているので，回旋すると関節面が接触（衝突）するためである．

2) 主な診察所見

　回転しない椅子かベッドに腰掛けてもらい，両肩に手を置いて体を回旋させる．腰の回旋を強制したときに，腰痛の発現や増強があれば椎間関節性腰痛の可能性があ

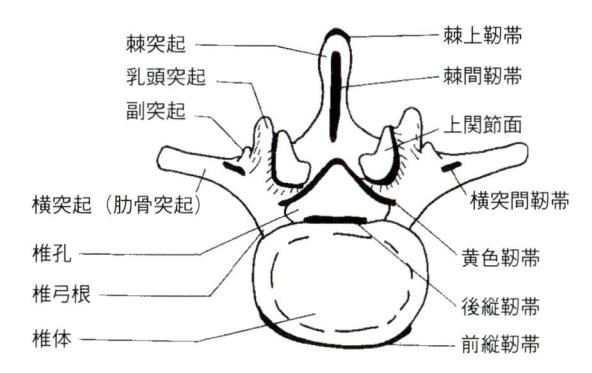

図 5-54 腰椎の上面
椎間関節の関節面は矢状面と平行であるので，腰椎の回旋時には関節面が衝突するので，回旋がほとんど不可能である．

る．腰部のみや殿部への放散痛に限局していて，伏臥位で椎間関節部（脊柱起立筋の隆起の内側縁付近）の圧痛もあればさらに可能性が大きい．

　伏臥位で，下部胸椎から腰椎の生理的弯曲の変化，棘突起と直側部（傍ら）の圧痛，仙骨部の正中仙骨稜およびその傍ら（後仙骨孔・腱）の圧痛，腰部，殿部の筋緊張，圧痛，さらに下肢後面の筋緊張，圧痛や，経脈の走行上にみられる圧痛などを調べる．腰方形筋は，脊柱起立筋の外縁からやや内方に向けて指を差し入れるようにすると触れやすい．腰部の筋の一部に限定した疼痛および圧痛で，脊椎部の反応がなく，下肢症状もない場合は筋・筋膜性腰痛症の可能性が大きい．

　腰椎の生理的弯曲の異常（前弯の消失や後弯）は変形性腰椎症や骨粗鬆症の可能性があり，棘突起と直側部（傍ら）の圧痛，叩打痛を伴っている場合は可能性が大きい．階段現象がみられる場合は腰椎分離・すべり症が疑われる．

　仰臥位で，膝も伸ばして下肢を伸展していると腰の深部が痛くなり，膝を立てると痛みが軽減する場合は腸腰筋の短縮（痙縮）に由来する腰痛の可能性がある．片方の膝を抱えて胸に近づけたときに反対側の大腿が持ち上がって膝が上がればトーマステスト（Thomas test；図 5-55）陽性であり，腸腰筋の短縮（痙縮）による疼痛が疑われる．

　腰下肢症状の場合には，下肢の神経学的検査を行う．大腿前面から下腿内側の大腿神経分布領域に疼痛があり，伏臥位で大腿神経伸展テスト（FNS：femoral nerve stretch test；図 5-56）が陽性の場合，上・中部腰椎での神経刺激による大腿神経痛の可能性がある．下肢後面（下腿以下は前面も含む）の疼痛があり，仰臥位で下肢伸展挙上テスト（SLR：straight leg raising test；図 5-57）やラセーグ徴候（Lasegue's sign；図 5-58）が陽性の場合は，下部腰椎での坐骨神経の構成神経（L4-S3）の刺激（坐骨神経痛）が疑われる．

　徒手筋力検査（MMT：manual muscle test）では，母趾背屈力の低下は長母趾伸筋（EHL：extensor hallucis longus）支配の第5腰神経の障害を，母趾底屈力の低下は長母趾屈筋（FHL：flexor hallucis longus）支配の第1仙骨神経の障害を示す（図

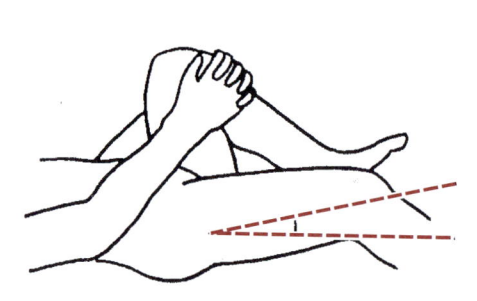

図 5-55　トーマステスト

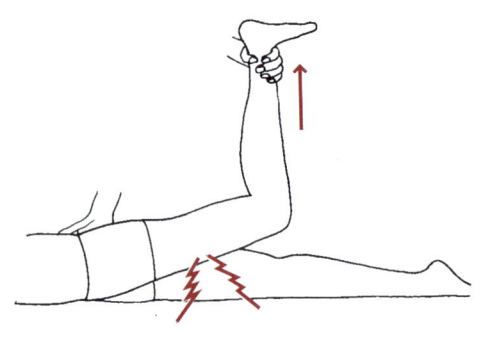

図 5-56　大腿神経伸展テスト（FNS）

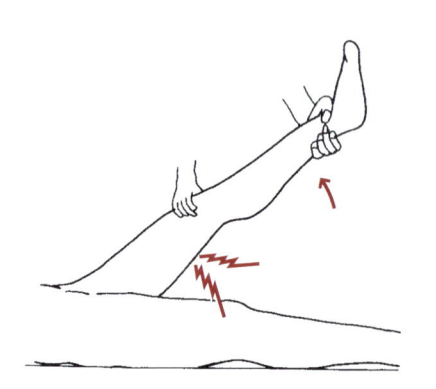

図 5-57　下肢伸展挙上テスト（SLR）

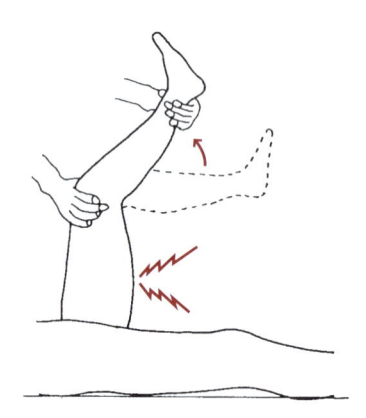

図 5-58　ラセーグ徴候

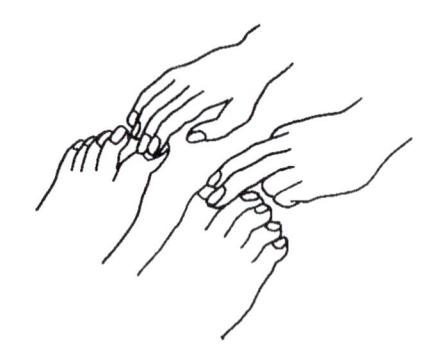

図 5-59　母趾背屈力の検査

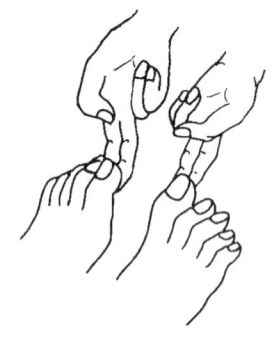

図 5-60　母趾底屈力の検査

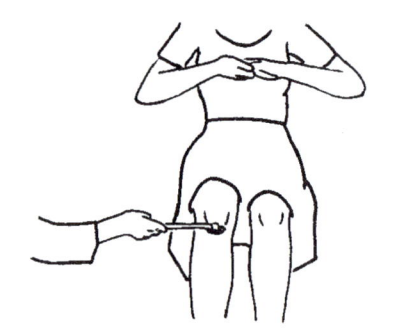

図 5-61　膝蓋腱反射（PTR）

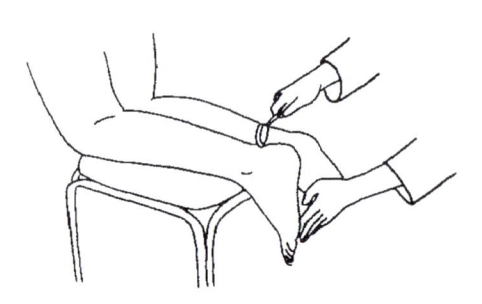

図 5-62　アキレス腱反射（ATR）

5-59, 60).

深部反射の異常（減弱や消失）は反射弓の障害を示し，膝蓋腱反射（PTR：patellar tendon reflex；図 5-61）の異常は第2～4腰神経の障害が，また，アキレス腱反射（ATR：Achilles tendon reflex；図 5-62）の異常は第1，2仙骨神経の障害が疑われる．

3）鍼灸治療

（1）筋・筋膜性腰痛症の鍼灸治療

他の部位の筋・筋膜性疼痛の場合と同様に，筋緊張，圧痛などの反応部位に行い，また下肢の反応出現部位や手背の腰腿点（腰痛穴：図 5-63）の雀啄または置鍼も行う．疼痛が頑固な場合にも運動鍼（p.69 参照）によって著効が得られる場合も少なくない．腰の場合の伏臥位での運動鍼における筋収縮は，腰の運動を行わせるのではなく，膝を少し曲げてもらう．このことで腰部の筋も収縮が起こる．腰方形筋への刺鍼は，脊柱起立筋の外側縁からやや内方に向けて斜刺で行う．

腸腰筋の短縮や痙縮に由来する腰痛では，大腿三角部（図 5-64）の拍動する大腿動脈の外方2～3cmの部位で，皮下の腸腰筋に刺鍼すると効果が得られやすい．

（2）変形性腰椎症の鍼灸治療

他部位の変形性脊椎症と同様，圧痛の顕著な夾脊穴や棘間傍点への刺鍼と周辺筋部の圧痛部，および下肢の遠隔部の反応経穴への刺鍼を組み合わせて行う．脊柱周囲の刺鍼は，腰神経後枝刺激による鎮痛機序や神経血流の改善による鎮痛，および筋の消炎，鎮痛のみならず，筋緊張の緩和による椎間の拡大によって神経刺激の軽減が得ら

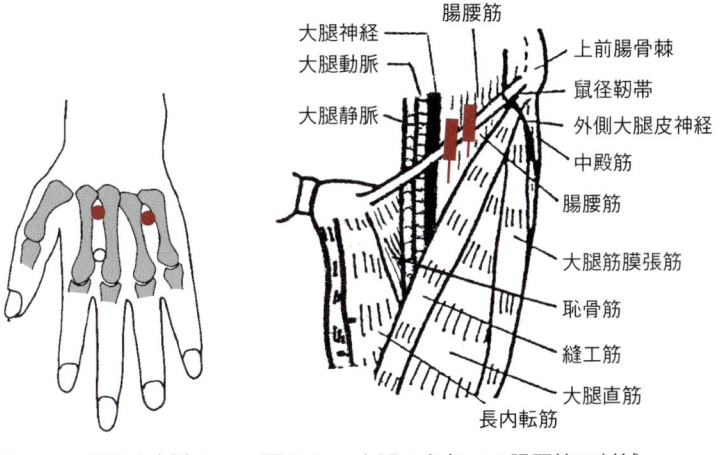

図 5-63　腰腿点（●）と落枕穴（○）

図 5-64　大腿三角部での腸腰筋の刺鍼

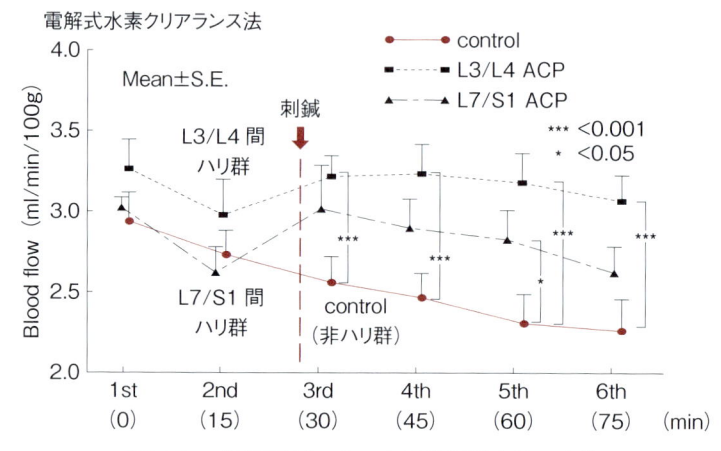

図 5-65 腰部置鍼による坐骨神経幹血流の変化
対照群とハリ刺激群との間に有意差が認められた．

れることが期待される．筆者らは腰椎棘突起の傍らへの置鍼によって坐骨神経の血流が改善することを確認している（図 5-65）．

また，脊柱は督脈であるので，督脈の宗穴である後渓穴への置鍼や腰腿点（腰痛穴：図 5-63）の置鍼なども，反応があれば行う．

（3）脊椎分離・すべり症の鍼灸治療

病変のある腰椎部の夾脊穴あるいは棘間傍点に刺鍼し，さらに前項と同様に腰殿部，下肢の筋緊張，圧痛部位などにも刺鍼する．

（4）椎間関節性腰痛症の鍼灸治療

椎間関節部および腰殿部の筋部や経脈の反応部位に行う．鍼灸治療は，病変のある椎間関節が深部であるため灸よりも鍼のほうが効果的であり，棘突起の外方2〜3cmの部位から，関節に向かって2〜3cm前後刺入すると，著明な鎮痛効果が得られる場合が多い．単刺で，ゆっくりと刺入し，軽いひびきを得たら抜鍼するか置鍼を行う．

（松本　勅）

5．股関節痛

1）股関節の構造と機能（機能解剖）

股関節は，関節窩をなす寛骨臼と大腿骨頭とで構成される関節である（図 5-66）．寛骨臼は上部をなす腸骨体と後下部をなす坐骨体，および前下部をなす恥骨体によって作られ，盃状に凹んでいるが，関節面は中央の寛骨臼窩と下部の寛骨臼切痕部は軟骨が欠けているので，馬蹄形を呈していて月状面といわれる（図 5-67）．

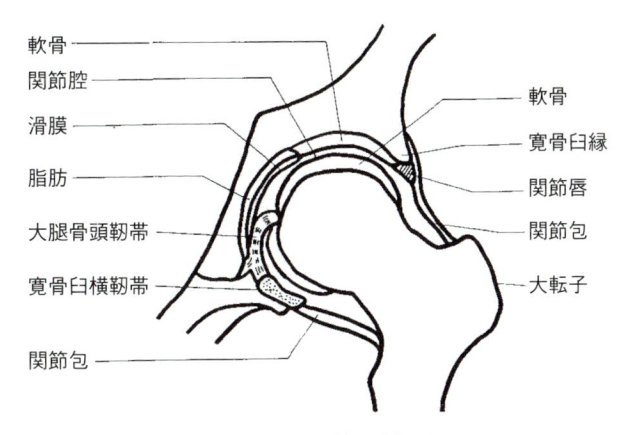

図 5-66　股関節の断面図

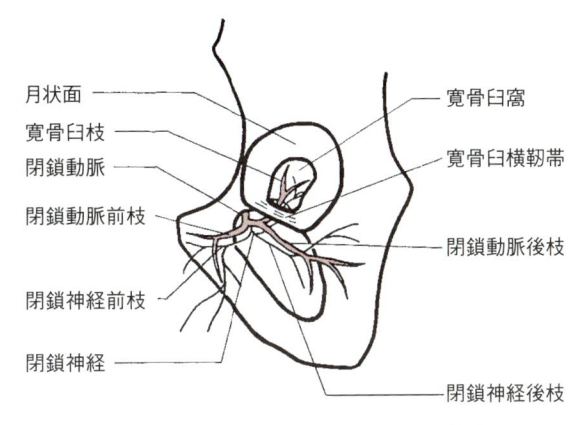

図 5-67　股関節の関節窩と神経，動脈

　寛骨臼のまわりの骨性縁部には線維軟骨性の関節唇があり，関節窩を深めて補強している．寛骨臼切痕部には関節窩を補う寛骨臼横靱帯が張っており，この靱帯と切痕の間の隙間（寛骨臼孔）を通って血管や神経が出入りし，また脂肪組織がここから入って寛骨臼窩に拡がっている．寛骨臼窩の脂肪組織の表面は，滑膜が被っている．大腿骨頭中央よりやや下方の大腿骨頭窩からは大腿骨頭靱帯が起こって寛骨臼切痕部および寛骨臼横靱帯についている．大腿骨頭靱帯は滑膜に包まれているので滑膜外靱帯であり，また，この靱帯中を大腿骨頭靱帯動脈が通っていて，成長期に大腿骨頭に血液を導いている（成長後に閉鎖する）．

　関節は，関節包（関節唇の周囲から起こって転子間線，大腿骨頸などに付着している）に包まれ，その周囲には腸骨大腿靱帯（下前腸骨棘，寛骨臼上縁から起こって大転子および転子間線についており，大腿の伸展，内転を制限している），恥骨大腿靱帯（恥骨体，恥骨上枝，腸恥隆起から起こって小転子についており，外転を制限している），坐骨大腿靱帯（坐骨から起こって転子窩と輪帯につく），および輪状靱帯（輪帯：寛骨臼上縁から起こって大腿骨頸部を取り巻く）がある（図 5-68）．

図 5-68 股関節の靱帯

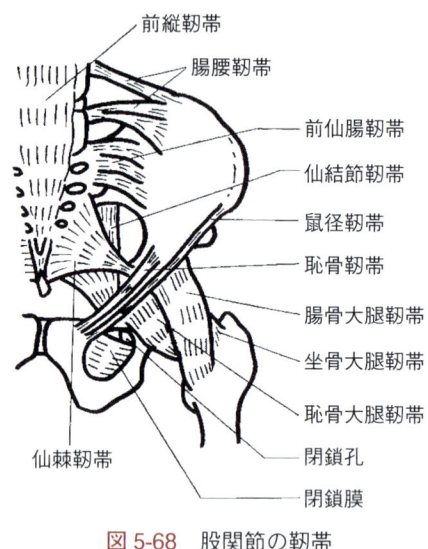

関節の位置は，大腿三角（スカルパ三角：鼠径靱帯，縫工筋，長内転筋で囲まれた部分）にあり，股関節疾患の際に同部の疼痛や圧痛を訴えるが，大腿三角には腸腰筋と大腿神経，大腿動静脈があるので，これらの痛みや圧痛と判別する必要がある（前図 5-64）．

2) 股関節痛の原因

股関節痛の原因には，変形性股関節症，関節リウマチ，大腿骨頭壊死，捻挫などの関節病変，そのほか，寛骨の閉鎖孔を通る閉鎖神経の関節枝が股関節に分布しているので，閉鎖神経が閉鎖孔で絞扼されたり，骨盤内での圧迫などによって刺激されて股関節の疼痛を生ずることもある．また，骨粗鬆症による大腿骨頸部骨折でも股関節付近の激痛を訴える．

高齢者では変形性股関節症によるものが多い．大腿骨頸部骨折は高齢女性に多く，関節リウマチによるものも女性に多い．

3) 変形性股関節症

（1）病　態

体重によるストレスに対する，関節軟骨，軟骨下骨組織の反応が不良のために軟骨が変性（軟化，線維化）し，股関節の軟骨の摩耗と亀裂・破壊が起こる退行性変化（図 5-69）と，骨棘形成，骨硬化（骨増殖）などの増殖性変化が同時に起こるものであり，徐々に進行して関節に変形をきたす．関節軟骨の変性は生理的にも年齢の増加とともに起こり，軟骨内のコンドロイチン硫酸の減少に伴って軟骨の弾力性の減退をみる．変性は種々の原因で促進される．

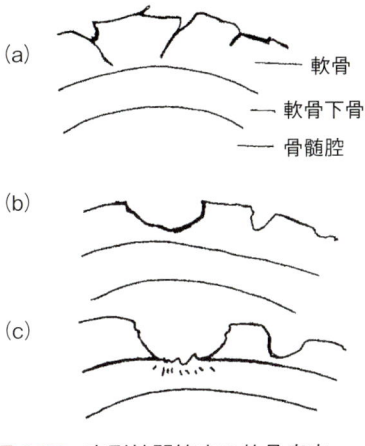

図 5-69　変形性関節症の軟骨病変

　変形性股関節症は，特発性の退行性病変による一次性（特発性）のものと，原因になる疾患が先行していて二次的に起こる二次性（続発性＝症候性）のものがある．日本では二次性変形性股関節症が多い．特発性変形性股関節症は内分泌，ことに性腺との関係が深いといわれている．二次性で重要視されるのは，先天性股関節脱臼にみられる扁平臼や臼蓋形成不全症，あるいはペルテス病などによる関節の骨頭と臼の非適合性あるいは不安定性によるものである．そのほか外傷性脱臼，大腿骨頸部骨折などによる血液循環の不全，内反股，大腿骨頸部の前捻や前傾等による体重の部分的重圧，関節炎などによる関節軟骨の直接の障害，および高度の肥満，甲状腺機能不全などの体質的要素等がある．

　このように，変性した関節軟骨が摩擦によって剥離して，その小片が滑膜に巻き込まれて破壊，吸収される結果，滑膜は反応性充血を起こし，細胞増殖，皺襞の増加をきたし，関節包が肥厚してくる．関節軟骨の剥離が起こると，関節面の増強をはかるための骨の反応性増殖や，遺残した関節軟骨の石灰化が起こる．また骨髄の血管増殖が起こり，血管が軟骨下まで侵入する．骨頭下部や周辺に贅骨が形成され，また，重圧の加わる部の軟骨下に骨囊腫形成をみることがある．

　変形性股関節症は一般に高齢者に多く，老人性変化として起こるものを老人性変形性股関節症というが，中年や壮年者にもみることがある．

　変形性股関節症は，X線所見によって4病期に分けられている．(1) 前股関節症は最も軽度で，臼蓋形成不全があるが骨硬化や関節の間隙の狭小化はないもの，(2) 初期関節症は臼蓋の一部の骨硬化や関節間隙のわずかな狭小化があるもの，(3) 進行期関節症は，関節間隙の明らかな狭小化，骨頭や臼蓋の骨棘形成，骨囊胞形成があるもの，(4) 末期関節症は，関節間隙がなくなり，骨棘形成，骨破壊が顕著なものである．

　症状は，初期では長時間の起立，歩行，軽度の外傷などで誘発，増強する疼痛を反復するのみであるが，しだいに内転，屈曲拘縮が起こり，運動制限を生じてくる．内転筋群の緊張亢進・拘縮が起こると，股関節の外転，外旋，いわゆる胡座（あぐら）

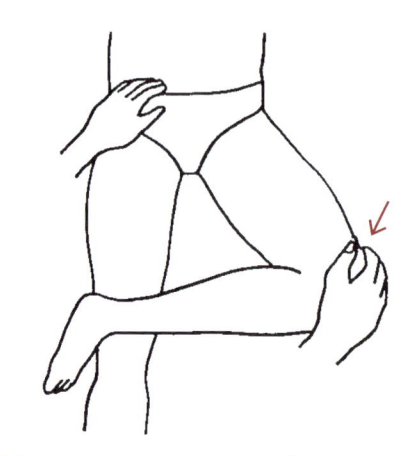

図 5-70　パトリックテスト（4の字テスト）

をかくことができなくなる．体重減少，杖の使用等による荷重の軽減によって症状の軽減が得られるが，病変が高度の場合は手術療法が行われる．手術療法には，荷重面の拡大術，大腿骨切り術，関節固定術，人工関節置換術などがある．

（2）診察所見

大腿三角部の圧痛および運動痛，運動制限の程度を確認する．運動制限がある場合は可動域（角度）を計測する．関節包および靭帯は過敏状態になっており，伸展によって刺激されると疼痛を生じるので，外転，外旋が強要されるパトリックテスト（4の字テスト）の際に疼痛を訴える（図 5-70）．股関節前面の靭帯上部にある腸腰筋に拘縮があると，トーマステスト陽性となる（図 5-55）．

殿部および下肢，とくに大腿の筋緊張や萎縮の有無，下肢の経脈の走行部位の圧痛などの反応も調べておく．

（3）鍼灸治療

大腿三角部および大転子の周囲に行う．大腿三角部の刺鍼は，大腿動脈拍動部の2～3cm 外方にゆっくり刺入し，腸腰筋を通過して，鍼先が靭帯か関節包に到達して軽いズーンとした響き（得気）が得られるようにする．大転子の周囲の刺鍼は，大転子の上部や前後の圧痛部に行う．そのほかに，下肢の経脈の反応点にも行う．

4）大腿骨頸部骨折

（1）病　態

大腿骨頸部は骨粗鬆症による骨折の好発部位であり，高齢者に多くみられ，女性に多い．骨折部位により内側骨折と外側骨折があるが，内側骨折が多い．内側骨折には骨頭下骨折（骨頭の下部）と中間骨折（頸部のほぼ中間）があり，外側骨折（大腿骨

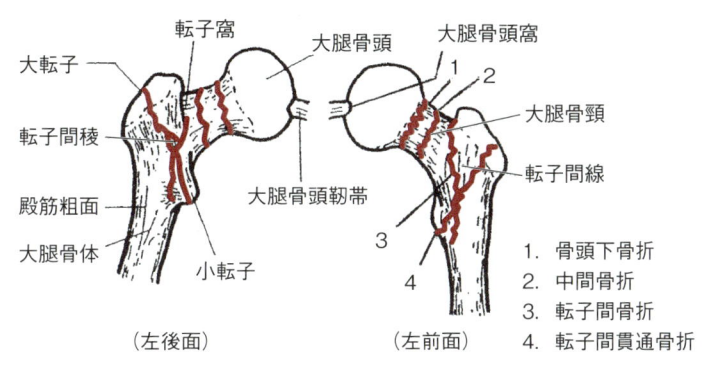

図 5-71 大腿骨頸部骨折

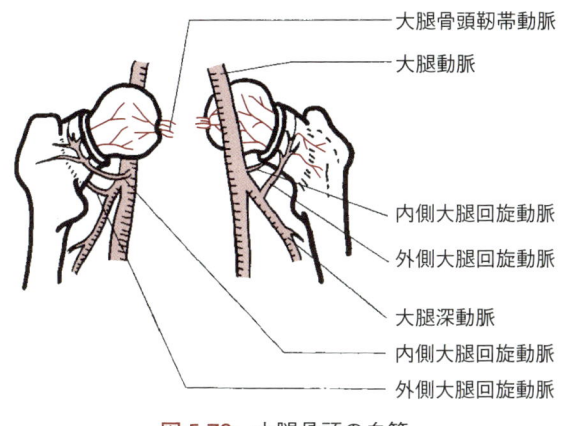

1. 骨頭下骨折
2. 中間骨折
3. 転子間骨折
4. 転子間貫通骨折

図 5-72 大腿骨頭の血管

転子部骨折）には，転子間骨折（大転子と小転子との間の転子間線の部分）と転子間貫通骨折（大転子から小転子にかけての骨折線）がある（図 5-71）．

内側骨折は包内骨折であるが，中間骨折が外寄りの場合に後面が包外骨折のことがある．一方，外側骨折はほとんど包外骨折である（転子間骨折の前面は包内骨折であるとの見方もある）．

大腿骨頸部骨折は骨性癒合が悪い．高齢者に多い内側骨折（関節包内骨折）では骨性癒合が極めて悪く，骨粗鬆症が高度の場合にはとくに治りにくい．また骨性癒合が起こらないために偽関節を形成しやすい．

骨性癒合が起こりにくいのは，大人の大腿骨頭部は骨頭靱帯内を通る血管が閉鎖しているため頸部被膜からの血管のみで養われているからである．内側骨折が起こると頸部からの栄養血管の連絡が断たれて骨頭部側が阻血状態となり，骨新生力が低下する（図 5-72）．

症状は，内側骨折は関節内骨折であるので関節局所の腫脹は少ないが，疼痛のため著しい運動制限を生じる．すなわち疼痛と機能障害（起立，歩行，臥位での下肢挙上不能）が顕著である．そのほか，下肢外旋位，大転子高位，軸圧痛，圧痛（大転子，大腿骨），異常運動と軋轢音（母指をスカルパ三角の大腿骨頭にあて，4指を大転子

において，他方の手で膝を持って大腿を内・外旋したときの異常音），患側下肢短縮などがある．内側骨折では偽関節を形成しやすい．また，骨頭部の阻血による壊死（大腿骨頭壊死）が起こりやすい．

(2) 治　療

　手術療法として，整復の後，多鋼線固定法が行われる．整復が困難な場合は人工骨頭置換術が行われる．高齢者の長期間臥床では，褥瘡，肺炎，膀胱炎，認知症などの合併症をきたしやすいので注意が必要である．

　鍼治療は，固定期間終了後のリハビリ期間において，運動時の筋肉痛の予防・改善，拘縮の改善，および下肢の筋機能改善促進を目的に筋部に行うのは有効である．

〈松本　勅〉

6. 膝　痛

1）膝の構造と機能（機能解剖）

　膝関節は，大腿骨と脛骨間の大腿脛骨関節（FT関節：femorotibial joint）および膝蓋骨と大腿骨間の膝蓋大腿関節（PF関節：patellofemoral joint）の2つの関節からなっている（図5-73, 74）．大腿骨下端前面は大きく陥凹して膝蓋面となり，膝蓋骨後面の関節面と接して膝蓋大腿関節をつくっている．関節面は軟骨に被われているが，膝蓋骨と大腿骨の適合性の不良，軟骨の直接または間接的な損傷によって膝蓋骨関節面の軟骨の軟化を起こし，疼痛をきたすことがある（膝蓋軟骨軟化症）．また，

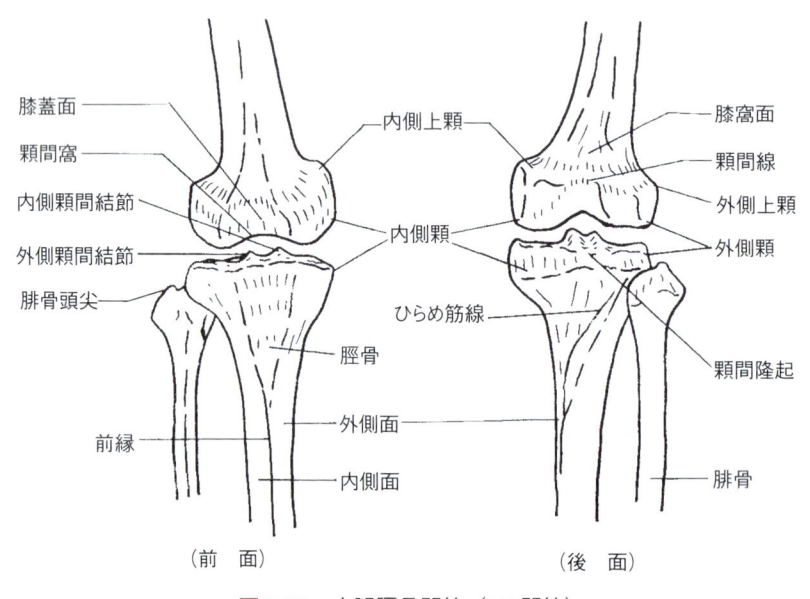

図5-73　大腿脛骨関節（FT関節）

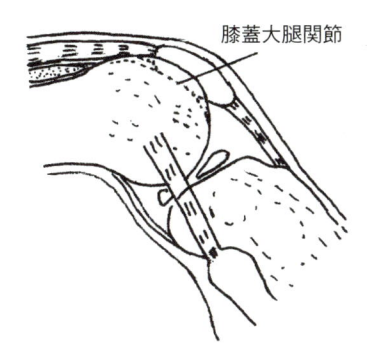

図 5-74 膝蓋大腿関節（PF関節）

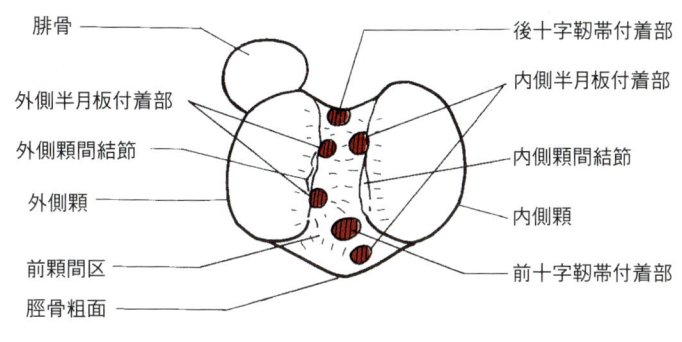

図 5-75 脛骨の上面

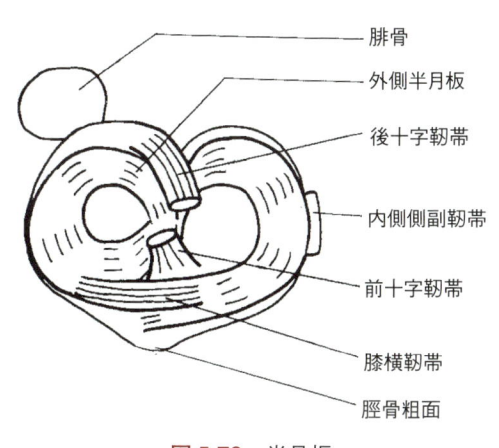

図 5-76 半月板

老化に伴う変性をきたしやすく，変形性関節症で関節面が粗になると，膝蓋骨を圧して上下・左右に動かしたときにざらつきを手に感じ，また疼痛が誘発される．

　大腿骨下端の内・外側は膨隆し，上部の内・外側上顆と下部の内・外側顆を形成している．内・外側顆の下面は凸面の関節面となっている．一方，脛骨上端の内・外側も膨隆し，内・外側顆を形成している．大腿骨の内・外側顆と脛骨の内・外側顆は大腿脛骨関節を形成している．脛骨の内・外側顆の上端の関節面は平面（内側顆はやや凹面）であるので，大腿骨の関節面と直接接してはおらず，その間に半月板があって

接触面を補っている．大腿骨下端の中央は，脛骨上端の関節面の正中が顆間隆起（内側および外側顆間結節という2列の隆起）をつくり少し膨隆しているのに対応してやや陥凹している．内・外側顆間結節には図 5-75，76 に示すように，内・外側半月板，前・後十字靱帯が付着している．半月板の付着は正中部の結節のみであり，内・外方は付着していないため，関節の運動の際に前後に少し動くことができる．大腿骨の関節面は脛骨とは直接接するのでなく，この半月板の上を滑走している．脛骨上端前面のやや膨隆している脛骨粗面は，膝蓋靱帯の付着部となっている．

内側半月の内側には内側側副靱帯が，後角には半膜様筋腱の一部が，外側半月の後角には膝窩筋がそれぞれ付着していて，膝の運動時の半月板の動きを助けている．屈曲時に半月板が後方へ引かれることによって，挟まることが避けられる．また膝の内側と外側の関節包靱帯も半月板についている．

半月板は，このように大腿骨と脛骨に挟まれているために常に負荷がかかり，損傷をきたしやすい状況にある（半月板損傷）．半月板や関節軟骨の一部が剥離し，遊離すると（関節鼠），関節の屈伸の際に骨片が挟まり関節が一定の方向へ一時的に動かなくなる現象を起こすことがある（嵌頓症状：locking）．

関節包は，大腿骨前面の関節面上縁の約 1cm 上方，両側の内側・外側上顆，後面の軟骨縁から起こり，脛骨の関節面周囲に付着している．

関節包は外層の線維膜と内層の滑膜の2層からなる．関節包の内層の滑膜は関節腔内に伸びて膝蓋下滑膜ヒダをつくり，さらにその底部からは膝蓋骨の両側へ翼状ヒダが拡がっている．翼状ヒダの中には膝蓋下脂肪体がある（図 5-77）．膝蓋靱帯の両側（内・外膝眼穴の部位）を圧してみると，軟らかく弾力があるのはこのためである．

関節の内・外側には，内側・外側側副靱帯があるが，内反や外反の強制による損傷，あるいは内反・外反変形時の長期間の伸展の負荷による損傷（炎症）などによって疼痛を訴えるようになる．

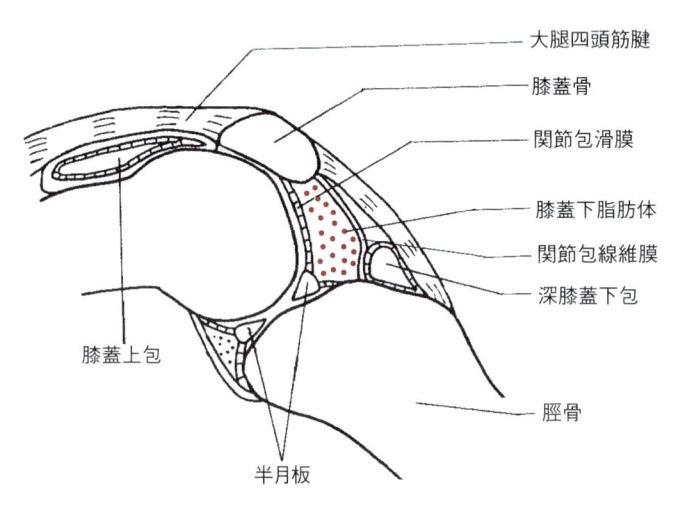

図 5-77　膝の断面図
　　　　膝蓋骨の下部の翼状ヒダ内には脂肪（膝蓋下脂肪体）がある．

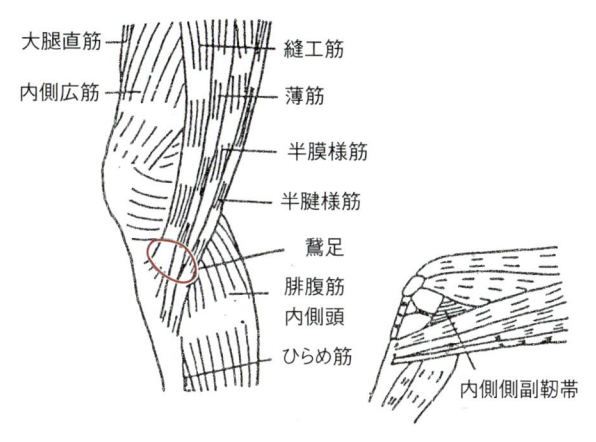

図 5-78 膝の内側の靭帯と筋

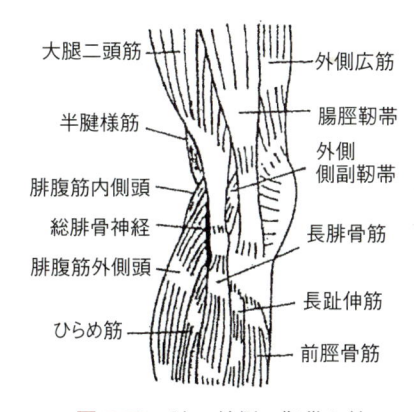

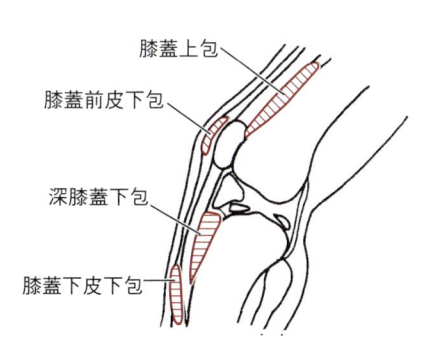

図 5-79 膝の外側の靭帯と筋

図 5-80 膝前方の滑液包

　内側側副靭帯は大腿骨内側上顆の内側面と脛骨の内側顆との間を結び，膝伸展時には縫工筋に被われて隠れている．膝の内側後部には，前から縫工筋，薄筋，半膜様筋，半腱様筋の腱が存在する（図5-78）．半腱様筋腱は脛骨内側顆につくが，縫工筋，薄筋，および半腱様筋の腱は脛骨粗面の内方に扇状に付着しており，この付着腱部は鵞足（がそく）と呼ばれる．鵞足と脛骨の間には摩擦を防ぐための鵞足包（鵞足滑液包）があり，炎症を起こして疼痛の原因になることが多い．

　一方，外側側副靭帯は外側上顆の外側面と腓骨頭との間を結んでいて，常に皮下に触れることができる．外側にはさらに，大腿筋膜の一部が厚くなった部分で結合組織の線維束からなる腸脛靭帯があり，脛骨の外側顆に付着している（図5-79）．腸脛靭帯の内側面は大腿骨の外側顆と接しているので，膝の運動によって大腿骨の外側顆が前後に動いて摩擦されると，炎症を起こして疼痛を訴えることがある（腸脛靭帯摩擦症：腸脛靭帯炎）．腸脛靭帯の後方には腓骨頭に付着する大腿二頭筋腱がある．

　膝関節の周囲には，多くの滑液包があるが（図5-80, 81），膝蓋上包，膝窩筋包，腓腹筋半膜様筋包などは関節腔と交通しており，関節包の滑膜の炎症の際に滑液包も炎症を起こし，とくに膝蓋上包は変形性関節症，関節リウマチの際に炎症を起こして

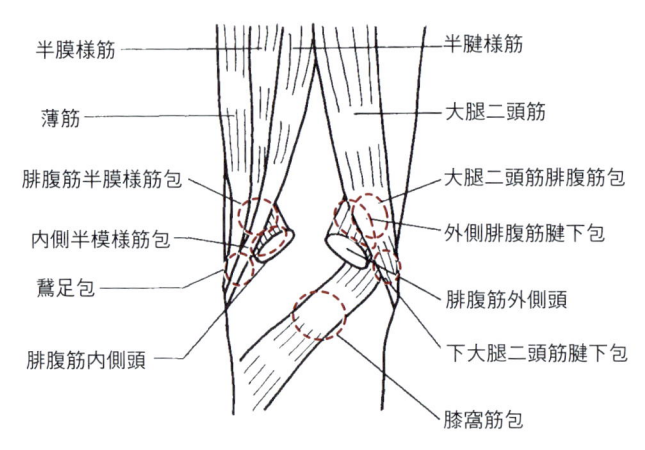

図5-81 膝後側の滑液包

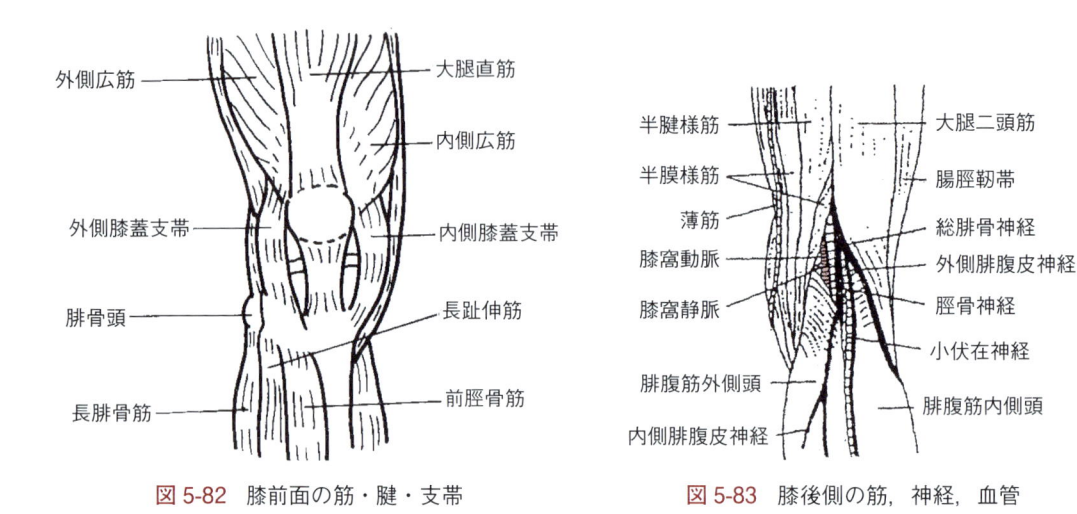

図5-82 膝前面の筋・腱・支帯

図5-83 膝後側の筋,神経,血管

　液の貯溜や腫脹を起こすことが多い．また，腓腹筋半膜様筋包に炎症が起こり，浸出液が貯留して囊腫状に後方に膨隆することがある（ベーカー（Baker）囊腫）．

　膝関節の周囲の筋・腱では，関節前面を通過するのは大腿四頭筋腱のみである．大腿四頭筋の共同腱は種子骨である膝蓋骨を包み，さらに膝蓋靭帯となって脛骨粗面についている（図5-82）．大腿直筋は膝蓋骨の底（上縁）に付着し，一部は膝蓋靭帯に至り，中間広筋も膝蓋骨底に付着する．内・外側広筋は膝蓋骨の内・外側縁と上縁および中間広筋の腱についている．

　一方，膝の後面は，中央が菱形の間隙（膝窩）となり，周囲を筋，腱で囲まれている（図5-83）．膝窩の外下方には腓腹筋の外側頭があり，その深部には足底筋，さらに深部には膝窩筋がある．内下方には腓腹筋の内側頭，外上方には大腿二頭筋腱，内上方には半腱様筋，半膜様筋の腱がある．

　血管，神経では，大腿前内側の縫工筋下の内転筋管中を下ってきた大腿動脈は，内転筋管の下部で広筋内転筋板を貫いて膝の前内側に下る下行膝動脈を分枝したあと，

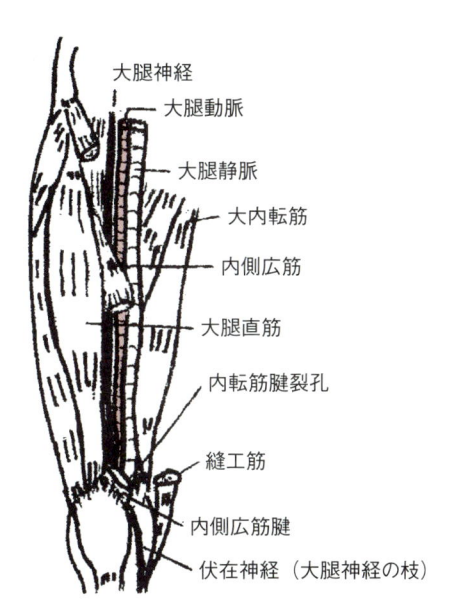

図 5-84 大腿動・静脈，大腿神経の走行

大内転筋腱の間隙（内転筋裂孔）を通って後方の膝窩に出て膝窩動脈となり，膝窩正中のやや内側を下り，膝窩下方で前・後脛骨動脈に分かれる（図 5-84）．膝窩中央の深部には，大腿動脈とともに脛骨神経が走っており，膝窩外側には大腿二頭筋腱の内側縁に沿って走る総腓骨神経があり，腓骨頭の下に向かっている．

膝は荷重関節であり負担が大きいが，たんに体重分の負荷がかかるだけでなく，立ち上がり動作や階段昇降時などのように，膝の屈伸時には体重の数倍（報告では最大約7倍）の力が膝関節面にかかるので，日常生活において常に大きなストレスにさらされている．そのために変性などの退行性変化をきたしやすい．整形外科において膝痛は腰痛についで多く，同様に鍼灸においても非常に多い．高齢化が進み，ますます増加することが予測される．

2）膝の痛みの原因

膝の痛みの原因は，表 5-2 に示すように変形性膝関節症その他の退行性疾患をはじめ，関節炎，半月板・膝蓋骨・滑膜ヒダ・滑液包・関節内外の靱帯の障害など，多くの疾患がある．膝痛は歩行障害や正座障害を生じるので，日常生活に支障をきたすことが多い．膝痛の訴えは外傷性のものを除いては高齢者が圧倒的に多く，加齢による変化に起因する疾患，ことに変形性関節症が多数を占めている．

変形性関節症で関節に水が溜まり，水を抜いても数日ないし数週するとまた溜まり，再度水を抜く．この繰り返しをしている者に鍼灸治療を施すと水が溜まらなくなることは少なくない．適切な治療をすれば消炎，鎮痛効果を十分期待できる．以下では，高齢者特有の変形性膝関節症を中心に述べる．

表 5-2　膝の痛みの原因

1. 退行変性疾患
    1）変形性膝関節症（膝関節のOA）　2）神経障害性関節症　3）突発性骨壊死
2. 関節炎（関節滑膜炎）
    1）関節リウマチ（RA）　2）若年性関節リウマチ　3）リウマチ熱
    4）結核性膝関節炎　5）化膿性関節炎　6）痛風性関節炎　7）偽痛風
    8）色素性絨毛結節性滑膜炎
3. 半月板の障害
    1）半月板断裂　2）半月板変性　3）円板状メニスクス障害（円板状半月）
    4）半月板嚢腫
4. 膝蓋骨の障害
    1）膝蓋軟骨軟化症　2）膝蓋骨亜脱臼障害（習慣性膝蓋骨亜脱臼，膝蓋骨不安定症）
    3）習慣性膝蓋骨脱臼
5. 滑膜ヒダの障害
    1）タナ障害（滑膜ヒダ障害）
6. 滑液包の障害
    1）滑液包炎　2）ベーカー（Baker）嚢腫（膝窩部嚢腫）
7. 関節内および周囲軟部組織の障害
    1）外傷性の靱帯，腱などの損傷（炎症，靱帯断裂など）
    2）腸脛靱帯の摩擦（腸脛靱帯摩擦症）
    3）ホッファ（Hoffa）病（膝蓋下脂肪体の損傷による痛みと機能障害）
8. その他
    1）骨軟骨腫　2）離断性骨軟骨炎
    3）オスグッド・シュラッター（Osgood-Schlatter）病
    4）絞扼神経障害　①伏在神経の絞扼　②閉鎖神経の絞扼

3）変形性膝関節症

（1）病　態

　変形性関節症（OA）は，変形性股関節症で述べたように，ストレスに対する関節軟骨，軟骨下骨組織の反応が不良のために軟骨が変性（軟化，線維化）し，関節軟骨の摩耗と亀裂・破壊などの退行性変化（図 5-69）と骨棘形成，骨硬化（骨増殖）などの増殖性変化が同時に起こり，徐々に進行して関節に変形をきたすものである．大腿脛骨関節（FT関節）の病変は，内側の破壊が強く起こる内側型が多く，膝の内反が起こって内反膝をきたし，両側に起こってO脚を呈するようになる（図 5-85）．中年期（40代）以降の膝の疾患のうち最も多く，女性，ことに肥満女性に多い（男女比 1：2〜3）．

　変形性膝関節症のgradeおよび経過分類は表 5-3のようにX線所見によっている．

　主な症状には，①運動開始時痛（starting pain），②運動痛，③関節腫脹（関節水腫）・熱感，④運動制限，⑤変形，⑥歩行時の膝の側方動揺（内側または外側動揺），⑦長期間の安静や固定による大腿四頭筋の萎縮，⑧膝蓋骨を動かしたときのざらつきと疼痛，⑨膝の屈伸時の軋轢音，クリック，⑩圧痛などがある．

　疼痛は内側に多い．とくに歩行開始時痛が特徴である．腫脹は主に関節内，および

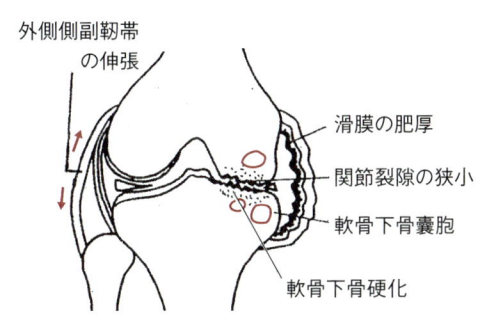

図 5-85　変形性膝関節症の病変の模式図

表5-3　変形性膝関節症のgradeおよび経過分類（腰野による）

X線所見（荷重X線正面像による）	grade	経過分類
正常	0	
骨硬化像または骨棘	1	初期
関節裂隙の狭小化（3mm以下）	2	中期
関節裂隙の閉鎖または亜脱臼	3	〃
荷重面の摩耗または欠損（5mm以下）	4	末期
荷重面の摩耗または欠損（5mm以上）	5	〃

周囲の滑液包内に液が貯留するために関節部が全体的あるいは限局性に腫れるものである．関節包の肥厚によって内側や前側が膨隆することもある．液の貯留による腫脹は，膝蓋上包内の貯留によって膝蓋骨の上部に起こることが多い．変形は，前述のように，外方凸変形の内反膝が起こり，O脚を呈する．また，後側の筋の拘縮により伸展制限が起こって屈曲位を呈することも少なくない．

運動制限は屈曲制限が主であるが，疼痛のほかに大腿四頭筋の緊張，痙縮も関与している．したがって，大腿四頭筋のうちの大腿直筋は，下前腸骨棘および寛骨臼上縁から起こって股関節をこえている2関節筋であるため，筋拘縮などで短縮すると，股関節伸展位（たとえば伏臥位）では屈曲位（たとえば仰臥位で股関節屈曲時）に比して膝関節が屈曲しにくくなる．ゆえに，膝の角度表示は，股関節伸展位，屈曲位のいずれで計測を行ったかを記載しておく．また，膝を深く屈曲したときに膝窩周囲の筋・腱が圧迫されて疼痛を発するために正座できないことがある．とくに腓腹筋の内・外側頭の圧迫によることが多く，その場合には同筋の緊張，圧痛が認められる．これは，腓腹筋の内・外側頭が大腿骨の内・外側上顆後面から起こり，内・外側顆および脛骨の内・外側顆の後側を走っているので，屈曲したときに大腿骨と脛骨の内・外側顆によって圧迫されるためと思われる．

（2）診察所見

■1　圧痛

内側では内側側副靱帯部（大腿骨内側顆，関節裂隙，脛骨内側顆部）と鵞足部（図

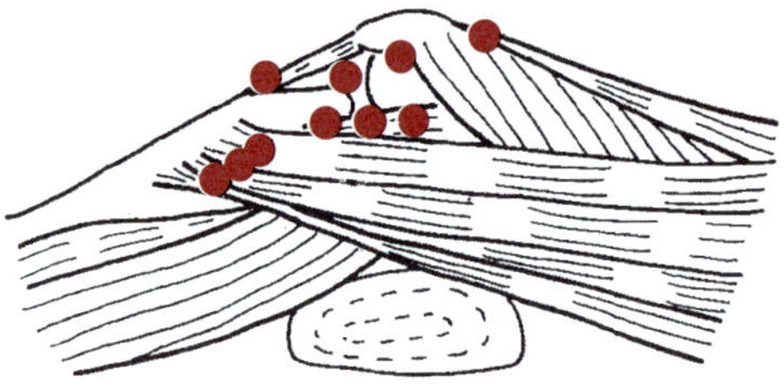

図 5-86　右膝内側の主な圧痛部位 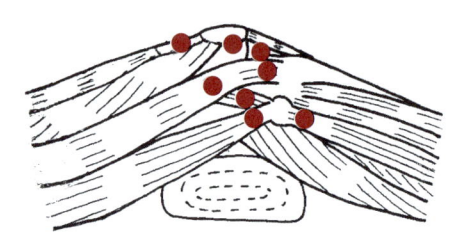　　　　　図 5-87　右膝外側の主な圧痛部位

5-86）にみられ（FT 関節の病変），前側では膝蓋骨の内外側縁や関節面（PF 関節の病変），内・外膝眼，膝蓋靱帯部，膝蓋骨上部（膝蓋上包部）に，外側では腸脛靱帯部，外側側副靱帯部，大腿二頭筋停止腱部などに圧痛がみられる（図 5-87）．内側側副靱帯は膝を約 30°以上屈曲時に縫工筋が後方へ移動して皮下に触知できるので，圧痛を確認しやすい．また，後側では中央（委中）や腓腹筋の内・外側頭部などに圧痛がみられることが多い．

変形性膝関節症は FT 関節の内側型が多いので，その場合は内側側副靱帯部，鵞足部などに著明な圧痛が出現する．O 脚があると，腸脛靱帯部，外側側副靱帯部にも圧痛がみられることが多い．

下肢の経脈の圧痛，とくに脾経の血海，地機，三陰交，太白，大都などや胃経の梁丘，足三里，内庭などに反応がみられやすい．

■2　膝蓋骨のざらつきと疼痛および膝屈伸時の軋轢音とクリック

ざらつきと疼痛は，膝蓋骨の近位と遠位を持って，圧迫しながら上下左右に動かしたときに，膝蓋骨の裏のざらつきを感じたり，あるいは患者が痛みを訴える（膝蓋骨圧迫テスト．図 5-88）．

■3　膝蓋跳動

仰臥位や長座位で膝関節を伸展したときに，膝蓋骨上方の大腿下部（膝蓋上包部）が膝蓋骨よりも高く盛り上がっている場合は，関節液が膝蓋上包に貯留している可能性が高い．液の貯留があると，大腿前面で膝蓋骨の 15cm ほど上方に手掌を置いて，大腿を軽くつかむようにしながら圧迫して膝蓋骨へ向かって押し下げる．すると，膝

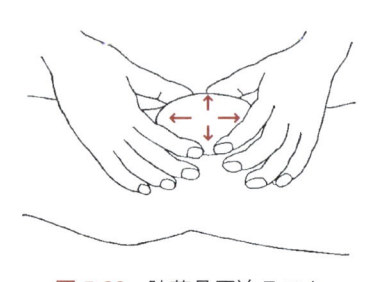

図 5-88　膝蓋骨圧迫テスト

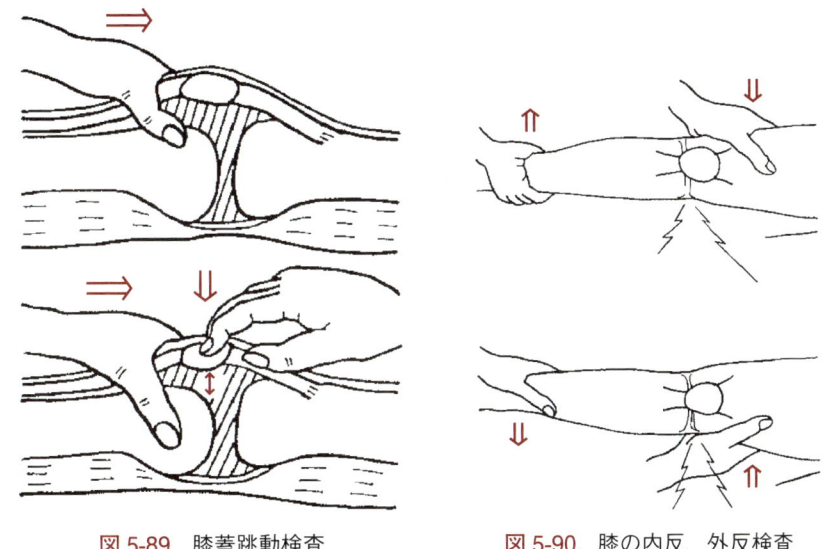

図 5-89　膝蓋跳動検査　　　　図 5-90　膝の内反，外反検査

蓋上包内の液が関節腔内に送り込まれて膝蓋骨が浮き上がり，膝蓋骨を指先で圧迫すると沈み，指を離すと浮き上がる現象（膝蓋跳動）がみられる（図 5-89）．

■4　運動制限（可動域制限）

屈曲角度は仰臥位と伏臥位の両方で行う．伸展制限があるときは角度を測定するが，膝窩後部の間隙（膝窩とベッドとの距離：膝床間距離）も測定しておいて治療前後で比較すると変化が分かりやすい．

■5　変形

内反変形（内反膝）が両側に起こり，O 脚を呈することが多い．角度を測定しておく．屈曲変形がある場合も角度を測定しておき，また前記のように膝窩後部の膝床間距離も測定しておく．

■6　膝の内反，外反検査

図 5-90 のように，膝の内反，外反を行って疼痛の有無を調べる．内反・外反した側の痛みは圧迫による痛みであり，関節軟骨の変性による損傷や椎間板の損傷があるときに起こる．反対側の痛みは靭帯や腱などの伸展による痛みであり，靭帯などの炎症や過敏状態でみられる．

（3）治　療

消炎鎮痛薬，外用薬，ヒアルロン酸の関節内注射などの薬物療法，温熱療法，安静，杖の使用，体重調整，大腿四頭筋訓練（運動療法：図 5-91），楔状足底板，膝用簡易装具などの保存療法で効果が得られない場合や，臼蓋形成不全，骨破壊などが顕著な

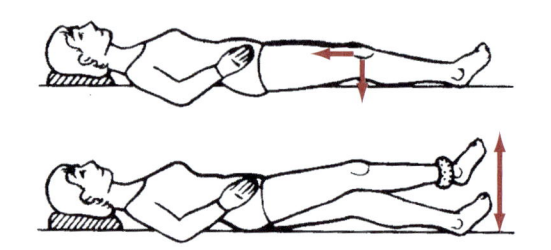

図 5-91　大腿四頭筋の訓練
上：パテラセッティング（patella setting）
膝を伸展して，膝の裏側を床面に押しつけて 5 秒前後保つ．10〜20 回行う．
下：下肢伸展挙上訓練（SLR exercise）
足首に適度なおもりをつけて伸展挙上し（約 30cm），10〜20 秒間保つ．10〜20 回行う．

場合は手術療法（関節鏡視下手術，骨切術，人工骨頭置換術）が行われる．

　鍼治療は，内側型では反応のある内側側副靱帯と鵞足部が重要である．内側側副靱帯は，膝下に枕を置いて 30〜40°屈曲位にして，関節裂隙を前（内膝眼部）から後ろへ探っていくと，裂隙を縦に横切る靱帯に触れる．そこから上下の大腿骨内側上顆と脛骨内側顆にかけて靱帯がある．関節裂隙の上下約 1.5〜2cm の部位で，内側側副靱帯の前縁から後方に向けて靱帯を横切るように約 2cm 刺入して置鍼する．鵞足部の刺鍼は，鵞足の下端（陰陵泉穴付近）からやや後上方へ向かって鵞足内へ 2〜3cm 刺入する．内膝眼に圧痛があれば同部にも直刺して置鍼する（図 5-92）．

　その他の膝関節部の刺鍼は圧痛の顕著な部位に行う．膝蓋骨内・外側縁の圧痛がある場合は，内・外側縁に沿って皮内に横刺する．膝蓋骨上部の刺鍼は，鶴頂穴，膝上 2 穴（鶴頂穴の両側）などに行う．

　外側では，O 脚があって，腸脛靱帯が大腿骨の外側顆との摩擦によって炎症を起こしていたり，外側側副靱帯が伸張されて炎症を起こしたりしていて圧痛がみられる場合は刺鍼する．腸脛靱帯は大腿骨外側上顆や外側顆の部分で，腸脛靱帯の前側から炎症のある裏側寄りへ刺入する（図 5-93）．

　後側では，腓腹筋内・外側頭，足底筋，浮郄，委陽，委中などに行う．伸展制限が腓腹筋の過緊張による場合は，腓腹筋内・外側頭の索状部に雀啄，置鍼することで角度が改善することが多い．さらに大腿および下腿部の筋の反応部位にも行う．また経

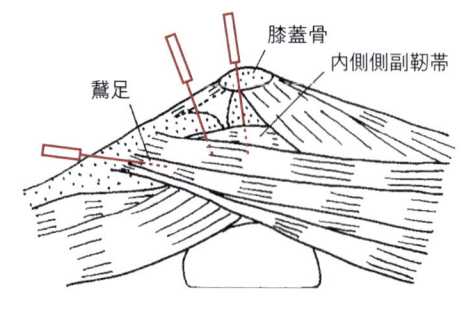

図 5-92　内側側副靱帯部，鵞足部の刺鍼

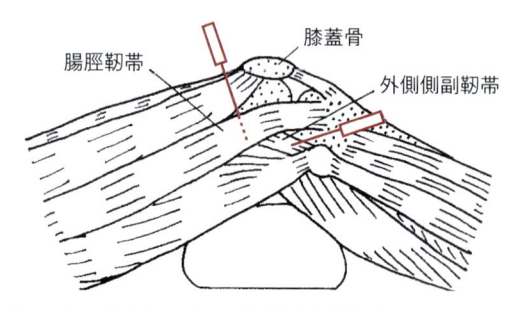

図 5-93　腸脛靱帯部，外側側副靱帯部の刺鍼

脈の前記のような反応穴（地機，三陰交，太渓など）にも行う（循経取穴）．

また，臓腑，気血，経絡の異常がある場合には調整を行う．なお，灸治療は，内側関節裂隙部，内膝眼，鷲足部，その他の圧痛著明部に行う．　　　　　　　　　　　（松本　勅）

7. パーキンソン病（パーキンソン症候群）

1）パーキンソン病，パーキンソン症候群とは

（1）パーキンソン病

中脳の黒質におけるメラニン細胞の変性・脱落によるドパミンの枯渇を主病変とし，振戦，筋強剛，動作緩慢を主症状とする進行性の中枢神経系疾患である．病態発現の原因は明らかではない．

パーキンソン病は，高齢者に最も多い神経疾患の一つである．後に述べるL-DOPA療法の発明は，ステロイド療法の開発と並んで人類が発明した最も画期的な薬物療法の一つであるが，臨床の現場では，薬効の減弱と副作用の発現あるいは自律神経症状や疼痛をはじめとした様々な随伴症状により，患者のQOLが著しく低下していることも指摘されている．こうした中で，L-DOPA療法とその補助療法に加えて鍼灸治療を希望する患者数は年々増加しており，明治国際医療大学では専門の鍼灸治療外来「パーキンソン病鍼灸治療専門外来」（明治国際医療大学京都駅前鍼灸センター）を開設している．

（2）パーキンソン症候群

パーキンソン症候群は，パーキンソン病に特徴的な症状（パーキンソニズム）を発現する原因が明確な病態を総称して呼ぶ．臨床的には次のように分類される[1]．

■1　血管障害性パーキンソニズム

大脳基底核に生じた微小な脳梗塞（ラクナ梗塞）により生じるパーキンソニズム．わが国の平均発症年齢は76.1歳と報告されており，パーキンソン病に比べて10歳ほど高齢で発症する．

■2　薬物性パーキンソニズム

脳内のドパミン受容体の遮断作用や抗腫瘍薬などの白質脳症を生ずる薬物の副作用として生ずるパーキンソニズムで，血管障害性パーキンソニズムと並んで発症頻度が高い．パーキンソニズムを発症する薬剤として，抗精神病薬，消化薬，降圧薬，抗うつ薬，抗不整脈薬などがある．

■3 中毒性パーキンソニズム

パーキンソニズムを引き起こす原因としては，一酸化炭素，マンガン，溶媒や不凍液に含まれるメチルアルコール，トルエン等が挙げられる．急性中毒からの回復期にみられたり，中毒物質を扱う職場での経気道的な吸入により生ずる．

■4 その他

上記以外にも脳炎後パーキンソニズム，腫瘍性パーキンソニズム，外傷性パーキンソニズムなどがあげられている．

ここでは，パーキンソン病（症候群）の臨床症状および鍼灸治療の方法とその応用のあり方について述べる．

2) 症　状

振戦，筋強剛，動作緩慢はパーキンソン病の3大徴候と呼ばれるが，パーキンソン病と血管障害性パーキンソニズムでは多少の違いがあり，表5-4に示す通り鑑別される．

(a) 振戦

①安静時振戦：筋肉が弛緩した状態で生ずるふるえで，毎秒4～6回の規則的な振戦である．

②丸薬まるめ様振戦：手の振戦は，親指と示指により丸薬をまるめるような運動を示し，丸薬まるめ様振戦（pill rolling tremor）と呼ばれる．

(b) 筋強剛（筋固縮）

①歯車様筋強剛：肘関節や手関節を他動的に動作すると筋肉の緊張性（筋トーヌス）の亢進がガクガクと歯車様に感じられるものをいう．パーキンソン病によく認められる．

②鉛管様筋強剛：筋トーヌスの亢進が持続的に一様に感じられるもので，血管障害

表5-4　パーキンソン病と血管障害性パーキンソニズム

	パーキンソン病	血管障害性パーキンソニズム
発症年齢	50～70歳	60～75歳
進行	緩徐	段階的に悪化
振戦	高頻度	低頻度
筋強剛	歯車様筋強剛	鉛管様筋強剛
錐体路徴候	まれ	頻発
高血圧症の併発	まれ	高頻度

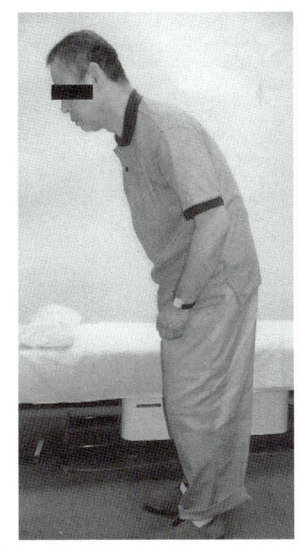

図 5-94 パーキンソン病患者にみられる前傾姿勢

性パーキンソニズムによく認められ，パーキンソン病との鑑別点となる．

(c) 動作緩慢（寡動，無動）

全身の動きはゆっくりと緩慢になる．

(d) 姿勢反射障害

軽度の前傾姿勢となり，肘関節は軽度屈曲位となる．進行に従って前傾姿勢が強くなり，次第に立位保持は困難となり，前方へ転倒しかけるが，さらに進行すると後方へ転倒するようになる（図 5-94）．

(e) 自律神経障害

パーキンソン病にみられる自律神経障害としては，便秘，起立性低血圧，発汗障害（あぶら汗）が多い．

(f) 流涎

口腔内に唾液が多く溜まるか，時に口角から流れ出し，ひどくなると唾液を拭き取るためのハンカチやティッシュを離せなくなる．無意識に唾液を飲み込む動作が低下するためと考えられている．

3）重症度判定と評価方法

(1) Hoehn と Yahr の重症度分類

パーキンソン病の重症度分類には Hoehn と Yahr の重症度分類（表 5-5）が用いら

表 5-5　Hoehn と Yahr の重症度分類

Stage 1	一側性障害のみで，機能障害はないか，軽度．
Stage 2	両側性障害があるが，体のバランスは保たれている．
Stage 3	歩行時の方向転換は不安定となり，立位で押せば突進し，姿勢反射障害はあるが，身体機能の障害は軽ないし中等度．
Stage 4	機能障害が高度であるが，介助なしで起立，歩行がかろうじて可能．
Stage 5	介助がないかぎり寝たきり，または車いすの生活．

れる．本判定表は，症状の有無や範囲と日常生活動作から判定されるが，評価基準が粗く，治療の効果の評価には向かない欠点がある．

(2) UPDRS（Unified Parkinson's Disease Rating Scale）

　国際的に用いられているパーキンソン病の評価判定表であり，日本語版も作成されている．UPDRS は Part I から Part IV に分けられ，I：精神機能と行動および気分，II：日常生活動作，III：運動機能，IV：治療の合併症，について各々評価することができる．国際的に最もよく用いられているが，評価や検査のための専門的な知識が必要なことや検査に 30 分程度の長時間を要する欠点がある．

4）治療方法

(1) 薬物治療[2)]

■1　L-DOPA 製剤

　L-DOPA はドパミンの前駆物質であり，パーキンソン病患者の 80％に有効とされている．運動症状を著しく，かつ速やかに改善させ，予後として死亡率を改善させる可能性があると報告されている．治療効果が高い一方，効果の減弱，不随意運動（ジスキネジア）の発症などの副作用の発現，自律神経症状や精神症状は改善しない，などの問題が残されている．

■2　ドパミンアゴニスト

　ドパミンの受容体を刺激することにより，L-DOPA の投与と同様に症状を軽減する作用を有する．中等度の抗パーキンソニズム効果を有し，L-DOPA 製剤の投与量を減量できるという利点がある一方で，抗パーキンソニズム作用が弱いという弱点を持つ．また，すくみ足，姿勢反射障害，自律神経症状，認知症には効果がない．
　L-DOPA 製剤とドパミンアゴニストは，薬物治療が必要となったときの第一選択薬になるが，より若い患者（米国では 69 歳以下）ではドパミンアゴニストから開始して，効果が不十分であれば L-DOPA 薬の併用に入るとされている．また，ドパミンアゴニスト単独療法では患者の職業に大きな支障をきたす場合，L-DOPA 療法の開始となる．70 歳以上の患者では L-DOPA 薬が第一選択薬となる．

■3　モノアミン酸化酵素（MAO-B）阻害剤

セレギリンと呼ばれ，ドパミンの分解を抑制する．副作用が比較的少なく，L-DOPA投与量を抑えることができる．

■4　塩酸アマンタジン

ドパミンの放出促進作用，ドパミンの再取り込み抑制作用があり，意欲の改善やすくみ足に効果が期待できる．

■5　抗コリン剤

振戦，筋強剛，動作緩慢に有効であるが，認知症や精神症状を生じやすい．

（2）非薬物療法

■1　運動療法

屈曲姿勢に対してはストレッチ体操を，姿勢反射障害に対してはバランスをとる運動を行う．リズミカルな音楽を聴きながらの歩行も良い．こうした運動は筋強剛や姿勢反射障害の進行を遅くする効果が報告されている．

■2　手術療法

定位脳手術法として，定位的破壊術や脳深部刺激療法（DBS：Deep Brain Stimulation）が行われる．厚生労働省からは「パーキンソン病に対する脳外科手術療法の適応基準」が示されている．

5）鍼灸治療

（1）鍼灸治療の位置づけ

パーキンソン病の本質的な病態である中脳の黒質から線状体の細胞変性や萎縮を鍼灸治療によって変化させることは困難であろう．一方で，患者の多くは筋強剛や前傾姿勢に伴うこり感や疼痛あるいは便秘，起立性低血圧をはじめとした自律神経症状，ドパミンの減少に伴う抑うつを訴え，薬物療法を行いながらもこうした症状によるQOLの低下が認められる．また，患者はL-DOPA薬の効果減弱と，それに伴う増薬，副作用の発現に大きな不安を抱いている．

こうした臨床的な問題に関して，本疾患に対する鍼灸治療は以下の4点に位置づけられる．

①振戦，筋強剛，歩行困難などの運動症状の改善．
②便秘や起立性低血圧などの自律神経症状や抑うつ状態などの非運動症状の改善．
③特に筋強剛の関与する疼痛の緩和．

④症状の緩和による投薬量の維持，減量．

重症度や症状の内容により，上記の治療目標を患者と共有することで良好な治療結果が得られる．

(2) 鍼灸治療の方法

■1 弁証分類による鍼灸治療[3]

パーキンソン病の主症状である振戦や筋強剛は筋肉の不随意な運動であり，中医学では「肝は筋をつかさどる」と考えられていることから，本疾患は「肝」の病証と考えられる．また，本疾患は高齢者に多く発症し，加齢とともに進行する疾患であることから，「腎」の病証とも考えられる．こうした観点からパーキンソン病の弁証論治による鍼灸治療は以下のように分類して行う．

(a) 肝血虚証

> 症　　状：めまいや不眠などの自律神経症状を特徴とする．
> 治　　則：滋補肝血
> 配　　穴：肝兪，血海，三陰交，太衝
> 刺激法：補法．置鍼術 10～20 分間とする．

(b) 肝腎陰虚証

> 症　　状：高齢患者で，乾燥症状，腰痛や夜間尿を呈する特徴を持つ．
> 治　　則：平肝補腎
> 配　　穴：太渓，復溜，肝兪，腎兪
> 刺激法：補法．置鍼術 10～20 分間とする．

(c) 肝鬱気滞証

> 症　　状：発症や増悪にストレスが関与する特徴を持つ．
> 治　　則：疏肝理気
> 配　　穴：合谷，足三里，太衝，肝兪
> 刺激法：平補平瀉．合谷と太衝には雀啄術を加え，他の治療穴とともに置鍼術 10～20 分間とする．

(d) 腎陽虚証

> 症　　状：高齢患者にみられることが多く，冷え症状を伴う．
> 治　　則：温補腎陽
> 配　　穴：関元，三陰交，太渓，腎兪
> 刺激法：補法．置鍼術 10～20 分間とし，冷えを訴える部位の治療点には灸施術（温筒灸あるいは知熱灸 10 壮程度）を追加する．

■2　筋強剛に伴う疼痛に対する鍼灸治療

　患者の多くは筋強剛に伴う疼痛を訴える．また，本疾患に特徴的な前傾姿勢や，退行性変性としての脊柱，関節の変形が疼痛をさらに増強する．鍼灸刺激は，局所の筋緊張を緩和し，循環を改善することで疼痛の緩和をもたらすことができる．本疾患においても，筋強剛や疼痛の部位に応じて配穴し治療することで疼痛の緩和が得られる．

〈刺激部位〉頸肩上部：天柱，風池，肩井，大杼
　　　　　　体幹前面：大横，天枢，期門，気海，関元
　　　　　　体幹後面：膈兪，肝兪，脾兪，腎兪，大腸兪，志室
　　　　　　上肢：肩髃，曲池，手三里，外関，合谷
　　　　　　下肢：環跳，風市，伏兎，血海，梁丘，足三里，陰陵泉，委中，承筋，絶骨，解渓
〈刺激法〉置鍼術 10～20 分間

■3　脳内循環の改善を期待した鍼灸治療方法[4]

　基礎的な研究により，鍼灸刺激が脳内の循環や代謝に作用することが示唆されている．本疾患に対する治効機序はいまだ明らかではないが，応用を試みる．

配穴・刺激法：陽明経（曲池，合谷，足三里）に対する置鍼術 10～20 分間．

■4　振戦に対する干渉治療としての低周波置鍼療法[4]

　振戦に同期させた低周波鍼通電療法により，振戦を軽減する方法が提唱されている．

配　穴：上肢；曲池－合谷，下肢；足三里－懸鍾
刺激法：振戦と同期するように 5～10Hz で 15 分間

　　　　　　　　　　　　　　　　　　　　　　　　　　　　（江川雅人）

参考文献

1) 田尻真和，三木哲郎：パーキンソン病．大内尉義・編：老年医学の基礎と臨床Ⅰ．株式会社ワールドプランニング，東京，2008，pp240-245.
2) 長谷川一子：早期パーキンソン病の治療．水野美邦，近藤智善・編：よくわかるパーキンソン病のすべて，永井書店，大阪，2004，pp100-119.
3) 神戸中医学研究会：臓腑弁証．中医学入門，医歯薬出版，東京，2008，pp150-194.
4) 矢野忠：中枢神経疾患に対する鍼灸治療．理療，41：114．1989．

8. うつ病（うつ状態）

1) うつ病とは（定義等）[1]

　　うつ病とは，抑うつ気分，興味や喜びの消失，気力低下などの症状が続き，社会的，職業的に生活機能障害を起こした状態をいう．

　　精神疾患としての「うつ」は紀元前より記録され[1]，人間にとってもっとも身近な症状の一つである．日常生活においても，何ら病気がなく身体的には健康なときでも，気分が落ち込み，興味の低下した状態が続く抑うつ気分は誰もが経験することである．しかし，疾患として医療が積極的に治療の対象としたのは20世紀も半ばを過ぎ，精神科学や分子生物学，画像診断学が進歩してからである．とくに65歳以上の10%にみられる「高齢者のうつ」の認識とその理解の歴史はまだ浅い．ここでは，とくに高齢者のうつ病・うつ状態の特徴を述べ，鍼灸治療方法について解説する．

2) 頻　度

　　いわゆるうつ病（大うつ病）と軽症のうつ病を合わせた有病率は，メタ解析の結果では約8人に1人（13.8%）であり，男性よりも女性の方が比率が高いと報告されている[2]．加齢によるうつの発症頻度については，大うつ病は横這いかやや減少傾向にあるが，抑うつ関連症候群に含まれる小うつ病（症状の軽いうつ病）を含めた幅広い診断基準で統計をとると，加齢に伴って発症頻度は増加すると報告されている[3]．すなわち高齢者では，小うつ病の頻度が高く，臨床上の注意を要する．

3) 症　状

（1）一般的な症状[4]

　　①感情の変化：憂うつで落ち込んだ気分や悲哀感，不安感，焦燥感，自殺念慮
　　②思考の低下：思考力の減退，興味や関心の低下，判断力や記憶力の低下
　　③意欲の低下：無気力感，集中力の低下
　　④身体症状：睡眠障害（早朝覚醒），全身倦怠感，頭痛，耳鳴，食欲不振など，様々な症状

（2）高齢者うつ病に特徴的症状[1]

　　高齢者においても，若年者と同じように抑うつ感や興味，関心の低下が認められるが，時に以下のような特徴が前面に現れることがある．
　　①不安感や焦燥感が強く，悲哀感を訴えることが少ない．
　　②身体症状（不眠，食欲不振，動悸など）を強く訴える．

表 5-6 うつ病性仮性認知症と認知症の鑑別点

	うつ病性仮性認知症	認知症
初発症状	抑うつ症状	認知機能低下症状
進行	急速	緩徐
不安・焦燥	強い	弱い
意欲	単純な作業も億劫	意欲はあるが，まとまらない
能力低下の訴え	能力低下を強調し，深刻に悩む	能力低下を隠し，深刻味が少ない
返答	「わかりません」が多い	一生懸命に応えるが，正答が少ない
見当識障害	少ない	しばしば見られる
社会生活	しばしば自立	困難

③記憶力低下を訴え，思考の抑制をきたす（うつ病性仮性認知症）．一見して認知症が疑われるが，物忘れを自ら訴えることや言語機能が正常なことが認知症とは異なる．ただし，認知症の初期にもうつ病と同様の身体症状を訴えることがあり，その鑑別は重要である[5]．うつ病性仮性認知症と認知症の鑑別を**表 5-6**に示す．

④うつを引き起こす疾患を併発，あるいはうつを副作用にもつ薬剤を服用していることがある．

こうした高齢者のうつは，大病のあとに生ずることも多く，また，うつが発症すると心筋梗塞，癌，感染症などの大病を生ずる頻度が高くなり，さらには要介護状態になる率は2倍になると報告されている[6]．

4) 診断と評価法

うつ病の診断基準は，世界保健機関（WHO）が定める ICD-10（International Statistical Classification of Diseases and Related Health Problems-10）と，米国精神医学会（APA）が定める DSM-IV（Diagnostic and Statistical Manual of Mental Disorder - IV）により定められている．いずれの診断基準も「ほとんど毎日の抑うつ気分」と「興味や喜びの消失」が「2週間以上続くこと」を中核症状としている．しかしながら，こうした診断では，高齢者のうつ病あるいはうつ病性障害を広く網羅しているとは言えないと考えられている．

うつのスクリーニングと評価には GDS（Geriatric Depression Scale）が広く用いられており，日本語版も作成されている[7]．うつのスクリーニングの後に，専門医により臨床的な診察や原因・併発疾患の有無，自殺のリスク評価などが行われる．

5) 治療方法

治療方法は，休養，薬物療法，精神療法に分けられる．

（1）休　養

　多くの患者において，第一に挙げられる治療は休養である．休養の取り方は症状の強さにより違いがあり，軽症のうつでは，薬物療法を続けながら仕事や学業を続けることができる．うつ病にかかる多くの患者の性格は「生真面目」「責任感が強い」ことが多く，大うつ病の場合，休職や休学により心身を休め，治療に専念させることが必要となる場合もある．また，同時に心理カウンセラー（臨床心理士）によるカウンセリングを受けることが有効な場合もある．

（2）薬物療法[8]

　うつ病の病態生理として，脳内での神経伝達物質のシナプスにおける機能や濃度の低下が考えられている．うつ病と関連する神経伝達物質は，アミン系とよばれるノルアドレナリン，ドパミン，セロトニンなどで，こうした発症機序（アミン仮説）に基づき，これら神経伝達物質の再吸収の阻害による濃度の上昇により，うつ症状の改善をもたらす．

■1　三環系抗うつ薬

　第1世代，第2世代抗うつ薬とも呼ばれ，塩酸アミトリプチリン（トリプタノール®），塩酸イミプラミン（トフラニール®）などを含む．服用開始から臨床効果が現れるまでに1～2週間を要する．また，口渇，便秘，排尿困難などの副作用を伴う．

■2　四環系抗うつ薬

　第2世代抗うつ薬であり，塩酸マプロチリン（ルジオミール®），塩酸ミアンセリン（テトラミド®）などを含む．服用開始から臨床効果が現れるまでが4日間程度と短い．三環系抗うつ薬と同様の副作用を生じるが，その程度は低い．

■3　SSRI

　選択的セロトニン再取り込み阻害薬（Selective Serotonin Reuptake Inhibitors）．シナプスにおけるセロトニンの再取り込みを阻害する．第3世代抗うつ薬であり，フルボキサミン（デプロメール®，ルボックス®），パロキセチン（パキシル®）などが含まれる．嘔気，下痢，不眠などの副作用もあるが，その程度は低く，高齢者や身体疾患の合併者でも用いられる長所をもつ．

■4　SNRI

　セロトニン・ノルアドレナリン再取り込み阻害薬（Serotonin & Norepinephrine Reuptake Inhibitors）．シナプスにおけるセロトニンとノルアドレナリンの再吸収を阻害する．第4世代抗うつ薬であり，ミルナシプラン（トレドミン®）などが含まれる．従来の三環系抗うつ薬・四環系抗うつ薬より副作用は少ないとされる．

（3）精神療法

認知行動療法，対人関係療法，問題解決療法などがあり，薬物療法と併用される．

6）鍼灸治療

高齢者の抑うつは，心筋梗塞，悪性腫瘍，感染症などの大病を招きやすく，要介護状態になる率も高くなる．すなわち，早期にうつ状態を発見することが大切である．うつ状態であることが疑われた場合には共感的な対応をもつことも重要で，正しい対応が患者の自殺予防にもつながる．当然，状況により薬物療法への指導を行い，東西医療の併用により患者の健康を目指す姿勢も重要である．

（1）身体症状の緩和によるうつ症状の軽減

鍼灸臨床において，高齢者が「抑うつ状態」を主訴として来院する機会は少ない．高齢者は，睡眠障害や消化器症状，動悸などの身体症状を訴え，また，心気的な症状が強い．こうした訴えを「歳をとっているのだから当然の症状である」と片づけられやすいところに，本疾患の落とし穴がある．

高齢者のうつの原因には，退職や家族との死別に伴う生活環境などの心理的な影響とともに，加齢に伴う身体機能の変化が影響する．関節の変形に伴う痛みや聴力や視力などの神経機能の低下は，高齢者の心理状態に大きな影響を及ぼす．鍼灸治療は，こうした症状を緩和することで，身体因性のうつ症状を軽減あるいは予防できると考えられる．筆者らも，鍼灸治療による身体症状の軽減に伴い，うつ状態の改善が認められた高齢のパーキンソン病患者に対する臨床報告をしている[9-10]．

（2）弁証分類による鍼灸治療 [11-13]

東洋医学においては，心は「神をつかさどる」とされ，これは中枢神経の思考，分析，判断などの機能を示している．また肝は「疏泄をつかさどる」とされ，これは情緒を安定させ，精神状態を快適に保つ機能を示す．したがって，うつ病に特徴的な抑うつ気分や興味や喜びの消失は，東洋医学的には肝あるいは心の病ととらえられている．また，「気力の低下」という言葉にもあるように，東洋医学でも気の病と考えられる．さらに，高齢者においては，加齢に伴う腎の機能低下が他の臓腑や気の機能低下を招き，うつ発症の原因となる．

以下に，うつ病の弁証分類を述べる．

■ 1　肝鬱気滞

> 症　状：精神的なストレスや情緒の失調が続くことで，肝の疏泄機能が低下して発症する．随伴症状としてイライラする，胸脇部の張った痛み，月経異常などの

> 症状を伴い，長引けば肝鬱化火して，頭痛，顔面紅潮，目やに，不眠などの熱証を生じる．
>
> 脈：弦　　　舌：白膩苔，黄膩苔
>
> 治　則：疏肝理気，清肝瀉火　　　配　穴：合谷，期門，太衝，肝兪
>
> 刺激法：平補平瀉．合谷と太衝には雀啄術に続いて他の治療穴とともに10〜15分間の置鍼術を行う．

■2　気滞痰鬱

> 症　状：肝鬱気滞が延長し，その障害が脾に及んだとき，あるいは過度の思慮が続くことで脾が冒されると痰湿を形成し，発症する．随伴症状として，喉の閉塞感（梅核気）や胸悶感を生ずる．
>
> 脈：弦滑　　　舌：白膩苔
>
> 治　則：化痰理気解鬱　　　配　穴：天突，内関，豊隆，肺兪，脾兪
>
> 刺激法：平補平瀉．圧痛や抵抗を認める豊隆には雀啄術を行い，他の治療穴とともに10〜15分間の置鍼術を行う．

■3　心神失養

> 症　状：強い精神的なストレスにより，あるいは慢性病による栄養失調，脱水により心の機能が低下し，心の神を主る機能が低下して発症する．随伴症状として，情緒が変動しやすく悲しんだり泣いたりする．
>
> 脈：細　　　舌：淡白
>
> 治　則：養心安神　　　配　穴：内関，神門，三陰交，心兪
>
> 刺激法：補法を行う．10〜20分間の置鍼術を行う．

■4　心脾両虚

> 症　状：強い精神的なストレスにより心が冒されたり，過度の思慮が続くことで脾が冒されると，気血の生成が悪くなり生ずる．随伴症状として，入眠困難，健忘，めまいといった心血虚の症候とともに，全身倦怠感，皮下出血，腹部膨満感，泥状便などの脾虚症状を認める．
>
> 脈：細　　　舌：淡白
>
> 治　則：健脾養心　　　配　穴：神門，三陰交，足三里，脾兪，心兪
>
> 刺激法：補法を行う．10〜20分間の置鍼術を行う．

■5 肝腎陰虚

> 症　状：加齢により，あるいは慢性病により腎陰が虚し，母子関係にある肝陰も虚して，肝腎陰虚となり発症する．また，腎の機能低下は早晩，他の臓腑や気血の機能低下を招き，様々な機序でうつを生ずる．随伴症状として，健忘，動作緩慢，下半身のだるさ，無月経，手足のほてり，口の乾きなどの腎陰虚症状と，頭痛，目やになど肝陰虚症状が加わる．
>
> 脈：細数　　　舌：紅・陰虚舌
>
> 治　則：滋陰，肝腎双補　　　配　穴：三陰交，太渓，肝兪，腎兪
>
> 刺激法：補法を行う．10〜20分間の置鍼術を行う．

（江川雅人）

参考文献

1) 江藤文夫：うつと不眠にどう対処するか．大内尉義・編：老年病のとらえかた．第1版，文光堂，2004，pp107-114.

2) Beekman AT, Copeland JR, Prince MJ：Review of community prevalence of depression in later life. *British Journal of Psychiatry*, 174：307-311. 1999.

3) Henderson AS, Jorm AF, Korten AE, et al：Symptoms of depression and anxiety during adult life：Evidence of a decline in prevalence with age. *Psychological Medicine*, 28：1321-1328, 1998.

4) 関谷透：「うつ病」の症状にはどんなものがあるか．新版　うつ病，主婦の友社，2004，pp20-25.

5) 飯島節：認知機能障害．大内尉義・監修：老年症候群の診かた．第1版．文光堂，2004，pp14-20.

6) 辻一郎：認知機能障害．のばそう健康寿命，第1版，文光堂，2004，pp14-20.

7) 社団法人日本老年医学会・編：老年医学テキスト．1997，p102.

8) 関谷透：「うつ病」の薬物療法．新版　うつ病，主婦の友社，2004，pp144-149.

9) 江川雅人，福田晋平，建部陽嗣，矢野忠：筋固縮による腰背部，腹部の疼痛の軽減とともに抑うつの軽減とQOLの改善が認められたパーキンソン病の1例．医道の日本，768；66（9）：82-87，2007.

10) 江川雅人，矢野忠：頸部こわばり感，腰痛，流涎の軽減とともに高齢者うつ病の改善が得られた血管障害性パーキンソニズムの1症例．医道の日本，765；66（6）：67-72，2007.

11) 神戸中医学院・編著：中医学入門．第1版，医歯薬出版，1988.

12) 天津中医学院・編：鬱証．針灸学　臨床編，第1版．東洋学術出版社，1993，pp234-240.

13) 善憂思：神戸中医学院・編訳：症状による中医診断と治療．縮版第2刷，燎原書店，1998，pp140-141.

9. 慢性閉塞性肺疾患（COPD）

1）慢性閉塞性肺疾患とは

　慢性閉塞性肺疾患（COPD：Chronic Obstructive Pulmonary Disease）は，高齢者に代表的な呼吸器疾患であり，今後とも，増加すると考えられ，将来は死因の3位に位置すると予測されている[1]．根本的な治療法はなく，そのために代替医療である鍼灸治療を希望する患者数も増加すると思われる．

2）病　態

　肺胞を含む終末細気管支（末梢気腔）の過膨脹と肺胞の不可逆性破壊性病変を特徴とする疾患で，肺気腫と慢性気管支炎を総称していう．

　COPDの基本的な病変は，気道における過分泌をもたらす中枢気道病変と，気道の狭窄をもたらす多彩な末梢気道病変，および肺胞における不可逆的な気腫病変である．病態生理学的には気道の炎症と肺胞破壊に基づく非可逆性で進行性の気流閉塞である[2]．

3）原　因

（1）喫　煙

　COPDは，喫煙者の10～20％に発症すると考えられており，患者の90％以上は喫煙者である．喫煙者の多くが男性であったため以前にはCOPDは男性に多いと報告されていたが，喫煙率の上昇している女性においても，今後，増加すると考えられている．煙草の煙に含まれるタール，トルエン，メタンなどが細気管支までの炎症の原因となり，肺胞の破壊へ導く．一方，副流煙のタール，トルエン，メタンなどは主流煙よりも多く含まれており，近親者に喫煙者がいることはそれだけでCOPDに罹患する危険性が高まる．

　喫煙以外には，大気汚染や石炭などの室内用燃料の燃焼に伴う微粒子，粉塵の吸入が原因と考えられている．

（2）遺伝的素因：α_1-アンチトリプシン欠損症

　α_1-アンチトリプシンは，肝臓で合成される抗蛋白分解酵素であり，遺伝的に同酵素が欠損している場合には肺実質の障害を引き起こしやすい．ただし，同欠損症はCOPD患者の1～2％程度とされており，特に日本人には少ないと考えられている．

4）頻　度

2004年に報告されたわが国におけるCOPDの患者数に関する調査では，40歳以上の男性1,383人，女性1,283人のうち，8.5％（男性13.1％，女性4.4％）がCOPDと診断された．70歳以上では17.4％がCOPDと診断され，6人に1人が罹患しているという結果であった．

この調査結果から，患者は，40歳以上約530万人，70歳以上約210万人と推測されている[3]．

5）症　状

（1）主症状

COPDは慢性気管支炎と肺気腫のいずれか，または両者の混在であるため，臨床症状にも違いがある．

■1　労作時呼吸困難

肺気腫の病態が有意な場合，初期には，坂を上ったり走ったりした後で呼吸困難を感じることが多いが，慢性的に進行するとともに次第に入浴や更衣動作に困難を伴うようになる．スパイロメトリーを用いた呼吸機能検査において年齢と身長から呼気1秒量を割り出し，その予測値の30％を下回ると，安静時でも呼吸困難を訴えるようになる．

呼吸困難の重症度判定にはFretcher-Hugh-Jonesの分類（表5-7）が用いられ，運動負荷時や経時的な変化を評価する場合にはBorg Scale（表5-8）が用いられる．

表5-7　Fretcher-Hugh-Jonesの分類

Ⅰ度：同年齢の健康者と同様の労作が可能．階段昇降も健康者並にできる．
Ⅱ度：同年齢の健康者と同様に歩行できるが，坂や階段の昇降は健康者並にはできない．
Ⅲ度：平地でさえ健康者並には歩けないが，自分のペースでなら1km以上歩ける．
Ⅳ度：休みながらでなければ50m以上歩けない．
Ⅴ度：会話や着物の着脱にも息切れがする．息切れのため外出できない．

表5-8　Borg Scale

10	耐えられない
9	非常に，非常につらい（ほとんど限界）
8	
7	非常につらい
6	
5	つらい
4	かなりつらい
3	中等度につらい
2	わずかにつらい
1	ごくわずかにつらい
0.5	ごく，わずかにつらい（感知閾値）
0	まったくなんともない

■2　咳と喀痰

　咳と喀痰は慢性気管支炎において特徴的な症状である．初期には冬季にのみ認められるが，病気の進行とともに年中認められるようになる．感染症を併発して膿性の喀痰を認めることもある．

(2) 随伴症状

■1　体重減少

　食事摂取量の低下と呼吸におけるエネルギー消費量の増加が起こる．COPDにみられる肺容積の増加は横隔膜の低位化につながる．飲食行動は，それ自身が労作となって呼吸困難を招くばかりでなく，摂食による胃の膨張は横隔膜の運動を阻み，呼吸困難をさらに助長する．したがって，患者は飲食に伴う呼吸困難を嫌い，摂食量が低下する．また，COPD患者は横隔膜によらない呼吸運動を行う．とくに胸鎖乳突筋を使った胸郭運動には過大なエネルギー消費が伴う．

■2　肩こり

　COPD患者には胸鎖乳突筋をはじめとした呼吸補助筋を動員しての呼吸運動が認められる．これに応じて肩こりが併発し，頸部の筋緊張が強く触知される．

■3　便秘

　飲食量の減少や運動量の減少による便秘が認められる．

■4　冷え

　痩せ（体重減少）に伴う筋肉量の減少，運動量の減少，飲食量の減少により，冷え症状を認めることが多い．

6) 検査所見

(1) 視　診

　COPD患者は体重減少による痩せが認められ，胸郭の筋肉は薄い．同時に頸部，とくに胸鎖乳突筋や斜角筋の筋緊張は呼吸運動に応じて認められ，時に筋の肥大が認められる．また，肺容積の増加によるビア樽状胸郭変形を認めることもある（図5-95）．

(2) 胸部X線所見

　肺容積の増加に加えて，肺野は透過性の亢進が認められる．また，横隔膜は低位平坦化し，肺容積の増大と，横隔膜の低位化に伴う心陰影の縮小および滴状化が認めら

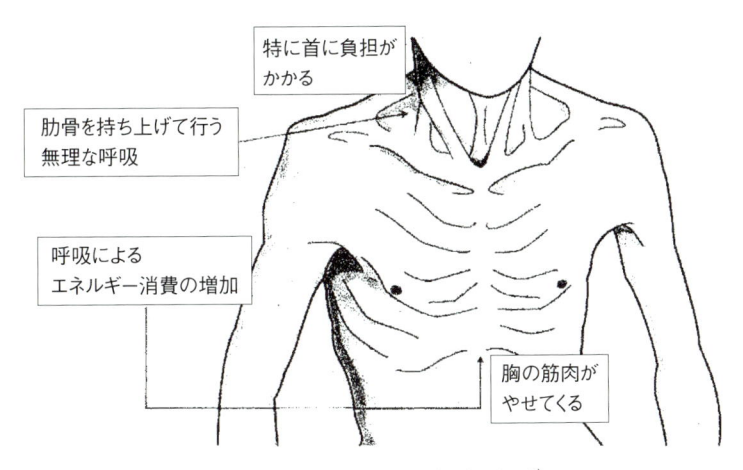

図 5-95 肺気腫患者の視診所見[4]

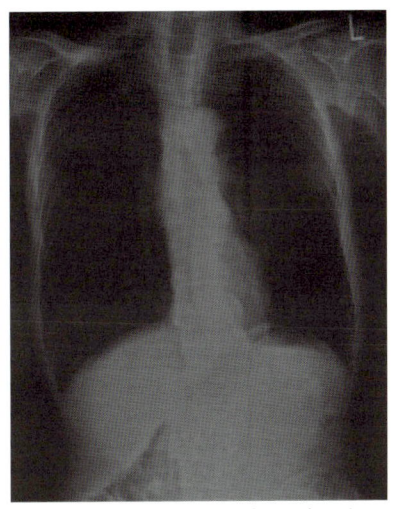

- 特に首に負担がかかる
- 肋骨を持ち上げて行う無理な呼吸
- 呼吸によるエネルギー消費の増加
- 胸の筋肉がやせてくる

図 5-96 COPD の胸部 X 線写真

れる（図 5-96）．

（3）呼吸機能検査（スパイロメトリー）

スパイロメトリーを用いた呼吸機能検査では，努力肺活量と 1 秒量から 1 秒率が算

表 5-9 COPD の重症度判定

COPD の重症度は呼吸機能検査と臨床症状から以下の通り 5 段階で判定する
リスクを有する状態――スパイロメトリーは正常　慢性症状（咳，痰）
軽　度―― FEV1.0/FVC ＜ 70%　FEV1.0 ≧ 80% 予測値
中等度―― FEV1.0/FVC ＜ 70%　50% ≦ FEV1.0 ＜ 80% 予測値
重　度―― FEV1.0/FVC ＜ 70%　30% ≦ FEV1.0 ＜ 50% 予測値
最重度―― FEV1.0/FVC ＜ 70%　FEV1.0 ＜ 30% 予測値，または FEV1.0 ＜ 50% 予測値
FEV1.0：1 秒量　　FVC：努力肺活量

出され，これが70％以下となったときに閉塞性換気障害があると判定される．COPDでは，1秒率が70％以下になると同時に，1秒量も低下する．

COPDの重症度は，スパイロメトリーによる結果と臨床症状から判定される（表5-9）．

7）一般治療

（1）禁　煙

COPDの治療において，禁煙は絶対に欠かすことのできない治療であり，後に述べるいかなる治療方法も，あるいは鍼灸治療も，禁煙を行わずして効果を得ることはできない．言い換えれば，喫煙を続けるCOPD患者を対象に行う鍼灸治療は効果が得られない．

したがって，鍼灸師という立場からもCOPD患者に対しては禁煙の重要性を説明して実施させなければならない．しかし，喫煙習慣をもつCOPD患者にとっては，罹患と様々な治療の導入というストレスに加えて，喫煙習慣の変更も精神的ストレスとなる．治療者は患者がおかれた立場を十分に理解してコミュニケーションしながら禁煙を図るとともに，時にはニコチン置換法（ニコチンパッチ，ニコチンガム等）などの介入が必要となる．

（2）薬物療法

■1　気管支拡張薬

COPDの薬物療法は，気道の閉塞に伴って生じる呼吸困難や咳嗽，喀痰に対する対症療法として行われ，気管支拡張薬はその中心的な薬物療法である．症状が軽症～中等症で，労作時呼吸困難を認めるときには，抗コリン薬の定量噴霧型吸入器による吸入療法が第1選択薬となっている．また，抗コリン薬で十分な改善がみられない場合や症状が軽度で変動的な場合は，β2刺激薬の吸入療法が頓用または定期的に行われる．

■2　副腎皮質ステロイド

COPDが慢性炎症の病態をもつことから，抗炎症薬としての副腎皮質ステロイド薬の投与も行われる．特に気管支拡張薬により改善が認められない症例に対しては，ステロイド薬の吸入あるいは経口投与が行われる．ただし，COPD症例のうちステロイド療法に高い反応を示す症例は10～30％とされており，投与に対する反応の有無の確認が重要である．

■3　去痰剤

気管支の炎症が強い症例では，気管支における喀痰の粘稠度が上昇している．臨床

的に喀痰の多い症例においては去痰剤の投与が行われる．

■4　抗菌薬

COPD 患者では，上気道感染から下気道感染を生じると急性増悪する一因となる．したがって抗菌薬の投与は，疾患の進行を抑制する意味で行われる．

（3）在宅酸素療法

症状が進行し，低酸素血症となる場合には，鼻カニューレにより酸素を持続的に吸入する在宅酸素療法が行われる．在宅酸素療法は，安静時の血中ガス分析により $PaCO_2$ が 55mmHg 未満になったときに適応となる．在宅酸素療法により組織の低酸素状態を改善し，長期的予後の改善がもたらされる．

（4）リハビリテーション

COPD 患者を対象に行われるリハビリテーションは，包括的呼吸リハビリテーションと呼ばれ，肺理学療法としての呼吸トレーニングや排痰トレーニング，リラクゼーションテクニックだけでなく，一般的な患者教育としての禁煙指導，栄養指導，ストレスマネジメントや，薬物治療や酸素療法の指導，運動療法の実践を包括している．運動療法としては，下肢の筋トレーニングが高いエビデンスをもって推奨されている．

8）鍼灸治療

（1）中医学的な鍼灸治療のために──三焦気化と伏痰[5]

COPD をはじめとした呼吸器疾患にみられる呼吸困難については，「三焦気化」の低下に伴う「伏痰」の形成が主な原因と考えられている．三焦気化とは，体内における津液の代謝過程のことで，次の通りである（図 5-97）．

水分を含んだ飲食物は経口で取り込まれ，胃で受納（初期的消化作用）された後，脾へ送られる．脾は固形物を小腸・大腸に送り，水分を肺に昇らせる．肺は余剰な水分を「宣散作用」により呼気を通じて，あるいは汗や不感蒸泄として皮膚から蒸散させ，体内の水液バランスを調整する．必要分の水分は，肺の「粛降作用」と心の「推動作用」により全身を巡る．全身を巡った水分は膀胱に貯留し，腎の作用を受けて排泄（排尿）される．腎はこの三焦気化全体を促進し，肝は調整する．

以上が三焦気化の過程であり，すべての臓腑が機能を正常に果たせば水分は澱みなく体内を流れ，排泄される．

しかし，いずれかの臓腑に機能低下があれば，水分は体内に貯留し，やがて病因となる湿邪あるいは痰湿に変化する．湿邪や痰湿は病的産物として経脈を阻滞して運動機能の失調や知覚の異常を引き起こす原因となるが，一部の痰湿は肺に貯留し，「伏

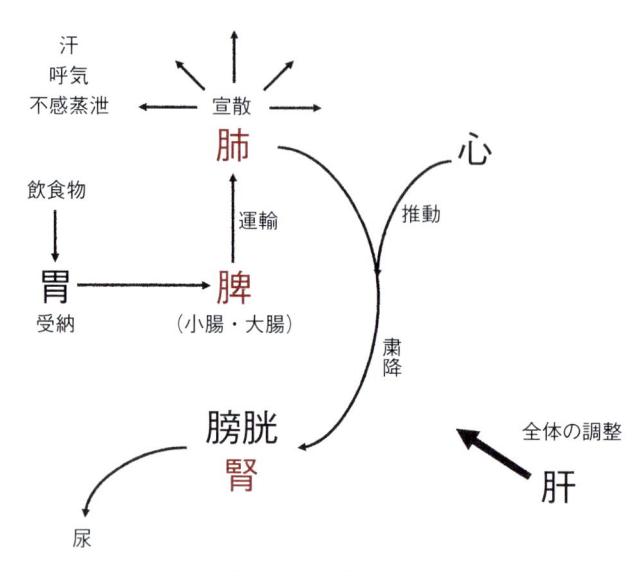

図 5-97 津液の調整過程…三焦気化

痰」と称される．伏痰は，それだけでは症状を示さないが，七情の乱れや環境の変化により気道を狭窄させ，呼吸困難を引き起こす．

以上のような呼吸困難の発症過程に基づき，呼吸困難は三焦気化をつかさどるいずれかの各臓腑の失調ととらえることができ，施術を行うための判断（弁証）に役立つ．特に三焦気化において重要な役割を果たす肺，脾，腎の各病証に分類される．

（2）咳嗽の中医学的な弁証分類による治療

COPD の主症状の一つである咳嗽に着目して弁証分類でき，これにしたがった鍼灸治療を行う．

■1　外感咳嗽

人体の衛外機能が低下しているときに，気候の急激な変化の影響をうけ，風寒や風熱の邪がその虚に乗じて肺衛に侵襲すると，肺の宣発，粛降の機能が失調して咳嗽が起こる．

(a) 風寒による咳嗽

> 症　状：咳嗽に水様痰を伴う．また，発熱，悪寒（温めても布団をまとっても寒い）を呈し，無汗を特徴とする．
> 脈診と舌診：白潤あるいは薄白，浮緊．
> 治　則：疏風散寒．
> 配　穴：大椎，肺兪，合谷，外関．
> 刺激法：補法として置鍼術 10〜20 分間を行う．大椎と肺兪など背部の治療点には，温補法として温灸あるいは 5〜10 壮程度の知熱灸を行う．

(b) 風熱による咳嗽

症　　状	：呼吸が粗く，粘稠痰を伴う咳嗽を特徴とする．口乾，悪風（服を脱いだり風にあたると寒い），頭痛，喉痛を伴う．
脈診と舌診	：舌尖紅，薄黄，浮数．
治　　則	：疏風清熱．
配　　穴	：肺兪，大椎，曲池．
刺激法	：清熱を目的とする曲池には雀啄術による瀉法を行い，他の治療点は補法として置鍼術 10～20 分間を行う．

■2　内傷咳嗽

　咳嗽が続くと肺気を損傷，肺気の損傷が母子関係にある脾に影響して脾虚になると湿を生じやすくなる．湿がさかんになると痰を形成するようになり，痰湿が肺に影響して粛降作用が悪くなると咳嗽が起こる．肝鬱が化火して肺に上逆すると咳嗽が起こる．

(a) 痰湿による咳嗽（痰飲阻肺，痰飲伏肺）

症　　状	：痰量が多く，長引いて熱症状が伴うと粘稠痰となる．胸苦しさを覚え，食欲不振や手足のだるさを伴う．
脈診と舌診	：白膩苔，滑濡（浮軟細）．
治　　則	：健脾化湿．
配　　穴	：肺兪，太淵，脾兪，豊隆．
刺激法	：湿痰の貯留とともに豊隆に圧痛が認められ，雀啄術による瀉法を行う．他の治療点には補法として置鍼術 10～20 分間を行う．

(b) 肝火による咳嗽（肝火犯肺）

主症状	：咳嗽時に脇胸部の痛みを伴う．粘稠痰を呈し，時に血痰を認める．喉の乾きとかゆみ，顔面紅潮，イライラ感があり，目の充血，尿が濃いなどの症状を伴う．
脈診と舌診	：薄黄苔，弦数．
治　　則	：平肝降火．
配　　穴	：肺兪，尺沢，陽陵泉，曲池，太衝．
刺激法	：熱を去るための曲池と，肝を鎮めるための太衝には雀啄術を用いた瀉法を行う．他の治療点は補法として置鍼術 10 分間を行う．

(3) COPDに対するエビデンスに基づいた鍼治療

鈴木[6]は，COPD患者16名を対象に鍼治療を行い，非鍼治療で経過した21名の対照群と比較することで，COPDに対する鍼治療の効果について検討し，報告した．その結果，鍼治療により肺活量や努力肺活量が増加し，運動耐用能が向上して，呼吸困難重症度と日常生活動作が改善した．また，最大呼気筋力と最大吸気筋力の増加が認められた．鍼治療の治効機序の一つとして呼吸補助筋を含めた呼吸筋の筋緊張緩和が胸部コンプライアンスを改善したためと考えられた．鈴木が用いた鍼治療点は，左右の中府，尺沢，肺兪，腎兪，中脘，関元の10穴であり，患者の体型に合わせて5～10mm刺入し，10分間の置鍼術とした．また，食欲不振，全身倦怠感，腰痛等の全身症状に対する弁証論治に従った治療を追加した．治療頻度は1週間に1回とした．

（江川雅人）

参考文献

1) Thomas LC, Gail GW, Robert MS, et al：Global initiative for Chronic Obstructive Lung Disease. National Heart, Lung and Blood Institute, National Institutes of Health. Publication, Number 2701, April, 2001.
2) 永井厚志：COPDの疾患概念．北村諭・編：別冊医学のあゆみ　COPD（慢性閉塞性肺疾患），医歯薬出版，東京，2003，pp3-6.
3) 長瀬隆英：慢性閉塞性肺疾患．大内尉義・編：老年医学の基礎と臨床Ⅰ，株式会社ワールドプランニング，東京，2008，pp276-281.
4) 帝人株式会社在宅医療事業部門：呼吸筋の疲労．芳賀敏彦・総監修：見てわかる呼吸リハビリテーション，生田編集事務所，pp5-6.
5) 神戸中医学研究会：基礎理論　津液．中医学入門，医歯薬出版，東京，2008，pp13-15.
6) 鈴木雅雄：慢性閉塞性肺疾患に対する鍼治療の臨床的効果の検討．明治鍼灸医学，33：83-97，2003.

10．高齢者高血圧（本態性高血圧）

わが国では，高血圧患者は約4,000万人と推定され，高血圧の90％は本態性高血圧で，高齢者では，60歳代の61％，70歳以上の72％が高血圧に罹患していると言われている．高血圧は自覚症状の乏しい疾患で，心・脳血管障害などのリスクファクターとなるだけに，高齢者の場合には，高血圧の特徴を把握した上での適切な対応および治療が必要である．

鍼灸臨床において，高血圧を第1主訴とすることは少ないが，高齢者を対象にすることが多く，高血圧を罹患する患者に接する機会が多くなることから，高齢者の血圧を十分把握した上で鍼灸治療を行う必要がある．

1) 病　態

　加齢とともに収縮期血圧は上昇し，拡張期血圧は低下傾向にある．このため高齢者高血圧は収縮期高血圧となることが多い．これは，動脈硬化と血管の弾性低下，圧受容器反射能の低下，左室壁肥大と拡張能低下，体液量調節障害などにより，主要臓器血流量が低下し，血流自動調節能が障害されることが原因とされる．

　高齢者高血圧の血圧値に関する特徴は，①収縮期血圧の増加と脈圧の開大，②血圧の動揺性，③起立性低血圧や食後血圧降下例の増加，④血圧日内変動で夜間非降圧型（non-dipper）の増加，⑤早朝の昇圧（morning surge）例の増加，⑥白衣高血圧の増加，などがある．

2) 診察のポイント

(1) 血圧測定

　高齢者の血圧の特徴を把握する上で，診察室での血圧測定に加えて血圧の動揺性について家庭血圧測定や自由行動下血圧測定（Ambulatory Blood Pressure Monitoring：ABPM）も考慮して，高血圧の特徴を把握する必要がある．

白衣高血圧：診察室で測定した血圧が高血圧であっても，診察室外では正常血圧を示すものを言う．複数回測定した診察室血圧の平均が 140/90mmHg 以上で，かつ家庭血圧測定や ABPM で複数回測定した昼間血圧の平均が 135/85mmHg 未満，もしくは 24 時間血圧が 130/80mmHg 未満のもの．

仮面高血圧：診察室血圧が正常であっても，診察室外の血圧が高血圧を示すものを言う．複数回測定した診察室血圧の平均が 140/90mmHg 未満で，かつ家庭血圧測定や ABPM で複数回測定した昼間血圧の平均が 135/85mmHg 以上，もしくは 24 時間血圧が 130/80mmHg 以上のもの．

早朝高血圧：他の時間帯よりも早朝血圧が特異的に高い値を示すものを言う．早朝の血圧が家庭血圧の基準の 135/85mmHg 以上のもの．

夜間高血圧：ABPM において夜間睡眠中血圧の平均が 120/70mmHg 以上のもの．

ストレス下高血圧：診察室血圧は正常であっても，ストレスにさらされている昼間の時間帯の血圧平均値が，再現性よく 135/85mmHg を超えているもの．

■1　診察室血圧測定

　現在わが国では，日本高血圧学会による高血圧治療ガイドライン 2009（JSH2009）に基づく正しい測定が推奨されている．測定方法としては，表 5-10 のごとく，装置，

表 5-10　診察室血圧測定法

(JSH2009 により作成)

1. 装置
   a. 精度検定された水銀血圧計，アネロイド血圧計による聴診法が用いられる．精度検定された電子血圧計も使用可[*1]．
   b. カフ内ゴム嚢の幅 13cm，長さ 22〜24cm のカフを用いる．
   ［小児上腕周 27cm 未満では小児用カフ，太い腕（腕周 34cm 以上）では成人用大型カフを使用］
2. 測定時の条件
   a. 静かで適当な室温の環境
   b. 背もたれつきの椅子に足を組まずに座って数分の安静後．
   c. 会話をかわさない．
   d. 測定前に喫煙，飲酒，カフェインの摂取を行わない．
3. 測定法
   a. カフ位置は，心臓の高さに維持．
   b. 急速にカフを加圧する．
   c. カフ排気速度は 2〜3mmHg/拍あるいは秒．
   d. 聴診法ではコロトコフ第Ⅰ相を収縮期血圧，第Ⅴ相を拡張期血圧とする．
4. 測定回数
   　1〜2 分の間隔をあけて少なくとも 2 回測定．この 2 回の測定値が大きく異なっている場合には，追加測定を行う．
5. 判定
   a. 安定した値[*2]を示した 2 回の平均値を血圧値とする．
   b. 高血圧の診断は少なくとも 2 回以上の異なる機会における血圧値に基づいて行う．
6. その他の注意
   a. 初診時には，上腕の血圧左右差を確認．
   b. 厚手のシャツ，上着の上からカフを巻いてはいけない．また厚地のシャツをたくし上げて上腕を圧迫してはいけない．
   c. 糖尿病，高齢者など起立性低血圧の認められる病態では，立位 1 分および 3 分の血圧測定を行い，起立性低血圧の有無を確認．
   d. 聴診者は十分な聴力を有する者で，かつ測定のための十分な指導を受けた者でなくてはならない．
   e. 脈拍数も必ず測定し記録．

[*1]　最近では，水銀の環境への影響，水銀柱の精度管理，アネロイド血圧計の精度の問題などから，電子血圧計の使用が勧められている．水銀計の代わりに電子式のアナログ柱を用いたハイブリッド血圧計の入手も可能である．自動巻き付け式血圧計を待合室などで使用する場合，十分な指導と管理のもとで測定されなければ大きな誤差が生じる．
[*2]　安定した値とは，目安として測定値の差がおよそ 5mmHg 未満の近似した値をいう．

測定時の条件，測定法，測定回数，判定についての厳密な指針が出されている．血圧値分類は，表 5-11 に示すように，正常血圧は，至適，正常，正常高値の 3 段階に，高血圧は 140/90mmHg 以上を高血圧として，Ⅰ度，Ⅱ度，Ⅲ度高血圧の 3 段階および収縮期高血圧に分類されている．

■2　家庭血圧測定

高齢者では血圧の動揺性が著しく，早朝高血圧，白衣高血圧，仮面高血圧などを判定するのに家庭血圧測定も重要な情報となる．家庭血圧測定の条件については，表 5-12 に示すごとく一定の条件下で測定し判定することが望ましい．血圧値分類では，135/85mmHg を高血圧の基準とし，125/80mmHg を正常基準としている．

表 5-11　成人における血圧値の分類

(JSH2009 により作成)

分類	収縮期血圧	拡張期血圧 (mmHg)
至適血圧	＜ 120	かつ	＜ 80
正常血圧	＜ 130	かつ	＜ 85
正常高値血圧	130〜139	または	85〜89
Ⅰ度高血圧	140〜159	または	90〜99
Ⅱ度高血圧	160〜179	または	100〜109
Ⅲ度高血圧	≧ 180	または	≧ 110
(孤立性) 収縮期高血圧	≧ 140	かつ	＜ 90

表 5-12　家庭血圧の測定

(JSH2009 により作成)

1. 装置		上腕カフ・オシロメトリック法に基づく装置
2. 測定条件		
〈必須条件〉		
	a. 朝	起床1時間以内，排尿後，朝の服薬前，朝食後，座位1〜2分安静後
	b. 晩	就床前，座位1〜2分安静後
〈選択条件〉		
	a. 指示により	夕食前，夕の服薬前，入浴前，飲酒前など
	b. その他適宜	自覚症状のあるとき，休日昼間など 装置によっては深夜睡眠時測定も可
3. 測定回数		1機会1回以上（1〜3回）*
4. 測定期間		できるかぎり長時間
5. 記録		すべての測定値を記録する

＊あまり多くの測定頻度を求めてはならない．
注1：家庭血圧測定に対し不安をもつ者には測定をさせるべきではない．
注2：測定値に一喜一憂する必要のないことを指導しなければならない．
注3：測定値に基づき勝手に降圧薬を変更してはならない旨を指導しなければならない．

(2) 身体所見

高血圧は，自覚症状がほとんどなく，血圧が高いか血圧の動揺性があるのみである．病歴では過去の高血圧歴や家族歴，生活習慣について詳しく聴取し，血圧値に加え，脈拍を測定する．身長・体重を測定して肥満の程度について評価し，腎性高血圧，内分泌性高血圧，血管性高血圧，神経性高血圧などの二次性高血圧の徴候がないかを確認する．医療機関を受けていない患者に徴候が認められた場合には専門医の受診を勧めることが重要である．

3) 鍼灸治療

鍼灸臨床では，二次性高血圧が除外されたことが前提となるため，本態性高血圧と

診断された患者が対象となる．現代医学的には，末梢の血管抵抗の改善や自律神経機能を調整する目的に，四肢末梢の経穴に刺鍼する．また，ストレス下で起こる高血圧の場合は，リラクゼーション効果を目的に刺鍼し，肩こりや腰痛等の愁訴があれば，症状緩和を目的とした鍼灸治療を行って血圧の安定をはかる．

東洋医学的には，高血圧という概念がないため，臨床症状から判定することになる．精神的ストレスにより肝が鬱ぎ，火と化し起こるもの（肝火），飲食不摂により脾胃を損傷し痰湿を生じて起こるもの（痰湿），加齢による腎陰虚により肝陽が高ぶって起こるもの（腎虚）に大きく分類される．

肝火の場合は，肝気の抑鬱を改善するために太衝や風池に刺鍼する．痰湿の場合は，痰湿を除く目的で太衝，風池に加え，足三里，豊隆に刺鍼する．腎虚の場合は，腎陰を補い肝陽の高ぶりを抑える目的で太渓，三陰交に刺鍼し，陽邪を抑えるために曲池，風池に刺鍼する．

（廣　正基）

11．虚血性心疾患（狭心症，心筋梗塞，無症候性心筋虚血）

虚血性心疾患は，心筋虚血が原因になって生じる心臓病で，狭心症，心筋梗塞，無症候性心筋虚血に分けられる．狭心症や心筋梗塞の特徴的な症状は，前胸部痛であるが，高齢者では，息切れや動悸など，非典型的な症状を訴えることも少なくない．

鍼灸臨床では，虚血性心疾患が疑われる場合は直ちに専門医への受診が必要になるため，典型的な症状はもとより，非典型的症状も含めて鍼灸治療の適応か不適応かを判断し，迅速に対応することが必要になってくる．

1）高齢者の虚血性心疾患の病態

加齢により心血管系は変化し，その特徴は，動脈硬化による血圧上昇，心肥大，心機能（拡張能）の低下である．動脈硬化は冠動脈においても認められ，高齢者の場合，多枝病変，びまん性病変および石灰化が強いことが特徴である．

（1）狭心症

狭心症は，器質的動脈硬化に伴う冠動脈の狭窄による器質性狭心症と，冠動脈の攣縮による冠血管攣縮性狭心症，冠動脈の粥腫破綻による内腔血栓形成による急性冠症候群（冠血栓性狭心症）に分けられる．発作の誘因で分類すると，労作性狭心症，安静時狭心症に分けられる．経過による分類では，一定の労作で生じる安定狭心症とそうでない不安定狭心症に分けられる（表5-13）．

（2）心筋梗塞

心筋梗塞は，主に冠動脈粥状硬化巣の不安定化と粥腫の破綻，血栓形成が原因で，冠動脈の血流が低下し，心筋が壊死した状態である．

表 5-13 狭心症の分類

●発作誘因からの分類
　1　労作性狭心症
　2　安静時狭心症

●発生機序からの分類
　1　器質性狭心症
　2　冠血管攣縮性狭心症
　3　急性冠症候群
　　（冠血栓性狭心症）

●臨床経過からみた分類
　1　安定狭心症
　2　不安定狭心症

（3）無症候性心筋虚血

高齢者に多く，一過性に心筋虚血があるのに，狭心痛を主徴とした自覚症状を伴わないものをいう．虚血の範囲が狭く持続が短い，あるいは痛覚閾値が高い，などによる．

2）診察のポイント

（1）臨床所見

■1　狭心症

典型的な場合，部位は前胸部痛が特徴であるが，高齢者は漠然とした部位であることが多く，背中，頸部，肩，上腕，心窩部等の痛みとして現れることがある．痛みの性質は「締め付けられるような」，「詰まるような」，「圧迫されるような」，などの絞扼感，圧迫感で，「さされるような」「チクチクするような」のような限局性の痛みは狭心症の可能性は低い．労作性狭心症の場合は，身体的労作や精神的ストレス，寒冷により誘発され，痛みの持続性は数分以内で，ニトログリセリンの舌下投与により1から2分以内に消失する．また，冠攣縮性狭心症は，安静時に出現し，症状の持続時間が労作性より長く，冷汗や不整脈に伴う意識障害を起こすことがある．また，一般に用いられている狭心症の重症度評価に「カナダ心臓血管学会（CCS）重症度分類」がある（表 5-14）．

■2　心筋梗塞

急性心筋梗塞の典型的な胸痛は，左前胸部痛，冷汗を伴い，耐えがたい疼痛で，絞扼感が30分以上持続し，ニトログリセリンは無効である．症状は，時には心窩部痛，背部痛，左肩痛，歯痛，悪心・嘔吐，呼吸困難，動悸，失神が主訴となる場合もある．高齢者では，はっきりとした症状がなく，元気が出ない，何となく息苦しいなど，漠

表 5-14　CCS 狭心症重症度分類（Canadian Cardiovascular Society, *Circulation*,'76）

クラスⅠ	日常の身体活動，たとえば通常の歩行や階段上昇では狭心症発作を起こさない．仕事にしろ，レクリエーションにしろ，活動が激しいか，急か，または長引いたときには狭心発作を生じる．
クラスⅡ	日常の身体活動はわずかながら制限される．急ぎ足の歩行または階段上昇，坂道の登り，あるいは食後や寒冷，強風下，精神緊張下または起床後2時間以内の歩行または階段上昇により発作が起こる．または2ブロック（200m）を超える平地歩行あるいは1階分を超える階段上昇によっても狭心発作を生じる．
クラスⅢ	日常活動は著しく制限される．普通の早さ，状態での1～2ブロック（100～200m）の平地歩行や，1階分の階段上昇により狭心発作を起こす．
クラスⅣ	いかなる動作も症状なしにはできない．安静時にも狭心症状をみることがある．

然とした場合もある．

■3　無症候性心筋虚血

まったく臨床症状がなく，心電図等の健康診断で発見されることが多い．臨床的には，Ⅰ型：心筋虚血はあるがまったく無症状，Ⅱ型：心筋梗塞後に生じる無痛性心筋虚血，Ⅲ型：典型的な狭心症と同時に無痛性の心筋虚血も認める，の3型に分類される（Cohn, 1985）．

3）鍼灸治療

虚血性心疾患に対して，鍼灸治療は不適応である．あくまでも器質的に問題のない胸痛あるいは医師の管理下での狭心症などの予防として行う．

現代医学的には，心臓と関連する脊髄分節領域の反応点，厥陰兪，心兪，膏肓，膻中などに軽刺激で刺鍼する．また，精神的ストレスが誘因と考えられる場合は，頸肩背部の緊張緩和やリラクゼーション効果を目的とした刺鍼を行い，予防をはかる．

東洋医学的には，虚血性心疾患の胸痛という特徴的な症状からみて「心痛」に相当する．心血瘀阻と捉え，気滞および血瘀を改善し，心包経脈の流れを良くするために，内関，厥陰兪，三陰交，膈兪，肝兪，太衝などに刺鍼する．

（廣　正基）

12．不整脈

不整脈は，心拍が異常に速いまたは遅い，あるいは心拍リズムが不規則になった状態をいい，加齢とともに増加する．鍼灸臨床で不整脈が認められた場合，専門医の受診の有無を確認した上で治療を進めることが重要である．

1）病　態

高齢者の不整脈は，加齢による動脈硬化性あるいは線維性変化を伴う心疾患の増加，刺激伝導系の変性や洞結節あるいは伝導系細胞の減少，各臓器機能低下に伴う電解質

異常などの病態が考えられる．不整脈には，異所性の興奮から起こる自動能異常によるものと伝導遅延や途絶から起こる伝導異常によるものがある．

2）診察のポイント

（1）臨床症状

動悸として自覚される場合がある．また，不整脈により，ふらつき，めまい，失神などの症状が現れる．したがって，的確な不整脈の情報を得るには心電図検査が重要となるため，専門医への受診が必要となる．

■ 1　不整脈の種類

不整脈の判別には心電図検査が必要で，不整脈を的確に捉えるために24時間ホルター心電図検査が行われる．不整脈は，臨床的に頻脈性不整脈，徐脈性不整脈に大別される（表5-15）．なかでも高齢者では，期外収縮，心房細動，洞不全症候群が多くみられる．

（a）期外収縮

期外収縮には心房性期外収縮，心室性期外収縮がある．動悸の症状は心室性期外収縮で多くみられ，器質性心疾患（心筋梗塞など）による場合が少なくない．

（b）心房細動

心房細動では，脈拍は大小不同でリズムも不規則である．基礎疾患として器質性心疾患や甲状腺機能亢進症が認められる．

（c）洞不全症候群

持続する洞性徐脈を主徴とする不整脈疾患．通常でも心拍数が少なく，運動しても上昇が認められない．このため脳虚血により失神発作を起こす．

■ 2　東洋医学的所見（脈診）

東洋医学的には，脈診において，促脈，結脈，代脈が相当する．促脈は脈拍が速く，

表5-15　不整脈の種類

頻脈性不整脈	徐脈性不整脈
1. 洞性頻脈 2. 上室性不整脈 　・心房細動 　・発作性上室性頻拍 　・心房粗動 3. 心室性不整脈 　・心室性期外収縮 　・心室頻拍 　・心室細動	1. 洞不全症候群 2. 房室ブロック 3. 心室内伝導障害

不規則に欠落するもので，頻脈性不整脈に相当する．熱邪による気滞，血瘀，痰飲などにより起こる．結脈は，脈拍が遅く不規則に欠落するもので，徐脈性不整脈に相当する．血瘀，陽虚などにより起こる．代脈は，脈拍の欠落が規則的で，欠落時間が長く房室ブロック，心室性期外収縮などが考えられ，気血虚損，風証などにより起こる．しかし，現代医学的な不整脈の判定は不可能であるため，これらの脈を発見した場合は，専門医受診の有無を確認することが先決である．

3）鍼灸治療

不整脈に対しては，あくまでも西洋医学的に問題のない場合や心因性の要因が関与する場合に行う．

現代医学的には，心臓と関連する脊髄分節領域の反応点，厥陰兪，心兪，郄門，内関などに軽刺激で刺鍼する．精神的ストレスが誘因と考えられる場合は，リラクゼーション効果を目的とした刺鍼を行い予防をはかる．

東洋医学的には，不整脈による「動悸」は「心悸」に相当する．心神不寧によるもの（気虚），久病や思慮過度による心脾の損傷によるもの（血虚），飲食不節により脾を損傷し，湿痰となり化熱あるいは化火によるもの（痰火），長期の瘀証により心陽阻滞によるもの（血瘀）に分けられる．

治療は，気虚による場合，寧心安神を目的に間使，内関に刺鍼し，心兪，巨闕にて心気を補う．血虚によるものは，養血を目的に膈兪を用い，健脾を目的に脾兪，足三里を用いる．痰火によるものは，清熱化痰を目的に尺沢，魚際で清熱し，豊隆で化痰をはかる．血瘀による場合は，活血を目的に血海，強心を目的に曲沢，少海を用いる．

（廣　正基）

参考文献

1) 日本高血圧学会高血圧治療ガイドライン作成委員会・編：高血圧治療ガイドライン 2009（JSH2009）．ライフサイエンス出版，東京，2009．
2) 上海中医学院・編：針灸学．中垣清明・他共訳：刊文堂，東京，1978，pp621-623．
3) 水野杏一，安武正弘，平山悦之・編：循環器内科学．シュプリンガー・ジャパン，東京，2010．
4) 荻原俊男・編：老年医学．朝倉書店，東京，2003．
5) 医療情報科学研究所・編：病気がみえる vol.2　循環器．メディックメディア，東京，2008．
6) 兵頭明・監訳：針灸学［臨床編］．東洋学術出版社，千葉，1994．
7) 神戸中医学研究会：中医臨床のための舌診と脈診．医歯薬出版．東京，1990．

13. 便　秘

1) 便秘とは

　便秘とは，便の排泄が困難になっている状態であり，日本内科学会の定義では「3日以上排便がない状態，または毎日排便があっても残便感がある状態」をいう．便意が毎日はないか，便意が少しあっても排便しようとすると出にくかったり，排便があっても少なく残便感が残る，などの不快感を伴う．

　平成22年国民生活基礎調査での便秘の率は，高齢者の男性7.65％，女性9.61％で，女性の方が多く，1割近くの者が便秘であった．人数では高齢者男性約95万人，女性160万人が便秘を自覚していることになり，多くの潜在患者が存在していることがわかる．

2) 大腸の構造と排便の生理

　大腸の大きさは，太さ約5cmで小腸より太く，長さ約150cmであり，小腸の回腸から移行した盲腸（長さ約5cm）および上行結腸（長さ約20cm），横行結腸（長さ約50cm），下行結腸（長さ約25cm），S状結腸（長さ約45cm），および直腸の6部分からなっている．盲腸の下方には太さ約0.6cm，長さ平均6.5cmの虫垂がある（図5-98）．上行結腸，下行結腸および直腸は後腹壁にほぼ固定されていて動かないが，他の部分は比較的動きやすい．

　回腸から盲腸への移行部分には回盲弁があって内容物が逆流しないようになっており，また大腸の内面には小腸にある絨毛はないので水分以外の吸収はなされない．直腸は内径約5cm，長さ約20cmでほぼ垂直であるが，少し後方に傾いている．内容物（便）がS状結腸から直腸内に送られてきて壁が拡張すると便意を生ずる．

　大腸の運動は，一定の間隔で収縮（くびれ）と拡張（膨らみ）が交互に変転する．これには蠕動運動と分節運動がある．蠕動運動は輪状収縮が口側から肛門側へ移動することにより腸内容物を移動させ，分節運動は一定の間隔で収縮が起こり，次に拡張部位に収縮が起こって内容物を混合する．腸の運動はアウエルバッハ神経叢によって支配される自律性の運動である．副交感神経は大腸の運動を促進し，交感神経は抑制する働きを担っている．

　腸の運動は腸に内容物が到達してから始まるのではなく，食事を開始した直後から始まっている．すなわち，胃の中に食物が入り胃の運動が始まると，小腸へ送られてくる準備のために回盲弁が開いて回腸から盲腸の方へすでにある液状の内容物が送られる（胃回腸反射）．さらに，大腸でも内容物が流入してくる準備のためにすでにある内容物を後方へ移動させる結腸の運動が起こる（胃結腸反射）．胃結腸反射は朝食時に一番強く起こる人が多いので，朝食後に排便する習慣の人が多い．S状結腸から

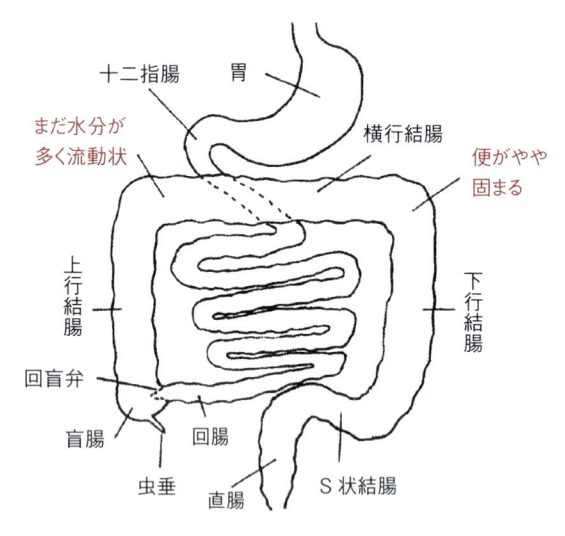

図 5-98　大腸の構造と名称

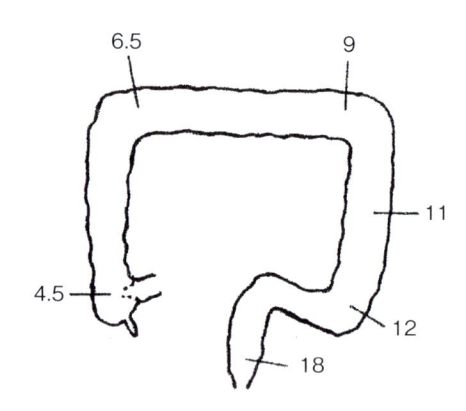

図 5-99　胃を出てから大腸各部への内容物の到達時間

　直腸に内容物が送られ，直腸壁が刺激され，また伸展すると，骨盤神経を介して下位中枢の脊髄と上位中枢の延髄に伝えられて便意が起こる．

　排便時には呼吸停止による横隔膜の運動停止，腹筋の緊張による腹腔内圧の上昇，内肛門括約筋の弛緩，陰部神経を介する外肛門括約筋の随意的な弛緩，これらが同時に起こることによって排便できる．また，排便には直腸と肛門のなす角度（直腸−肛門角）も関係している．すなわち，直腸は後方に傾いているので，直立位や臥位では直腸−肛門角は鋭角をなし便が通過しにくいが，股関節を曲げてしゃがんだ状態（トイレの姿勢）では鈍角になり通過しやすくなる．一般的に，病気で寝たままでの排便はしゃがんだ姿勢での排便よりも困難である．なお，便意を我慢していると直腸が弛緩して内圧が下がって便意がなくなってくる．また，我慢を繰り返して習慣化すると，便意を生じなくなり便秘になることがある．

　胃の中に食物が入ると，約3〜4時間で撹拌して小腸に送り，小腸では栄養物を吸収して大腸に送る．約24時間以内にS状結腸や直腸に送られ蓄えられる．胃から出た食物の平均的な到達時間は，図 5-99 のように盲腸まで約4.5時間，横行結腸近位まで約6.5時間，横行結腸遠位まで約9時間，S状結腸まで約12時間，直腸まで約18時間といわれているが，人によって若干異なる．

　便は，下行結腸内で水分が少なくなってやや固くなり，S状結腸内で固形になる．1日1回の排便が正常であるが，腸の運動の異常や腸の内外の原因による腸管の閉塞などによって内容物の通過が障害されると排便の間隔が延長し，便秘となる．

　東洋医学的には，「小腸は清濁の分別を主り，大腸は糟粕の伝化を主る」となっており，小腸では胃から送られてきた飲食物をさらに消化して，有益なもの（清）と無用なもの（濁）に分別し，栄養（水穀の精微）と水液を，脾の働きも得て吸収する．大腸では小腸から送られてきた飲食物のかす（糟粕）を出口（肛門）に向かって輸送

して糞便に変えて（伝化），肛門から排出する．大腸でも一部の水液を吸収する（大腸は津を主る）．ゆえに，便秘は東洋医学的に大腸のみでなく脾および小腸の異常が深く関係している．

　高齢者では，腸の内容物の長い貯留による水分の吸収増加による「腸燥便秘」のことが多い．また肝は脾に対して相剋関係にあるので，精神的ストレスなどで肝鬱気滞になり肝が実すると，脾が抑制されて虚して便秘になることがある．

3）便秘の種類と病態

（1）現代医学的分類

　便秘は，その原因から主に「器質性便秘」と「機能性便秘」の2種類に分類される．器質性便秘は腸管の病変や腸管の周囲の組織・器官の病変によって腸管が狭くなったためや，他の疾患に付随して便の通過が悪くなって起こるものであり，機能性便秘は，はっきりした器質的原因がないが，腸管の機能低下あるいは機能異常によって便の通過障害が起こるものである．機能性便秘は常習性便秘ともいわれる．

■1　器質性便秘

　器質性便秘の原因のうち，腸管の病変（疾患）としては，大腸癌，直腸癌，炎症，腸管癒着，腸閉塞（イレウス），巨大結腸症，S状結腸過長症などがある．癌の場合には血便がみられることが多く，また，ひどい場合には閉塞を起こすことがある．巨大結腸症（先天性のものはヒルシュスプルング病ともいう）は結腸の粘膜下神経叢（アウエルバッハ神経叢，マイスナー神経叢）の一部が欠如しているために蠕動運動が低下し，縮んで内腔が狭くなって通過が障害され，その結果，口側に多く貯留するために拡大するものであり，頑固な便秘と腹部膨満をきたす．

　腸管以外の病変（疾患）としては，妊娠，子宮筋腫，膀胱癌などによる圧迫や糖尿病などの代謝疾患，甲状腺機能低下症などの内分泌疾患，および全身性硬化症などの膠原病，などがある．

■2　機能性便秘

　機能性便秘には，「弛緩性便秘」，「痙攣性便秘」，「直腸性便秘」，「一過性単純性便秘」などがある．弛緩性便秘と痙攣性便秘は大腸性便秘といわれることがある．

　弛緩性便秘は，腸管への機械的刺激が不足していることによる腸蠕動の低下や腸壁の筋緊張の低下によって，腸の内容物の輸送が減弱して貯留するため排便の回数や量が減少している．長く貯留するために水分が多く吸収されて固い便が形成され，太く長い便となる．

　腸蠕動の低下の原因には，加齢，運動不足，食事量・食物繊維の摂取不足，臥床による腹筋力の低下などがある．食事の量や食物繊維の摂取不足など，食事の内容に原

因がある場合は「食事性便秘」といわれる場合がある．

　痙攣性便秘は，自律神経の失調により下部大腸（横行結腸より肛門側）が過度に痙攣性の収縮をするために腸管内腔が狭まって細くなり，内容物の輸送が減弱して貯留するために排便の回数や量が減少しているものである．便は固く少量で，兎糞状を呈することが多い．自律神経の失調の原因としては，心配や苦痛などの精神的原因や腸壁の炎症，下剤の乱用などによって粘膜が過敏になって起こる．痙攣性便秘では下痢との交代性のことも多く，また，頭痛や吐き気，めまい，のぼせ，不眠などを伴うことがある．

　直腸性便秘は，便意の繰り返しの抑制，下剤や浣腸の乱用などによって直腸壁の内圧に対する感受性が低下し，その結果，直腸内圧を介して起こる直腸反射が減弱し，便意を生じなくなるために排便が減弱するものである．

　一過性単純性便秘は，旅行中，時間的余裕がない，水分制限，食事内容や時間の変化などで排便リズムの変調をきたしたことによる便秘であり，条件の改善によって排便リズムを取り戻すと回復する．

■3　その他の便秘

　以上のほか，カルシウム剤，コデインなどの鎮痛剤，鎮静剤，制酸剤，鉄剤，利尿剤，抗うつ剤などの薬剤の副作用で便秘が起こることがある．

（2）東洋医学的分類[1-3]

　便秘は，大便秘結といわれ，熱秘，気秘，虚秘，冷秘などがある．
　①熱秘は，辛い食物の過食や陽盛体質の者の胃腸に熱がこもって燥熱の状態になり，津液の損傷によって起こるもので，排便困難になる．
　②気秘は，精神的ストレスを受けたり，長時間座して動かず活動しないなどにより，気機が停滞したために腸の内容物の輸送機能が低下して起こるものであり，便意はあるが排便できない状態となる．
　③虚秘は，病後や産後に気血の回復が遅れたり，老化によって気血が不足して，気虚のために腸の内容物の輸送機能が低下したり，血虚のために腸の潤い（水分）を失って起こるものである．便意はあるが便が固く，排便困難となる．
　④冷秘は，高齢者や虚弱者で，下焦の陽気不足（陽虚：冷え）のために陰寒が凝結して起こるものであり，腹部や四肢の冷え，頻尿などを呈し排便困難となる．

4）便秘の症状

　排便間隔の延長による排便回数の減少（排便間隔が3日以上あく）がみられ，残便感，腹部膨隆，腹部膨満感，腹部不快感，蠕動不穏，圧痛，ガス貯留などを伴い，ときに腹痛を伴う．癌や痔核では血便がみられることがある．便の性状は，腸管内に長く貯留するほど水分が吸収されて固くなり，特に弛緩性便秘では黒く，太く長い形状

の便になる．痙攣性便秘では兎糞状便あるいは細くて固く短い形状の便になる．

5）便秘の現代医学的診断

　　徐々に起こり慢性に経過している場合は機能性便秘の可能性が高い．便の性状が，黒く，太く長い形状の便の場合は弛緩性便秘，兎糞状あるいは細くて固く短い形状の便の場合は痙攣性便秘の可能性がある．また，不規則な生活リズムなどのための便意の繰り返しの抑制や，下剤，浣腸の乱用などがある場合には直腸性便秘の可能性がある．

　　また，急性の便秘で，浣腸の効果がなく，口臭が便臭などの場合は癌などによる腸の閉塞も疑う必要がある．

6）便秘の鍼灸臨床

（1）診　察

■1　問診，視診（望診）等

　　口渇，口臭，舌苔黄燥，顔面潮紅，身熱，腹部膨満，滑実脈などは熱秘に，口苦，噯気（＝げっぷ），舌苔薄，舌質偏紅，腹部・両脇部膨満，弦脈などは気秘に，顔色白，舌質淡，倦怠感，虚脈などは気虚による虚秘に，口唇淡白，舌質淡，顔色悪く，眩暈，細脈などは血虚による虚秘に，舌苔白，舌質淡，腹部・四肢冷え，頻尿，沈遅脈などは冷秘に，それぞれみられる．

■2　触診（切診）

　　仰臥位では，まず上肢の経脈の緊張，硬結，圧痛などを調べる．特に大腸経の反応に留意する．合谷の硬結・圧痛，温溜から手三里にかけての緊張・圧痛がみられやすい．ストレスによる精神的緊張が原因の場合には心包経や心経，特に郄門～内関の緊張・圧痛や神門の圧痛などもみられやすい．

　　次に，腹診による腹部の緊張，硬結，圧痛，冷えなどの有無を調べる．とくに臍の両側の天枢の緊張・圧痛および天枢から大巨にかけての索状緊張（腹直筋のスジ張り状の緊張：腹皮攣急）や圧痛がみられやすい．腹部が軟弱で腹筋の萎縮が強い場合には，排便時に腹圧の上昇が十分にできないと考えられる．続いて，下肢の経脈の緊張，硬結，圧痛などを調べる．とくに胃経および脾経，肝経の反応に留意する．足三里から大腸の合穴でもある上巨虚や小腸の合穴でもある下巨虚にかけての緊張・圧痛，および肝経の太衝穴，脾経の三陰交，地機などの圧痛がみられやすい．

　　伏臥位においては，背腰仙骨部（候背診）では，膀胱経上の緊張，硬結，圧痛などを調べる．特に兪穴の反応に留意する．心兪，肝兪，脾兪，胃兪，大腸兪などに反応がみられやすい．また，ストレスによる精神的緊張が原因の場合には，百会の圧痛や後頸部の緊張・圧痛，特に天柱，風池，完骨などの緊張・圧痛もみられやすい．

(2) 日常生活への指導

不規則な生活リズムはできるだけ改め，食事の時間を定め，トイレも朝食後など時間を決めて排便を試みるよう勧める．食事は繊維の多い食物を摂取するよう指導する．また，運動を積極的に行って腹筋の強化を図るよう指導する．

(3) 鍼灸治療

胃腸と関連の経脈の反応部位を中心に，胃腸の調整を目的に配穴する．腹部の天枢，大巨，腹結，中脘，下肢の足三里，上巨虚，三陰交，地機，上肢の手三里，合谷，背腰部の胃兪，大腸兪などを用いる．天枢から大巨付近にかけて腹直筋の緊張（腹皮攣急）がみられる場合には，上巨虚（あるいは足三里）の雀啄後，置鍼によって腹直筋の緊張が緩み，また腸の運動の開始や増強がみられることが多い．天枢および大巨の刺鍼は，足の方向に向けて斜刺で腹直筋中に2～3cm刺入し，雀啄の後に10～15分間置鍼する．あるいは刺鍼後に温灸を追加する．

また，精神的ストレスによる肝鬱気滞（肝実）のために脾虚をきたして便秘が起こっている場合には，肝を抑制（瀉）し，脾を補う（補す）治療として，太衝，肝兪，大都，三陰交，脾兪などに行う．

中医学的な処方例としては[1]，寛腸通便，理気導滞として天枢，足三里，上巨虚に加え，熱秘に対しては清熱の目的で曲池，合谷，内庭，大椎などを，気虚に対しては理気行気の目的で気海，陽陵泉，行間などを，虚秘に対しては補気益陰の目的で関元，三陰交，脾兪，胃兪などを，冷秘に対しては温陽散寒の目的で気海，関元，腎兪，命門などに行う．

（松本　勅）

参考文献

1) 天津中医学院，学校法人後藤学園：針灸学［臨床篇］．東洋学術出版社，1994，pp48，170-174.
2) 内山恵子：中医診断学ノート．東洋学術出版社，1988，p25.
3) 上海中医学院・編，神戸中医学研究会・訳：改訂　中医学基礎．燎原書店，1988，pp166-167.

14. 皮膚疾患・皮膚症状

1) 皮膚の構造と作用（図5-100）

皮膚は表面側から表皮，真皮，皮下組織（脂肪組織）に分類される．表皮の最上層は角質層と呼ばれ，角質細胞と角質間脂質から構成される．代表的な角質間脂質はセラミドであり，皮膚表面の潤いの成分である．角質層の下にはケラトヒアリン顆粒を

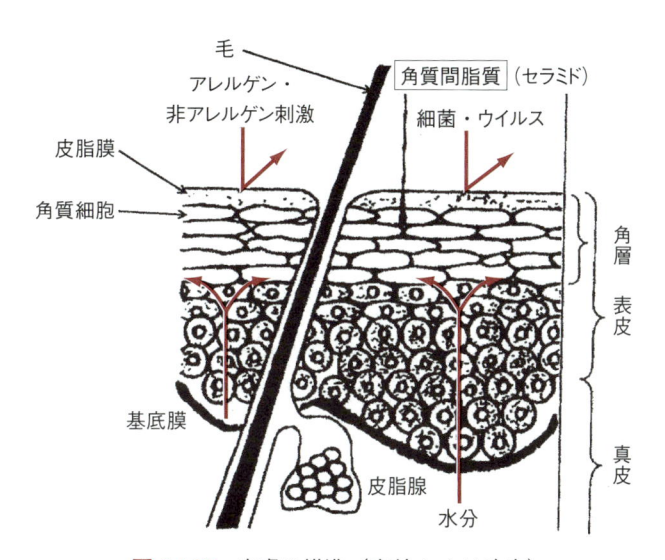

図5-100 皮膚の構造（文献1より改変）

有する顆粒層，表皮の大部分を占める有棘層があり，皮膚免疫を担当する表皮ランゲルハンス細胞やメルケル細胞は有棘層にある．有棘層の下には基底層と基底膜がある．表皮の細胞は，基底層から始まって上層部へと細胞が入れ代わる新陳代謝が行われる．これをターンオーバーといい，成人では約4週間とされている．また，基底層の細胞間にはメラニン細胞が散在し，メラニン細胞は有棘層内にまで突起を伸ばして，紫外線の刺激を受けてメラニンを産生する．

表皮の下には真皮がある．真皮の90％はコラーゲンと呼ばれる支持線維である膠原線維からなり，膠原線維以外には皮膚に弾力を保たせる弾性線維と，基質や線維を産生して組織の修復を担う線維芽細胞がある．基質とは線維間に存在するゼラチン様の物質で，水分や栄養分を保持するヒアルロン酸や線維を成熟させる働きをもつコンドロイチンがある．

皮膚の付属器としては皮脂腺があり，皮脂を分泌する．皮脂は汗腺から分泌される汗と混合して皮膚表面に皮脂膜を形成する．皮脂膜は皮膚表面からの水分蒸散を防ぐ作用を持ち，角質層の角質間脂質とともに皮膚の潤いの成分で，「皮膚バリア」を構成する．また皮脂膜はpH4.2～6.4の酸性膜であり，抗菌作用を有する．

2）高齢者にみられる皮膚の加齢現象

加齢に伴う皮膚の変化は，生理的老化と光老化に分類される．

（1）皮膚の生理的老化

表皮における生理的老化は，全身的な老化の一部として生ずる新陳代謝能力や血流の低下，停滞に伴って進展する．また，皮膚の機能維持には女性ホルモンの一つであるエストロゲンが関係している．したがって，女性においては，30歳代後半から卵

巣機能が低下するのに伴ってエストロゲンが減少し，皮膚の新陳代謝の低下，膠原線維の保湿能力の低下，ヒアルロン酸やコンドロイチンの機能低下，皮脂分泌の低下が重なって皮膚の老化が進む．また，著しい気温の変化や汚染した大気（タバコの煙など）への暴露，食生活の乱れや睡眠状態の悪化なども生理的老化を促進する因子となる．

皮膚にみられる加齢の変化としては，表皮細胞の新陳代謝であるターンオーバーが次第に遅くなることがあげられる．表皮の新陳代謝の低下により，古い角質層が皮膚表面に長く残ることになる．この結果，表皮内に産生されたメラニン色素は排泄されずに留まることとなり，皮膚のシミやくすみの原因となる．

また，加齢に伴って，角質間脂質であるセラミドや皮脂腺からの皮脂の分泌は減少し，皮膚表面は乾燥する．皮膚の乾燥は，かさつき，小じわ，肌荒れを生じて，皮膚の肌理（キメ）の乱れを引き起こす．さらに，角質間脂質と皮脂膜は，いわゆる皮膚バリアを形成しており，これが減弱することによって，皮膚は外界からの物理的，化学的な刺激を受けやすくなり，免疫力も低下して細菌やウイルスの感染を生じやすくなる．

真皮における生理的老化としては，膠原線維（コラーゲン）の減少や変質が起こり，皮膚の張りや弾力性の低下が生じる．これは，しわや皮膚のたるみ，毛穴が目立つといった皮膚の加齢変化として認められる．

(2) 皮膚の光老化

光老化とは，紫外線による老化現象のことである．紫外線の中でもUVAやUVBと呼ばれるとくに波長の長い紫外線は，皮膚の細胞に影響を与え，発癌性の亢進も指摘されている．紫外線は表皮においてはメラニン細胞を刺激し，メラニン色素の産生を促す．表皮内に産生されたメラニン色素は，表皮のターンオーバーの低下に伴ってシミの原因となる．また，真皮においては弾性線維を破壊，変性させる作用があり，これは皮膚のたるみや深いしわの原因となる．

さらに紫外線は，細胞内の活性酸素を増加させる働きがある．活性酸素とは，呼吸や感染など生体維持の過程で生成され，細胞や遺伝子を攻撃する因子であり，老化をつかさどって寿命を規定すると考えられている．したがって，皮膚においても細胞の老化を促進する．

3) 高齢者にみられる皮膚疾患と症状

(1) 老人性皮膚掻痒症，老人性乾皮症

加齢に伴う汗腺と皮脂腺からの分泌量の減少による皮脂膜の形成不全，角質間脂質（セラミド）の減少による老人性乾皮症は，掻痒感を生じ，老人性皮膚掻痒症といわれる．70歳以上の高齢者の半数以上が罹患しているとされる．初期には皮膚病変を

伴わないが，掻破を続けることで，皮脂欠乏性湿疹とよばれる湿疹病変を伴うこともある．

　搔痒感は空気の乾燥する秋季から冬季にかけて，夜間に強い．また，繰り返される搔破刺激により痒みを知覚する神経が表皮内にまで伸展し，皮膚は刺激に過敏となり，下着による擦れや圧迫の刺激，気温や湿度の変化でも強い搔痒感を生ずる．治療法としては，乾燥時期に保湿剤を用いることが一般的であるが，湿疹が強いときにはステロイド外用薬が処方されることもある．

(2) 脂漏性湿疹（脂漏性皮膚炎）

　高齢者と小児に多く認められる皮膚炎で，搔痒感を伴い，皮膚がポロポロと落ちる落屑を示すものである．皮脂を栄養とする真菌（マラセチア真菌）により皮膚上に脂肪酸が発生し，これが刺激となって皮膚炎を生ずる疾患である．高齢者においては，加齢に伴う免疫力の低下が真菌の過剰な増加につながると考えられているが，食事の不摂生や睡眠不足，ストレスなどにより免疫力が低下した場合に発症するとも考えられている．治療方法としては，皮膚を清潔に保ちながら抗真菌作用のある外用薬を塗布し，湿疹が強い場合にはステロイド外用剤を用いる．頭部に発症した場合は抗菌作用のあるシャンプーを用いることもある．

(3) 褥　瘡

　褥瘡は「床ずれ」ともよばれる皮膚の潰瘍状態で，寝たきりの高齢者に認められる．病態は長時間の圧迫に伴う皮膚の循環障害である．したがって，寝たきりの状態で圧迫を受けやすい後頭部，肘部，殿部，踵部などに生じやすい（図3-3）．褥瘡発症の直接の原因としては圧迫に加えて局所の摩擦や湿潤が挙げられ，低栄養状態，知覚運動麻痺，痩せていることも症状を発現しやすい一因となる．褥瘡は初期においては皮膚の発赤を認めるだけだが，重症化すると潰瘍は骨にまで達し，細菌感染を併発して皮膚壊死をきたすこともある．

　褥瘡発症の予防方法としては，クッションの使用や体位変換により局所の減圧を図り，循環の改善を促すことである．適切な栄養補給やリハビリテーションが行われることもある（第3章 p.34 参照）．

(4) 白癬菌感染（水虫，爪白癬）

　水虫は真菌（カビ）の一種である白癬菌の感染により生じる．高齢者，とくに老人ホームなどの施設に入所している高齢者に高頻度でみられる．加齢に伴う皮膚の抗菌力＝免疫力の低下が原因と考えられる．白癬菌の感染は発症場所によって診断名が変わり，足に発症したものは水虫，体幹部に発症したものはゼニタムシ，股に発症したものはインキンタムシとよばれる．搔痒感を伴うことがあり，皮膚は乾燥するもの，湿潤をきたすもの，表面が固くなるものなど様々である．

爪に感染した爪白癬（爪水虫）では，爪が白く濁り厚くなる．外用薬による治療を根気よく続けることが重要であるが，爪白癬の場合は内服薬の併用が必要になる．

(5) 帯状疱疹・帯状疱疹後神経痛

小児期に水痘・帯状疱疹ウイルスに感染すると水痘（みずぼうそう）を発症する．水痘は自然に消失するが，神経節内にはウイルスが潜伏感染を続ける．帯状疱疹は宿主（生体）の免疫力の低下によって，水痘・帯状疱疹ウイルスが再活性化し，多くは体幹の半側に疼痛を伴う皮疹を生ずる．三叉神経第1枝領域（前額部の半側）に生ずることも多い．多くはヒリヒリ，ピリピリとした表面的な疼痛である．抗ウイルス剤の投与によりほとんどの帯状疱疹においては皮疹と疼痛の消失をみる．臨床的な問題は，時に皮疹消失後に残存する帯状疱疹後神経痛（PHN：Post Herpetic Neuralgia）であり，高齢者ほど残存率は高い．疼痛はズキズキとした深部痛を呈し，鎮痛薬に加えて抗うつ薬なども用いられるが，しばしば治療に抵抗を示す難治性の神経痛である．

4) 皮膚の機能と東洋医学

皮膚およびその付属器である毛，皮脂腺，汗腺は東洋医学においては皮毛（ひもう）とよばれる．皮毛の表面には衛気（えき）とよばれる気が流れている．気とは生体機能を調節するエネルギーの総称であり，人体における気は，腎がつかさどる先天の気（両親から受け継ぐエネルギー），脾がつかさどる水穀の気（飲食により得られるエネルギー），肺がつかさどる空気（呼吸により得られるエネルギー）により形成される．衛気が皮毛の上を流れるのは，肺の「宣発の力」によるものであり，衛気が立毛筋や皮脂腺，汗腺の機能調整を行っている．したがって，「肺は皮毛をつかさどる」とされ，五臓のうち肺の機能は皮膚の機能と関連性が深い．また，皮膚を潤わせる水分（皮脂，汗，角質間脂質に相当）は，陰液に属する血の成分である．したがって，皮膚のもつ免疫機能や体温調節機能，内部を保護する防御機能は，東洋医学的には気血の作用であり，肺を中心として，腎や脾の働きによって行われていると考えられる．

一方，加齢は気の機能低下「気虚」，血の機能低下「血虚」を経て気血の機能低下「気血両虚」となり，皮膚を含めた全身の機能低下をもたらす．臓器においても，加齢は腎の機能低下を中心として，肝，心，脾，肺の各臓器機能を低下させる．東洋医学では，気血や五臓の働きが関連性をもって機能している（気血と五臓の変化）と考えており，皮膚における変化を全身の変化と関連させて病因を考察する必要がある．

5）加齢に伴う皮膚症状に対する鍼灸治療方法

（1）老人性皮膚掻痒症，老人性乾皮症，脂漏性湿疹に対する東洋医学的鍼灸治療

加齢に伴う皮膚の乾燥，湿疹，掻痒感，落屑に対しては，前述の皮膚の東洋医学的な生理機能から鑑みて，以下に示す分類に従って弁証し治療を行う．弁証分類による治療とは，皮膚所見だけでなく全身の症状から気血や五臓の変調を判断し治療を行うもので，東洋医学的な生体観念にしたがったものである．言い換えれば，全身の状態を良くすることで皮膚の改善にもつながるという考え方である．

■1　気虚証

気の機能不足は，体表を巡る衛気の不足となり，皮膚機能の低下を導いて皮膚の乾燥や皮脂分泌の低下を招く．気虚は五臓のうちの肺，脾，腎の機能低下を基にしていることが多く，肺気虚証，脾気虚症，腎気虚証に分類して施術する必要がある．

全身症状は，元気がない，疲れやすいなどがみられ，さらに，肺気虚証では呼吸が浅い，脾気虚症では食欲不振，腎気虚証では腰下肢のだるさを伴う．脈診では軟細，無力が，舌診では淡白，胖大がみられる．

治則は，補気益気で，配穴は内関，気海，足三里，肺兪，脾兪，腎兪を用い，刺激法は補法を行う．16～18号鍼を用いて5mm程度刺入し，10分間程度の置鍼術を行う．あるいは温灸を施す．

■2　血虚証

血は，皮膚においては表面を潤す皮脂や汗を生成し，また皮下の血流を示すものであり，血の不足は皮脂膜の形成不全，角質間脂質の減少，血流の低下を示すものである．血虚証は，心や肝の機能低下と併せて，心血虚証あるいは肝血虚証と弁証され，分類に応じて施術する．

全身症状は，顔色が悪い，目のかすみ，爪の蒼白などがみられ，さらに，心血虚証では動悸，不安感，夢を多く見るなどが，肝血虚証では眼のかすみ，筋肉の痙攣，月経の異常を伴う．脈診では細が，舌診では淡白がみられる．

治則は養血で，配穴は三陰交，血海，心兪，肝兪，膈兪を用い，刺激法は補法を行う．16～18号鍼を用いて5mm程度刺入し，10分間程度の置鍼術を行う．

■3　陰虚証

血虚が長く続いたとき，熱病が続いて体内の水分が失われたとき，あるいは加齢を原因として，陰液不足の症候が現れ，熱証（陰虚熱）を呈するものを指す．熱により皮膚は乾燥し，掻痒の原因となる．とくに加齢によるものでは腎陰虚証と弁証されることが多い．

全身症状は，血虚の症状に加えて，顔面紅潮，のぼせ，手足のほてりなどがみられ，さらに，腎陰虚証では足腰のだるさ，尿が濃い，便秘を伴う．脈診では細数が，舌診では暗紅，乾燥，裂紋，少苔あるいは無苔がみられる．

治則は，滋陰で，配穴は関元，三陰交，復溜，腎兪を用い，刺激法は補法を行う．16～18号鍼を用いて5mm程度刺入し，10分間程度の置鍼術を行う．手足のほてりが強いなど陰虚陽亢の状態では，清熱作用のある曲池，合谷に，瀉法として軽い雀啄術を加える．

■4　湿熱証

掻痒感に対する掻破により容易に湿潤をきたす皮膚炎や滲出液を伴う湿疹所見は，湿邪の停滞によるものと考えられる．湿の停滞は外部環境からの湿邪の侵襲すなわち外湿，あるいは脾の機能低下（脾虚証）を主とした内湿の発生により生じる．湿の停滞は，熱を伴って湿熱証となり，局所的な熱感や発赤，紅斑を発生する．

全身症状は，発熱（微熱），口渇があるが，水分は欲しない．尿は少なく濃い．さらに，脾虚証を伴う場合では，腹部膨満感，食欲不振を伴う．脈診では滑数が，舌診では紅，黄膩苔がみられる．

治則は，清熱化湿，健脾で，配穴は曲池，合谷，中脘，豊隆，三陰交，脾兪を用いる．刺激法は，清熱化湿を目的とし，曲池，合谷，豊隆に対しては瀉法を行う．16～18号鍼を用いて5mm程度刺入し軽度の雀啄術を行う．健脾を目的とした中脘，三陰交，脾兪に対しては補法として10分間程度の置鍼術を行う．

(2) 褥瘡に対する鍼灸治療方法

褥瘡は圧迫による循環障害が原因であり，体位変換やマットレスの使用などで減圧を図る．局所を清潔に保つなど，基本的な介護による施術が不可欠である．

岩元ら[2]は，褥瘡に対する褥瘡局所への鍼通電療法の効果について，通常ケア群22例と鍼通電療法併用群20例に分けて，褥瘡経過評価であるDESIGN-Rと創サイズを用いて検討し，鍼通電療法の併用が褥瘡の早期改善に有用な方法であることを報告した．

鍼灸治療は局所の循環を改善させる効果があるので，褥瘡の創傷治癒を促進するものと考えられ，介護に併用して鍼灸治療を行うことは，褥瘡の予防や初期褥瘡の改善に有効であると思われる．

(3) 爪白癬に対する灸治療方法

白癬菌感染による，いわゆる水虫に対しては，根気よく外用薬を用いることが重要である．また，爪に感染した爪白癬（爪水虫）においては内服薬の併用が不可欠となる．しかし，内服薬は肝機能障害や腎機能障害をもつ患者には使用することができない．このような場合に，灸療法が効果を示すことが報告されている．

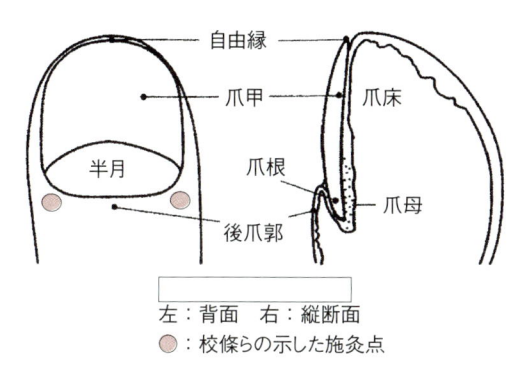

図 5-101 爪介癬に対する鍼灸（文献 3）より）
半米粒大の艾を用い，熱を感じたら取り除く．火傷は生じない．

校條[3] は，基礎疾患により薬物治療が困難な 2 症例を含む爪白癬の 3 症例に対して罹患爪の後爪郭の両角（井穴相当部位）に半米粒大の知熱灸を行い，いずれも良好な結果を得た（図 5-101）．また粕谷[4] は，糖尿病患者に生じた爪白癬を対象に，罹患爪上近位部に透熱灸を行い，爪の正常化を認めたことを報告している．

灸刺激による正常爪の伸長促進効果，熱による白癬菌の殺菌効果，さらには艾に含まれる精油成分の抗菌効果が治効機序であると考えられる[5]．

（4）帯状疱疹に対する鍼治療方法

帯状疱疹の多くは体幹部の半側に疼痛を伴う皮疹を生ずる疾患で，小児期に感染した水痘・帯状疱疹ウイルスの再活性化が原因である．本疾患においては，皮疹消失後にも残存する帯状疱疹後神経痛（PHN）への移行を予防することが重要とされ，西洋医学的には抗ウイルス剤に併用して神経ブロックが行われる．

筆者ら[6,7] は，帯状疱疹に対して抗ウイルス剤に併用して鍼治療を行い，同併用療法が PHN への移行を防止する効果について報告した（表 5-16）．鍼治療の方法は，16〜18 号鍼を用いて皮疹を囲むように横刺して，10 分間の置鍼術（図 5-102）を抗ウイルス剤の点滴と同時に連日行った．この併用療法は，抗ウイルス剤の単独投与よりも PHN 防止効果に優れ，抗ウイルス剤と神経ブロックの併用療法よりも安全性が高いと判断した．とくに高齢者においては，鍼治療は神経ブロック療法に比べて患者への負担が小さく，有用であると考えられる．

（5）帯状疱疹後神経痛に対する鍼治療方法

帯状疱疹の皮疹消失後も残存する帯状疱疹後神経痛（PHN）は，難治性の神経痛である．時に疼痛局所は触れただけでも疼痛を感じるアロディニアを生じており，局所的な鍼灸治療はできない．このようなときには中枢神経レベルでの鍼鎮痛の機序を応用する必要があり[8]，施術方法としては神経痛の対側に刺鍼を行ったり，曲池と合谷を結んでの低周波鍼通電療法を行うことが有効と考えられる．

表 5-16 帯状疱疹に対する治療報告の例

報告者	Bean（1982）	村上ら（1987）	真鍋ら（1986）	江川ら
治療方法	Acyclovir 単独	Acyclovir＋神経ブロック	Acyclovir＋神経ブロック	Acyclovir＋鍼治療
症例数	19	12	13	10
年齢（歳）	21〜85	34〜85	21〜83	18〜80
平均±SD	53.2	68.3±4.0	60.6±14.1	52.9±18.5
皮疹発症から治療開始までの期間	72時間以内	1〜10日間	1〜12日間	3〜9日間
平均±SD		5.3±0.6	4.6±2.7	5.4±1.6
抗ウイルス剤投与量 mg/day	1,500mg/m^2/day	750mg/day	15mg/kg/day	250〜750mg/day
投与期間（日間）	5	7	1〜5	3〜12
治療に要した期間	5日間	10〜29日間	14〜350日間	3〜36日間
平均±SD		15.8±1.8日間	103.6±111.3日間	13.7±9.8日間
疼痛の再燃（例/例中）	6例/17例中	1例/12例中	5例/13例中	1例/10例中
PHNの発症（例/例中）	4例/17例中	0例/12例中	記載なし	0例/10例中
皮疹の再燃（例/例中）	記載なし	1例/12例中	記載なし	0例/10例中

＊帯状疱疹に対する抗ウイルス剤（Acyclovir）と鍼治療の併用療法は，抗ウイルス剤の単独投与よりもPHN防止効果に優れ，抗ウイルス剤と神経ブロックの併用療法よりも安全性が高い[7]

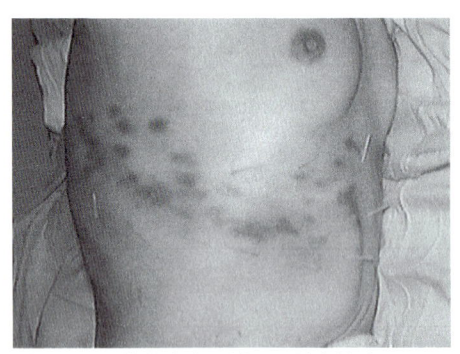

図 5-102 帯状疱疹に対する鍼灸治療
16〜18号鍼を用いて皮疹を囲むように横刺術を行う．

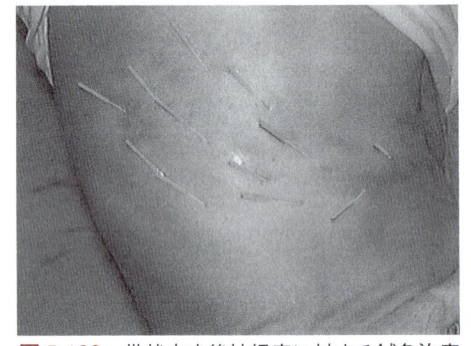

図 5-103 帯状疱疹後神経痛に対する鍼灸治療
局所への鍼灸施術が可能な場合には，疼痛領域における圧痛点を探索し，神経の走行に沿って横刺する．

アロディニアがなく，局所への鍼灸施術が可能な場合には，疼痛領域における圧痛点を探索し，神経の走行に沿って横刺する（図 5-103）．　　　　　（江川雅人）

参考文献

1) 石川治：ドライスキンによる皮膚バリア障害．宮地良樹・永倉俊和・編：アトピー性皮膚炎コンセンサスアップデイト．メディカルビュー社，2000，p7．

2）岩元英輔：準ランダム化比較試験による褥瘡への鍼通電療法の効果．第9回日本褥瘡学会九州地方会学術集会プログラム，2010，p37．
3）校條由紀：灸治療で爪白癬が軽快した3例．鍼灸 OSAKA，20（3）：293-296，2004．
4）粕谷大智：東京大学医学部附属病院における鍼灸治療の実際―糖尿病足病変に対するフットケア―．平成20年度（社）全日本鍼灸学会 第28回近畿支部学術集会 講演要旨集，2008，p9．
5）西谷郁子，植田伸夫：モグサ・タールに含まれるカテコール．帝京医学雑誌，13（1）：33-41，1990．
6）江川雅人，矢野忠：帯状疱疹に対する鍼灸治療　抗ウィルス剤との併用による帯状疱疹後神経痛の防止効果．鍼灸 OSAKA，12（2）：137-143，1996．
7）江川雅人，石崎直人，廣正基・他：帯状疱疹に対する鍼治療の臨床的検討　抗ウィルス剤と鍼治療の併用．明治鍼灸医学，9：23-31，1991．
8）相川貞男，川喜田健司：ここまで解った鍼鎮痛．鍼灸最前線，医道の日本社，1997，p24-25．

15. 泌尿器障害

1）高齢者の尿路障害と 3Ms について

　　要介護期間が長くなると，3Ms（Mobility・Mentality・Micturition）と呼ばれる障害が顕著に発現するとされている（第2章参照）．「Mobility」は，動きやすさ・可動性・機動力などを表しており，「転倒・移動不能」が多く発現することを示している．「Mentality」は，知力・知能・精神作用などを表しており，「認知症」の発症が考えられる．「Micturition」の障害とは排尿のトラブルを表し，「頻尿・失禁」が高率にみられる．これらの3つのMの障害によって日常生活の質の低下を招くことになる．

　　高齢者の排尿障害の発現には，医原性（薬物によるもの）・基礎疾患（パーキンソン病，前立腺肥大症等）・加齢による下部尿路の変化等が複雑に絡み合っており，排尿障害の原因・要因も多岐にわたる．そこで，本稿での尿路障害については「蓄尿症状」である頻尿（昼間頻尿・夜間頻尿），尿意切迫・切迫性尿失禁などを中心に疾病の概要，評価法（重症度の判定），治療法（西洋医学の）および鍼灸治療の有効性に関して概説する．

2）鍼灸施術所に来院する高齢者の泌尿器系愁訴の保有率[1]

　　北小路ら（1993年）は，鍼灸施術所に来院する高齢者の泌尿器系愁訴の保有率について調査を行ったところ，鍼灸施術所に受診する患者の主訴は腰痛・膝痛・肩痛等の運動器系疾患が80％以上を占め，排尿障害を主訴に鍼灸施術所を受診するケースは少ないが，愁訴に排尿に関するトラブルをもつ潜在患者は多いと考えられていた．

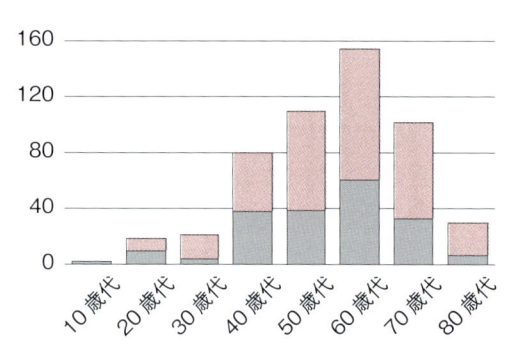

a 対象患者の概要（n=527）
平均年齢：59±15歳（男性■ 58±15・女性■ 60±15）

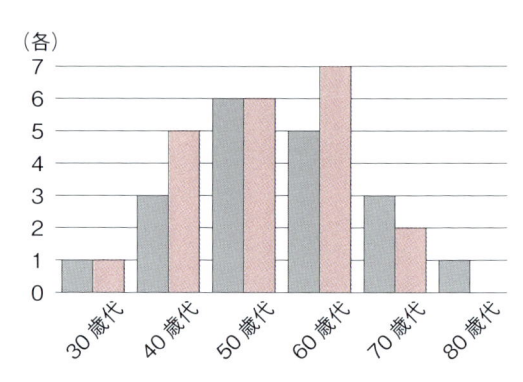

b 昼間頻尿
（40名（8%）／506名）男性■・女性■

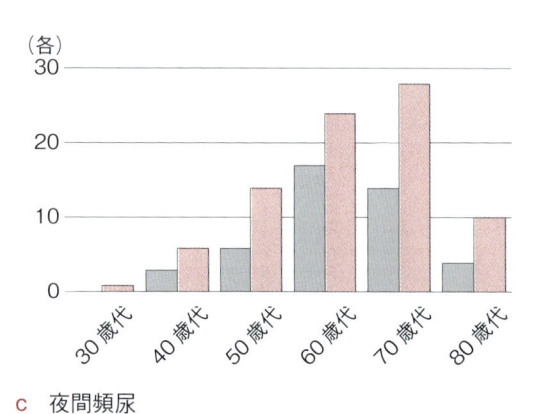

c 夜間頻尿
（130名（26%）／504名）男性■・女性■

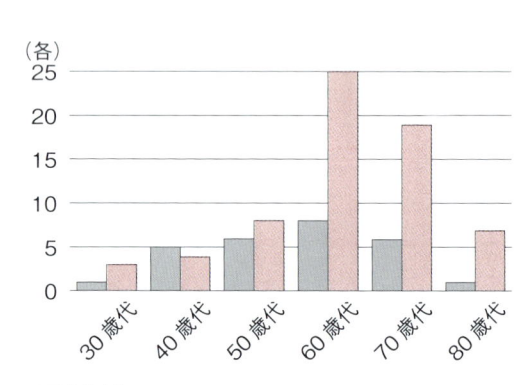

d 尿意切迫
（93名（18%）／525名）男性■・女性■

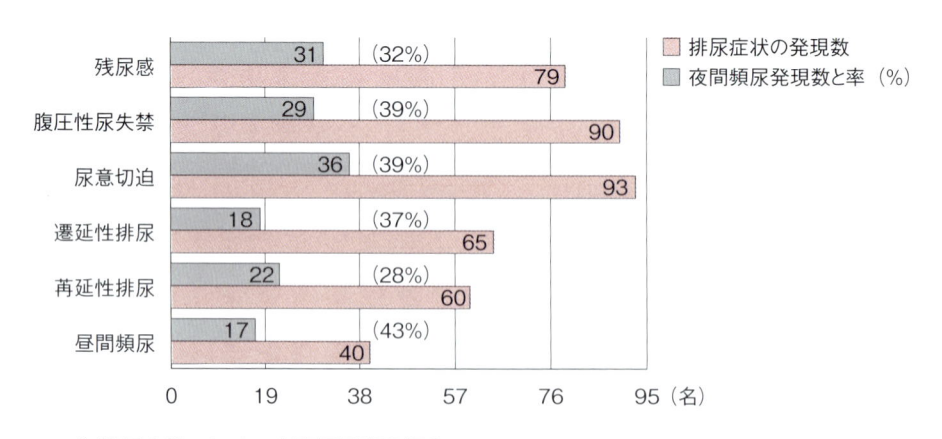

排尿症状	夜間頻尿発現数	(％)	排尿症状の発現数
残尿感	31	(32%)	79
腹圧性尿失禁	29	(39%)	90
尿意切迫	36	(39%)	93
遷延性排尿	18	(37%)	65
再延性排尿	22	(28%)	60
昼間頻尿	17	(43%)	40

e 各排尿症状における夜間頻尿発現頻度
各排尿症状における夜間頻尿の発現率は28〜43%と高率であった．

図5-104 鍼灸施術所に来院する高齢者の泌尿器系愁訴

そこで，鍼灸施術所に受診する患者（n=527，年齢59±15歳））を対象に排尿に関する障害の有無を調査した（図 5-104a）．

（1）昼間頻尿

昼間の平均排尿間隔が90分以内であるものを「昼間頻尿あり」とした（昼間の排尿回数が8回以上に相当する）．その結果，昼間頻尿を8％に認めた．50歳代男性では17％と発現頻度が高かった（図 5-104b）．

（2）夜間頻尿

夜間頻尿は，就寝から起床までに2回以上排尿のために覚醒するものとした．夜間頻尿は全体の26％にみられた（図 5-104c）．

（3）尿意切迫

尿意切迫は，一度尿意を感じると排尿を我慢困難で尿失禁にいたらないものとした．尿意切迫は全体の18％にみられた（図 5-104d）．また，尿意切迫後尿失禁に至るものを切迫性尿失禁とした．切迫性尿失禁は，27％にみられた．

（4）各排尿症状における夜間頻尿発現頻度

残尿感・腹圧性尿失禁・尿意切迫・遷延性排尿および苒延性排尿を有する患者が，同時に夜間頻尿を併せもつ割合は，残尿感で32％，腹圧性尿失禁で39％，尿意切迫で39％，遷延性排尿は37％および苒延性排尿で28％であった（図 5-104e）．

以上のことは，高齢者の排尿障害のキーになる症状は「夜間頻尿の有無」であることを示しており，夜間頻尿がある患者は他の排尿症状を併せもつ確率が極めて高いことがわかった．したがって，忙しい臨床の中でも「夜間頻尿」の有無を問い，「あり」のケースでは，他の排尿症状の項目を追加聴取すると良いと思われる．また簡便な問診表として「国際前立腺症状スコア（International Prostate Symptom Score；IPSS）」がある．排尿障害のスクリーニングに利用できる．国際前立腺症状スコアは前立腺肥大症以外（性別に関係なく）の排尿障害にも広く活用されており，排尿症状の重症度・治療効果を把握するうえで有効な質問票である（表 5-17）．

3）下部尿路症状とは

排尿障害とは，頻尿，夜間頻尿，尿意切迫，尿失禁等，排尿困難（遷延性排尿，苒延性排尿等），尿閉等の総称をいう．排尿障害は，「蓄尿障害」，「排出障害」に大別される．排尿障害の結果生じる種々の排尿症状は，これまで「刺激症状」，「閉塞症状」と呼ばれてきたが，1994年Abramsは，下部尿路症状（lower urinary tract symptoms：LUTS）と呼び，蓄尿症状（storage symptoms）と排出症状（voiding symptoms）に分けた．蓄尿症状の主な症状は，頻尿，夜間頻尿，尿意切迫，尿失禁等である．

表 5-17　国際前立腺症状スコア

（International Prostate Symptom Score；IPSS）

氏名　　　　　　　　　（年齢　　歳）　記入日　　　年　　月　　日

下表の質問に対して，症状がある場合はその頻度についてあてはまる番号に○を付けて下さい

どれくらいの割合で次のような症状がありましたか	まったくない	5回に1回の割合より少ない	2回に1回の割合より少ない	2回に1回の割合くらい	2回に1回の割合より多い	ほとんどいつも
この1ヵ月の間に，尿をしたあとにまだ尿が残っている感じがしましたか	0	1	2	3	4	5
この1ヵ月の間に，尿をしてから2時間以内にもう一度しなくてはならないことがありましたか	0	1	2	3	4	5
この1ヵ月の間に，尿をしている間に尿が何度もとぎれることがありましたか	0	1	2	3	4	5
この1ヵ月の間に，尿を我慢するのが難しいことがありましたか	0	1	2	3	4	5
この1ヵ月の間に，尿の勢いが弱いことがありましたか	0	1	2	3	4	5
この1ヵ月の間に，尿をし始めるためにお腹に力をいれることがありましたか	0	1	2	3	4	5
この1ヵ月の間に，夜寝てから朝起きるまでに，ふつう，何回尿をするために起きましたか	0回	1回	2回	3回	4回	5回以上
	0	1	2	3	4	5

　排出症状の主な症状は，排尿困難（遷延性排尿，苒延性排尿等），尿閉等がある[2]．

4）過活動膀胱について

（1）過活動膀胱の病態と疫学について

　過活動膀胱（Overactive Bladder：OAB）は神経因性膀胱の1つの病態とされ，尿流動態検査の膀胱内圧測定において無抑制収縮を有することが必須であった．ところが，1997年にAbrams & Weinによって提唱され，2002年国際尿禁制学会（International Continence Society：ICS）terminology reportにおいて掲載された新しい疾患概念である[3]．Overactive Bladder syndromeとして「切迫性尿失禁の有無に関わらず，通常頻尿あるいは夜間頻尿を伴う尿意切迫感」を有する症状症候群と定義され，従来の侵襲的な検査結果に基づく診断法から症状に基づく診断法に大きく変更された．2003年に行われた日本排尿機能学会の調査によると，わが国における過活動膀胱の

有病率は40歳以上男女の12.4％であると報告されており，過活動膀胱の患者数は800万人を超すと推定されている．さらに，そのうちの約半数は尿失禁を伴うと推計されていて，過活動膀胱患者において尿失禁を伴うことはQOLを著しく損なうと報告されていることからも，わが国にはQOLが著しく損なわれた過活動膀胱患者が数多く存在していると言える[4]．

過活動膀胱は"尿意切迫感"という症状が必須の症状症候群であり，診断は"尿意切迫感"という症状の有無で決定される．ただし，急性細菌性膀胱炎や膀胱結石，あるいは膀胱腫瘍によっても"尿意切迫感"が出現するため，検尿等によりそれらが除外されてはじめて確定診断がなされる．

(2) 病因と発生メカニズム[5]

過活動膀胱の病因は下記の表のように分類されている（表5-18）．

■1 神経因性―脳幹部橋より上位の中枢の障害

脳卒中慢性期には30～50％にOABがみられる．脳血管疾患に伴って認められるOABは，脳幹部橋の排尿中枢に対する前脳からの抑制性投射が脳の病変によって障害されるための脱抑制が原因であると考えられてきた．近年の研究によって，前脳からの抑制性投射の障害もその一因であるが，むしろ脳幹に対する促進性投射の亢進が大きな要因であると考えられている（図5-105）．

■2 非神経性―下部尿路閉塞によるもの

前立腺肥大症（benign prostatic hypertrophy：BPH）などの下部尿路閉塞（bladder outlet obstruction：BOO）による下部尿路機能障害には尿道閉塞自体から生じた排尿障害と，尿道閉塞から二次的に生じた膀胱機能の変化に関連した蓄尿障害がある（図5-106）．

表5-18 過活動膀胱の病因
（過活動膀胱診療ガイドラインより改変）

1. 神経因性 　1）脳幹部橋より上位の中枢の障害 　　　脳血管障害・パーキンソン病・多系統萎縮症・認知症・脳の腫瘍，外傷，炎症 　2）脊髄の障害 　　　脊髄損傷・多発性硬化症・頸椎症・後縦靱帯骨化症・脊柱管狭窄症・脊椎炎
2. 非神経因性 　1）下部尿路閉塞 　2）加齢 　3）骨盤底の脆弱化 　4）特発性

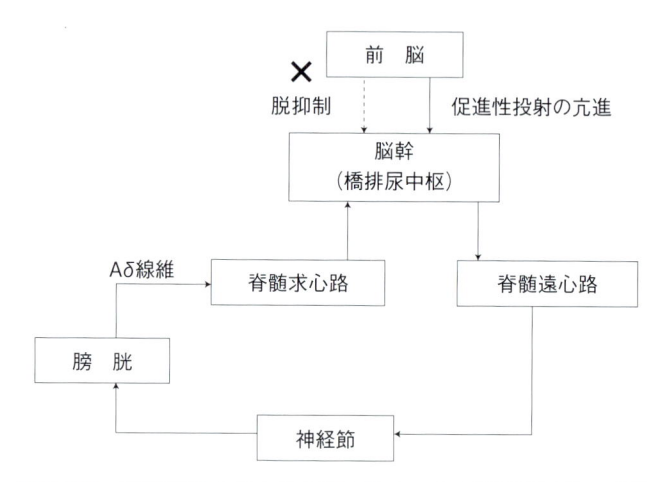

図 5-105　脳幹部橋より上位中枢の障害による過活動膀胱の成因
（過活動膀胱診療ガイドラインより改変）

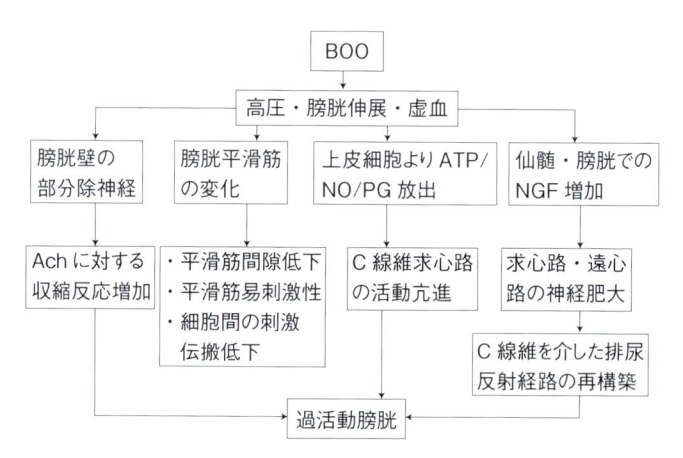

図 5-106　下部尿路閉塞による過活動膀胱の病因
（過活動膀胱診療ガイドラインより改変）

3　過活動膀胱症状質問票による重症度・評価

過活動膀胱症状質問票（Overactive Bladder Symptom Score（以下，OBASS）を用いた診断基準を用いる場合は，質問3の尿意切迫感スコアが2点以上，かつOBASSが3点以上（「排尿回数が1日8回以上，かつ，尿意切迫感が週に1回以上」に相当する）とする（表5-19）．重症度判定に用いる場合は，合計スコアが5点以下を「軽症」，6〜11点を「中等症」，12点以上を「重症」とする[5]．

（4）過活動膀胱に対する現代医学的治療[5]

1　薬物療法

(a) 抗コリン薬

①オキシブチニン（Oxybutynin）：平滑筋の弛緩作用，②プロピベリン（Propiver-

表 5-19 過活動膀胱症状質問票

(Overactive Bladder Symptom Score；OBASS)

質問	症状	点数	頻度
1	朝起きてから寝るときまでに，何回くらい尿をしましたか？	0	7回以下
		1	8～14回
		2	15回以上
2	夜寝てから朝起きるまでに，何回くらい尿をするために起きましたか？	0	0回
		1	1回
		2	2回
		3	3回
3	急に尿がしたくなり，我慢が難しいことがありましたか？	0	なし
		1	週に1回より少ない
		2	週1回以上
		3	1日1回くらい
		4	1日2～4回
		5	1日5回以上
4	急に尿がしたくなり，我慢できずに尿をもらすことがありましたか？	0	なし
		1	週に1回より少ない
		2	週1回以上
		3	1日1回くらい
		4	1日2～4回
		5	1日5回以上

ine)：抗ムスカリン作用とカルシウム拮抗作用，③トルテロジン（Tolterodine）：ムスカリン受容体拮抗薬，④トロスピウム（Trospium）：抗ムスカリン作用，⑤プロパンテリン（Propantheline bromide）：抗ムスカリン作用

(b) フラボキサート（Flavoxate）

平滑筋の弛緩作用．

(c) 抗うつ薬

全身的な抗ムスカリン作用，抗うつ薬のイミプラミンは夜尿症に使用される．

(d) レジニフェラトキシンとカプサイシン（膀胱内注入療法）

レジニフェラトキシンはカプサイシンに類似した作用を示す．カプサイシンはC線維を選択的に刺激し，脱感作作用によって刺激（膀胱の粘膜下に分布するC線維を）に反応しない状態を維持する作用を有する．

(e) ボツリヌトキシン（膀胱内注入療法）

化学的に脱神経を起こしコリン作動性神経からのアセチルコリンの放出を抑えることで膀胱の収縮を抑制すると考えられている．

（f）新しい作用機序の薬剤—β3受容体刺激薬ベタニス（ミラベグロン®）

膀胱平滑筋にはβアドレナリン受容体が存在し，蓄尿期の膀胱弛緩作用に関与することが指摘されている．βアドレナリン受容体にはβ1・β2・β3のサブタイプがあり，ヒト膀胱の弛緩作用に関与するタイプはβ3受容体であることが明らかにされている．

（5）過活動膀胱に対する鍼治療の報告

■1 諸家による鍼治療報告

Chang（1988年）は頻尿・尿意切迫感を訴える女性患者52例を三陰交穴治療群と足三里穴治療群の2群に分け，鍼治療を行ったところ，三陰交穴治療群において85％に症状の改善が得られるとともに，尿流動態検査によって最大膀胱容量の有意な増大がみられたと報告している[6]．Philpら（1988年）は頻尿・尿意切迫感・切迫性尿失禁を訴える患者20例に対して腎兪，膀胱兪，次髎，命門，関元，気海および三陰交穴に鍼治療を行ったところ，77％に症状の改善が得られ，症状が改善した症例の膀胱容量が増大していたと報告している[7]．Emmonsら（2005年）は切迫性尿失禁を有する過活動膀胱患者85名を，過活動膀胱治療を目的とする鍼治療群（三陰交，委陽，膀胱兪，関元）とプラセボ群（風市，足三里，風門，中脘）の2群に無作為に分けて検討したところ，尿失禁の頻度は鍼治療群で59％減少し，プラセボ群でも40％減少するといった有意な減少が両群にみられ，2群間の有意差はみられなかったものの，尿意切迫感の頻度は鍼治療群のみが有意に減少し，排尿量も鍼治療群のみが有意に増大していたと報告している[8]．

また，尿意切迫感を有する患者に対して後脛骨神経刺激を目的とした下腿内側部への電気刺激が行われ，その有用性が報告されているが，これは下腿内側部の経穴（三陰交−太渓）に対する鍼通電刺激にほぼ等しい．Klinglerら（2000年）は，頻尿，尿意切迫感を有するurgency-frequency syndrome患者15例に対し下腿内側部下部（三陰交相当部位）に鍼を刺入し，内果の後下方（太渓相当部位）に対極板を貼付し，後脛骨神経刺激（20Hz，30分間）を週4回，合計12回行ったところ，47％の症例に症状の消失がみられ，20％に症状の改善がみられたと報告している[9]．

Vandoninckら（2003年）は，切迫性尿失禁を有する患者35例に対し，後脛骨神経刺激（20Hz，30分間）を週1回の間隔で12週間行ったところ，70％の症例に尿失禁回数の半減を認め，46％の症例は尿失禁の消失がみられたと報告している．

いずれの報告も尿失禁や尿意切迫感の減少が得られており，その効果機序として，膀胱機能に関連した仙髄領域の求心性刺激による骨盤神経遠心路の抑制反射と考えられ，過活動膀胱に対するNeuromodulation治療の根拠とされている[10]．

■2 中髎（BL33）に対する鍼治療効果

(a) 中髎の取穴法（図 5-107）

第3後仙骨孔部に取穴する．便法としては上後腸骨棘と仙骨裂孔を結びその線上の中央にとる．鍼の刺入角度は，吻側（頭側）に向け45°斜刺にて約40mm刺入し，鍼が仙骨の後面の骨に沿うようにする．中髎の得気は，「深部で重い感覚」が得られる．刺激は手で180°以内で回旋する旋撚術を10〜20分程度行う．使用鍼は2寸8番とした．

(b) 過活動膀胱に対する中髎（BL33）の鍼治療効果

北小路ら（1995年）の，過活動膀胱と診断された20例（男性16例，女性4例，平均年齢73歳）での検討では，膀胱の無抑制収縮は，鍼治療後7例（33％）で消失した．初発尿意は，鍼治療に比べ全鍼治療終了後（以下鍼治療後）有意（$p<0.05$）な増加を示した．最大膀胱容量（最大尿意）も$113±62ml$から$185±94ml$（$p<0.01$）と，統計学的に有意な増加を示した．残尿量は鍼治療前に比べ鍼治療後は有意（$p<0.01$）な減少を認めた（図 5-108）．

臨床症状は，鍼治療前に切迫性尿失禁を訴えた20例中14例（70％）において失禁が消失もしくは改善がみられ，6例（30％）は不変であった[11,12]．

Honjoら（2000年）は，神経因性の過活動膀胱の1つである脊髄損傷による尿失禁に対する鍼治療効果について検討したところ，慢性期脊髄損傷患者13例の尿失禁に対して中髎への鍼治療を行い，鍼治療4回終了1週後には61％の症例に尿失禁量が50％以上減少し，膀胱容量は鍼治療前$76±62ml$が鍼治療後$148±82ml$へと有意（$p<0.01$）に増大していた[7]．鍼治療が有効であった症例のうち6例において鍼治療4回終了1ヵ月後に施行した尿流動態検査でも鍼治療前に比べ有意に膀胱容量が増大していた．さらに，鍼治療が有効であった症例のうち6例において，鍼治療4回終了1

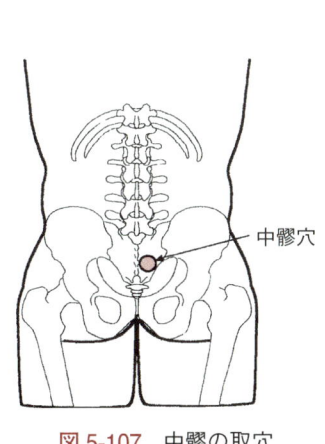

図 5-107　中髎の取穴

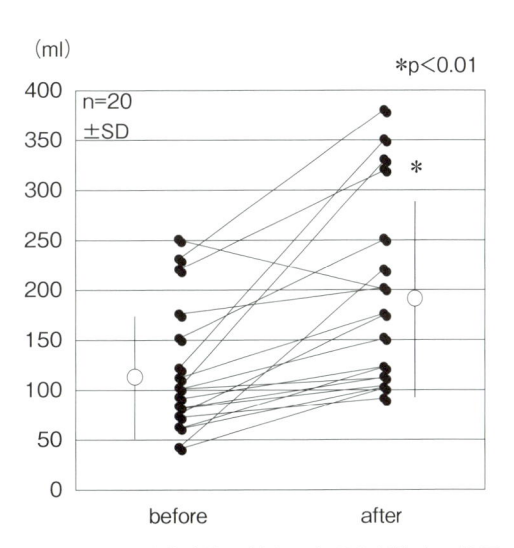

図 5-108　過活動膀胱に対する中髎穴鍼治療の効果（最大膀胱容量の変化）

ヵ月後に施行した尿流動態検査でも鍼治療前に比べ有意に膀胱容量が増大しており，1ヵ月間鍼治療を行わなくても治療効果が持続していることが示唆された[13]．

5）前立腺肥大症について

（1）前立腺肥大症などの下部尿路閉塞

下部尿路閉塞による下部尿路機能障害には，尿道閉塞自体から生じた排尿障害と，尿道閉塞から二次的に生じた膀胱機能の変化に関連した蓄尿障害（OABの成因）がある．

（2）重症度判定

国際前立腺症状スコア（IPSS）を重症度判定に用いる．合計スコアが7点以下を「軽症」，8〜19点を「中等症」，20点以上を「重症」とする（表5-17）．

（3）薬物療法

前立腺肥大症による排尿困難は尿道抵抗の増大が本態である．これには肥大結節による機械的閉塞と，交感神経刺激を介した前立腺平滑筋の収縮による機能的閉塞の2つの要因がある．機械的閉塞の要因にはアンチアンドロゲン薬が，機能的閉塞の要因にはα1ブロッカーが有効である．

（前立腺α1のサブタイプにはα1A，α1B，α1Cがあり，塩酸タムスロシン「ハルナール®」はα1Aとα1Cのサブタイプをブロックする薬剤として有効である．）

（4）前立腺肥大症に伴う蓄尿障害に対する鍼治療の効果

1999年北小路らは，前立腺肥大症による排尿障害を対象に鍼治療の有用性について検討した[14]．

対象および方法：排尿障害を主訴として来院した前立腺肥大症患者24例（平均年齢71±7歳，IPSSが8点「中等症」以上）に対し，ディスポーザブル鍼（直径0.3mm，鍼長60mm）を用いて，左右の中髎に徒手による捻鍼を10分間行った．臨床研究のデザインは，単一被検体法（ABA法）とした．評価は，鍼治療前，平均6回の鍼治療が終了した時点（以下鍼治療後という）および鍼治療終了後1ヵ月から3ヵ月を経過した時点（以下，終了後という）に，平均尿流率（以下，AFRという）と最大尿流率（以下，MFRという）を測定し，また国際前立腺症状スコア（IPSS）および夜間排尿回数による排尿症状の変化を調査した．

AFRは鍼治療前に比べ鍼治療後は有意（$p<0.05$）に改善したが，鍼治療前に比べ終了後は有意な差はなかった．IPSSおよび夜間排尿回数は，鍼治療前に比べ鍼治療後は有意（$p<0.05$〜$p<0.001$）に改善し，かつ終了後もその効果は持続した（図5-109）．

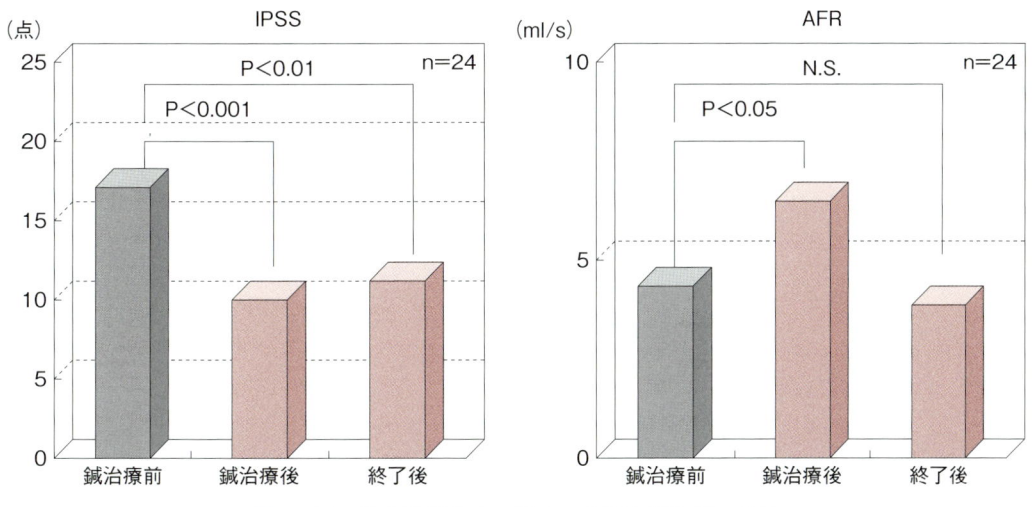

図 5-109　前立腺肥大症に対する中髎穴鍼治療の効果

(5) 前立腺肥大症に伴う蓄尿障害に対する中極穴の灸（温灸）の有効性

　富田賢一ら（2009 年）は[15]，泌尿器科外来を受診した患者のうち，夜間頻尿を有し薬物療法に抵抗を示す 34 名（男性 31 名，女性 3 名，平均年齢 73±7 歳）を対象とした．泌尿器科での診断は，前立腺肥大症 21 名，前立腺癌 7 名，神経因性膀胱 7 名，慢性前立腺炎 1 名，前立腺全摘除術後 1 名（重複あり）であった．夜間頻尿に対する温灸治療効果の検討は，患者 34 名を温灸治療群 20 名（73±7 歳）と，シャム温灸群 14 名（74±6 歳）の 2 群にランダムに割り付けた．治療は，患者自身が自宅で下腹部の中極穴に 1 週間毎日 3 壮施灸を行った．評価は，温灸群とシャム温灸群で治療前・治療中の各 1 週間での夜間排尿回数の累積数の変化について比較検討した．その結果，温灸群では治療前 21.6±11.8 回，治療中 16.8±9.9 回と，治療前・治療中で有意（$p < 0.05$）な減少がみられた．シャム温灸群は治療前 19.9±10.1 回，治療中 18.4±11.5 回で有意差はみられなかった．有効例は〔温灸群では 20 例中 10 例（50％），シャム温灸群では 14 例中 4 例（29％）〕であった（図 5-110）．中極穴の温灸は夜間頻尿に対して有効である．

6) まとめ

　高齢者の「排尿障害」に頻尿と尿意切迫が多いことから，過活動膀胱の概要とともに排尿障害に対する鍼灸治療について紹介した．過活動膀胱（下部尿路閉塞によって二次的に生じる OAB も含む）に対する鍼治療効果は，膀胱容量を増大させることによって尿意切迫・頻尿を抑制する．前立腺肥大症に対する鍼・灸治療効果は尿道抵抗を減弱させ排尿効率を高めること，夜間頻尿の回数を減少させることが示された．

　以上のことから，過活動膀胱・前立腺肥大による蓄尿症状に対して鍼灸医療は有効

夜間排尿回数

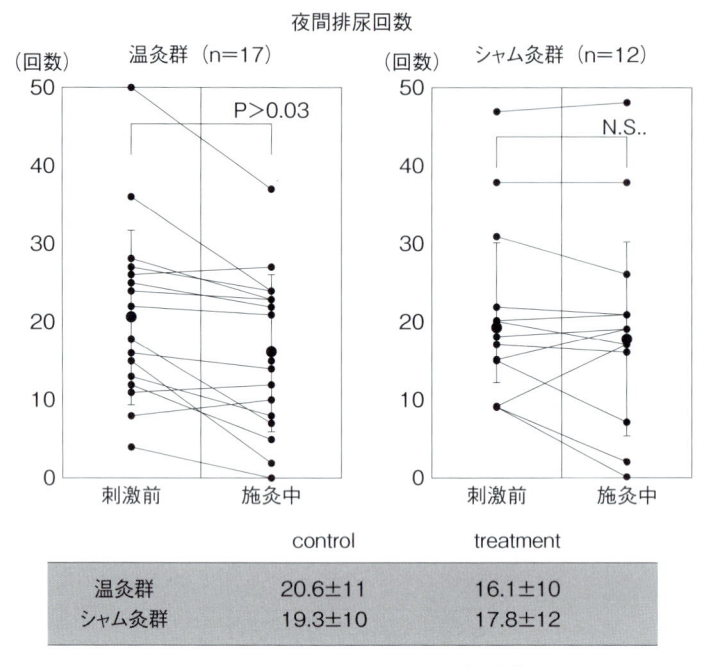

	control	treatment
温灸群	20.6±11	16.1±10
シャム灸群	19.3±10	17.8±12

図 5-110　夜間頻尿に対する灸治療（温灸）の効果

な手段であり，西洋医学との併用によって患者の生活の質をさらに向上させ得ることが示唆された．

（北小路博司）

参考文献

1) 北小路博司・他：鍼灸施術所に来院する患者の泌尿器系愁訴の保持率について．全日本鍼灸学会誌，43：99-108，1993．

2) Abrams P：New works for old：urinary tract symptoms for "prostation". *Br Med J*, 308：929-930, 1994.

3) Abrams P & Wein J：Introduction：overactive bladder and its treatments. *Urology*, 55 (Supplement 1)：1-2, 2000.

4) 本間之夫，柿崎秀宏，後藤百万・他：排尿に関する疫学的研究．日本排尿機能学会誌，14 (2)：266-273，2003．

5) 日本排尿機能学会過活動膀胱ガイドライン作成委員会：過活動膀胱診療ガイドライン．Blackwell Publishing，東京，26-27，2005．

6) Chang PL：Urodynamic studies in acupuncture for women with frequency, urgency and dysuria. *J Urol*, 140：563-566, 1988.

7) Philp T, Shaw P, Worth P：Acupuncture in the treatment of bladder instability. *Br J Urol*, 61：490-493, 1988.

8) Emmons SL & Otto L：Acupuncture for overactive bladder：A randomized controlled trial. *Obsterics Gynecol*, 106：138-143, 2005.

9) Klingler HC, Pycha A, Schmidbauer J, et al：Use of peripheral neuromodulation of the S3 region for the treatment of detrusor overactivity：a urodynamic-based study. *Urology*, 56：766-771, 2000.

10) Vandoninck V, van Balken MR, Agro EF, et al：Posterior tibial nerve stimulation in the treatment of urge incontinence. *Neurourol Urodyn*, 22：17-23, 2003.

11) 北小路博司, 寺崎豊博, 本城久司・他：過活動性膀胱に対する鍼治療の有用性に関する検討. 日泌尿会誌, 86：1514-1519, 1995.

12) 北小路博司：高齢者の排尿障害に対する鍼治療の有効性に関する基礎的および臨床的研究. 上原記念生命科学財団研究報告集, 13：298-302, 1999.

13) Honjo H, Naya Y, Ukimura O, et al：Acupuncture on clinical symptoms and urodynamic measurements in spinal cord injured patients with detrusor hyperreflexia. *Urol Int*, 65：190-195, 2000.

14) 北小路博司：第Ⅰ期前立腺肥大症に対する鍼治療の効果. 明治鍼灸医学. 24：25-32, 1999.

15) 富田賢一, 北小路博司, 本城久司, 中尾昌宏：夜間頻尿に対する温灸治療の効果, 全日本鍼灸学会誌, 59：116-124, 2009.

16. 視聴覚障害

A. 視覚障害

1) 白内障

　白内障とは，水晶体（図 5-111）が混濁した状態をいう．水晶体の混濁は蛋白変性や線維の膨化や破壊によるとされる．混濁の程度によって視力障害が生じる．現時点では水晶体の混濁は手術によってしか除去することはできないとされる．

(1) 白内障の成因

　白内障には先天性と後天性のものがある．先天白内障（先天的に水晶体の混濁がある）には遺伝性のものや胎児感染症（風疹など）などによって生じるものがある．その他には，加齢白内障（水晶体の加齢変化によるもの），外傷性白内障（打撲などにより水晶体が破損し，水晶体線維が変性して混濁するもの），併発白内障（長期にわたるぶどう膜炎や網膜剥離など眼内の病変に伴い，水晶体の栄養障害をもたらしたもの），糖尿病白内障（糖尿病に伴う代謝障害によるもの），ステロイド白内障（副腎皮質ホルモンの長期全身性投与によるもの），放射線白内障（X線などによる），後発白内障（手術によって水晶体を嚢外摘出した後で，後嚢近くに残った皮質が混濁したもの）などがある．

　白内障の中で最も頻度が高いのは加齢白内障であるといわれており，加齢による水

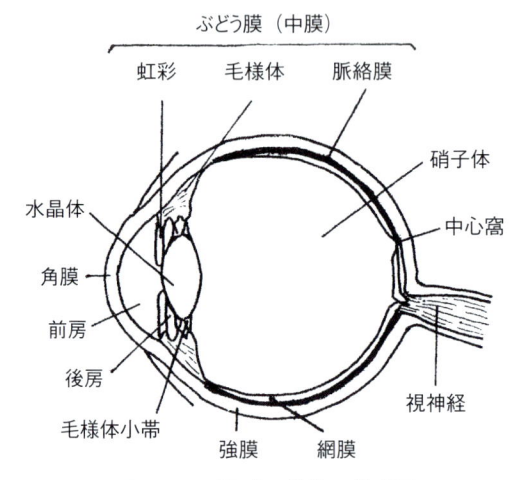

図 5-111　眼球の構造の模式図

晶体の混濁は50歳くらいから徐々に進行し，70～80歳の高齢者には，程度の差はあるがすべての人に認められるとされている．したがって，高齢者に対する鍼灸治療を行う場合，混濁の程度に差はあるものの，白内障があることを念頭に治療を行った方がよいと考えられる．

(2) 白内障の診断

水晶体の混濁の程度や混濁部位によって，以下のように分類される．

■1　水晶体の混濁の程度による分類

水晶体の混濁の程度によって，初発白内障（散瞳して初めて観察できるような軽度の白内障），未熟白内障（一部に透明な部分を残した白内障），成熟白内障（完全に混濁した白内障），過熟白内障（水晶体皮質が変性し，一部が囊外へ漏出したもの）に分類される．

■2　水晶体の混濁部位による分類（図 5-112）

a) 核白内障：水晶体核部の混濁をいう．
b) 皮質白内障：水晶体皮質部に混濁が生じたものをいう．
c) 前囊下白内障：水晶体前囊直下に生じた混濁をいう．
d) 後囊下白内障：水晶体の後囊上の混濁をいう．

(3) 臨床症状

混濁の程度によって，霧視（かすんでみえる），羞明（まぶしい），昼盲（明るい場所での視力低下），複視（ものが二重にみえる），老眼鏡をかけても近くがよくみえないなどの症状が生じる．

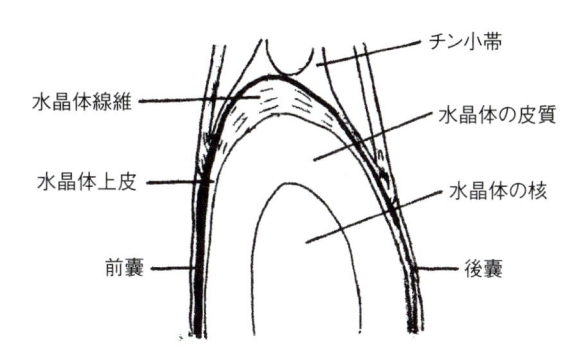

図 5-112　水晶体の構造模式図（断面図）

（4）西洋医学的治療

　眼科学的な治療としては，主に点眼薬を用いた薬物療法と混濁した水晶体の皮質や核を除去する手術療法がある．薬物療法は白内障の進行を抑制する目的で行われるが，濁った水晶体を元に戻すことはできないとされるため，混濁の進行した白内障では手術療法（水晶体嚢内摘出術や水晶体嚢外摘出術など）が行われる．視力が低下し，日常生活に支障がでるようになれば手術が考慮される．

　後発白内障では後嚢部分が混濁するため，YAGレーザーなどを使用して混濁を除去する．

（5）鍼灸の適応と治療法および評価

　鍼灸治療が白内障の発生，または進行を抑制することが可能か否かについては不明である．そこで，白内障混濁の軽減や混濁によって生じる直接的な症状の軽減を鍼灸治療の目的とするのではなく，鍼灸治療が有する心身のリラックス作用，眼疲労や眼精疲労の軽減作用，眼循環の改善作用を利用して，羞明や霧視，複視，昼盲などに伴う可能性のある眼疲労（疲れ目）や眼の違和感などの間接的な随伴症状の軽減を目的とする．

　鍼灸臨床では，白内障患者が眼疲労や眼の違和感を訴えることがあるため，そのような眼疲労を含めた間接的な随伴症状の軽減を鍼治療の目的とすることも重要である．また，これまでに鍼治療が視力向上効果を有することが報告されているために，初発白内障など混濁の程度が低いものに対して，視力向上を目的とする鍼治療を行うことは可能であると考えられる．さらに，混濁が進行し，手術の適応となった場合には，白内障手術が施行された後に視力向上を目的とした鍼治療が成り立つ可能性がある．

　図 5-113 は白内障術後患者（n=57，平均年齢73.9歳）に対して，視力向上を目的とした鍼治療を行った結果である．直径0.16mmの鍼（1番鍼）を用いて，両側の合谷，太陽穴などに10分間の置鍼術を行った結果，裸眼視力および矯正視力に有意な向上

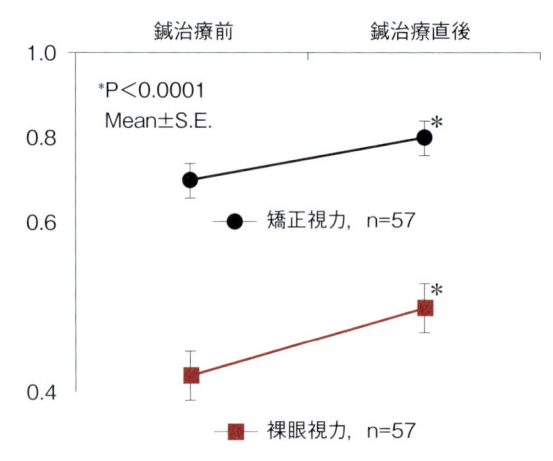

図 5-113 鍼治療による視力向上（文献 13 より引用）

が認められた．したがって，混濁の程度が低い患者には点眼薬の使用と並行して視力向上や眼疲労（または眼の違和感）などの軽減を目的に鍼治療を行い，混濁が進行して白内障手術が施行された患者には，さらなる視力向上を目的として鍼治療を試みることがよいと考えられる．

鍼治療は四肢にある手三里・合谷・光明，眼周囲の太陽・攅竹などの経穴に置鍼術などを行う．眼周囲には細い鍼（1番鍼や01番鍼）を用いて，皮下出血が起こらないよう，また，強刺激にならないように注意する．肩こりや頭痛，不眠などの随伴症状があるときには，頸肩部や頭部の筋緊張部位や圧痛部位を調べ，その部に刺鍼することもよい．冷えがある場合には，手足の経穴に灸をしてもよい．

鍼灸治療の効果判定として，視力表を用いて 5m 視力を測定したり（裸眼視力や患者が所有する眼鏡を用いての視力），VAS（visual analogue scale）やフェイススケールなどを用いて，視力や自覚的な眼疲労，または眼精疲労，その他の随伴症状の程度を確認することも重要である．

(6) 鍼灸治療の注意点

白内障は進行すると水晶体皮質が膨張することがあり，隅角が閉鎖され眼圧の急上昇を生じることもあるため（急性緑内障），白内障が疑われる場合には定期的な眼科学的検査（細隙灯顕微鏡検査・眼底検査など）や治療と並行して，鍼灸治療を行うことがよいと考えられる．

2）緑内障

緑内障とは，視神経乳頭，視野の特徴的変化の少なくとも1つを有し，眼圧を十分に下降させることにより視神経障害の改善，あるいは進行を阻止し得る眼の機能的構造的異常を特徴とする疾患とされる．

(1) 緑内障の分類

緑内障は，原発緑内障（原因疾患をもたないもの），続発緑内障（原因疾患をもつもの），発達緑内障（胎生期の隅角発達異常によるもの）に分類される．

■1 原発開放隅角緑内障

原発性で，隅角の広いタイプである．慢性に緩慢に進行し，徐々に視野の障害（欠損）が生じる．眼房水の眼球外への流出が障害されるため，眼圧は21mmHgを超える．このような眼圧上昇が生じるため，視神経乳頭陥凹や視野の障害が認められる．また，視神経乳頭や視野に異常があるものの，眼圧は正常範囲にあるものを正常眼圧緑内障とよび，原発開放隅角緑内障に含まれる．日本人には正常眼圧緑内障が多いといわれている．

■2 原発閉塞隅角緑内障

加齢に伴って水晶体が増大すると水晶体前面と虹彩の接触が生じ，房水の流出が障害されて後房（虹彩と水晶体の間）における圧が上昇し，虹彩根部が隅角を閉塞したものをいう．

■3 続発緑内障

炎症，腫瘍，循環障害，外傷，薬物などにより発症する緑内障をいう．

■4 発達緑内障

主として先天的な隅角形成異常により，房水の流出障害を起こして眼圧が上昇するもの．先天緑内障とよばれることもある．

(2) 眼圧について

眼球は強靭な強膜（外膜ともよばれる）に包まれ（図 5-111），その内側に房水，水晶体，硝子体，ぶどう膜，網膜などがある．これらによって，眼圧が生じる．これらの中で最も眼圧の維持や調節に関係の深いものが（眼）房水である．房水は水晶体，角膜，硝子体などの栄養・代謝をつかさどる．正常眼圧は10〜20mmHgとされている．房水は毛様体で作られ，後房→前房（角膜と虹彩の間）→隅角にあるシュレム管→強膜内の静脈を経て，眼球外に流出する．

(3) 視野変化について

緑内障が進行すると，正常視野→弓状暗点→鼻側階段→鼻側視野狭窄と進み，中心視野（求心性狭窄）のみ残るか，または中心視野がなくなり耳側島状視野が残るという経過をたどる．

(4) 緑内障の臨床症状

　開放隅角緑内障では多くの場合，初期には自覚症状がないが，時として眼精疲労（症候性眼精疲労）や不定愁訴を訴えることもある．進行すれば，視野欠損や視力障害を生じる．閉塞隅角緑内障では自覚症状として眼痛，頭痛，悪心，嘔吐，虹輪視（電球の光をみたときに虹がかかってみえる），霧視（目がかすむ）などがある．

(5) 西洋医学的治療

　眼科学的な緑内障治療の目的は患者の視機能を維持することであり，確実な治療法は眼圧を下降させることであるとされている．この目的達成のために，通常は点眼薬などによる薬物療法が行われ，薬物療法で眼圧が目的とする値にまで下降しない場合には，レーザー療法や手術療法が行われる．また，緑内障患者の眼循環が障害されている可能性も指摘されており，視神経保護の観点から眼循環改善作用を有する点眼薬が使用されることもある．
　①薬物療法：点眼薬や内服薬にて眼圧を下降させる（房水の流出促進や産生抑制作用を有する）．
　②手術療法：線維柱帯切除術やレーザー虹彩切開術（急性発作時），線維柱帯切開術（主に先天緑内障）などが行われる．

(6) 予　後

　治療によって適切な値にまで眼圧が低くコントロールされると，それ以上の視野の悪化を防止することが可能である．しかし，緩慢に視神経の障害が進行する例もあり，長期間にわたっての適切な眼圧コントロールと視機能の管理（眼科学的検査）が必要である．

(7) 鍼灸治療および評価

　鍼治療が，緑内障に対してどの程度確実な効果を有するかについては不明な点が多い．しかしながら，これまでに鍼治療（または鍼刺激・鍼通電）が，前述したような眼循環の改善作用だけでなく，眼圧下降作用，緑内障患者におけるコントラスト視力（視標と背景のコントラストを低くして行う視力測定）の向上効果などを有することが報告されているため，鍼灸治療は薬物療法などのサポートとして，眼圧下降や眼循環の改善，視力向上（または視力低下の防止）を目的として施術することになると考えられる．また，緑内障患者で眼疲労（または眼精疲労）や目の違和感を訴える場合もあるため，これら随伴症状の軽減も治療目的として重要である．
　鍼治療は，四肢にある合谷・手三里・光明，眼周囲の太陽・攅竹などの経穴に置鍼術などを行う．合谷や手三里，光明穴などは眼循環の改善や視力の維持，眼疲労（または眼精疲労）の軽減にとくに重要であると考えられる．他は白内障の鍼灸治療に準

ずる．

　鍼灸治療の効果判定として，5m視力の測定やVASを用いて，視力障害の程度や眼疲労，他の随伴症状の程度を把握しておくことも重要である．

　また，問診において，眼科受診時の視力測定や眼圧測定の結果，視野検査の結果（視野欠損の有無）などについて患者の分かる範囲で確認することも有用である．

(8) 鍼灸治療の注意点

　緑内障に対する鍼灸治療は，薬物療法などの眼科学的治療と併用すべきであり，鍼灸単独で治療することはすすめられない．緑内障治療は適切なレベルにまで眼圧を確実に下降させることが必要であり，眼圧や視野，視神経乳頭の状態を定期的に検査することが不可欠である．また，閉塞隅角緑内障の場合には急激な眼圧の上昇が起こり，眼痛，頭痛，霧視，悪心，嘔吐などが生じる．この場合には失明する可能性も考えられるために，そのようなことを防ぐために直ぐに眼科受診をすすめるべきである．

B. 聴覚障害

1) 耳鳴・難聴

　耳鳴とは外からの音刺激が存在しないのに耳や頭内に感じる音感をいい，難聴とは聞こえにくいことをいう．

　耳鳴と難聴は密接に関係している．耳鳴を訴える患者の多くは難聴を伴い（とくに感音難聴を合併），また，難聴を訴える患者の約半数程度は耳鳴を有するとの報告がある．慢性的な耳鳴を感じているものは成人の4.4〜15.1％程度存在するという報告があるが，耳鳴は一般的に聴力が悪いほど生じやすく，聴力が回復するにつれて耳鳴も改善していくことが多い．しかしながら，耳鳴は難聴がなくても生じることがある（無難聴性耳鳴）．また，原因（疾患）が明確になる場合もあるが，原因不明のものも多い．

　通常は，日常生活で耳鳴が気になって不愉快な場合に病的なものとして扱われる．自覚的な耳鳴が気にならないものもいる一方で，イライラや睡眠障害などを引き起こし，日常生活に支障をきたす場合のあることや，頸肩部のこりや頭痛，便秘などの随伴症状を有する場合のあることが報告されている．したがって，慢性的な耳鳴はその程度により，患者のQOLを著しく損なうことがある．耳鳴で苦しむ患者の中には，原因不明で根本的な治療を受けることのできないものもおり，鍼灸治療に耳鳴の改善を期待する患者は少なくない．また，難聴は軽度から中等度のものを含めて，日本で600万人以上が悩んでいると推定されている．

(1) 耳鳴の分類

　耳鳴は非振動性耳鳴（自覚的耳鳴）と振動性耳鳴（他覚的耳鳴）に分類される．耳

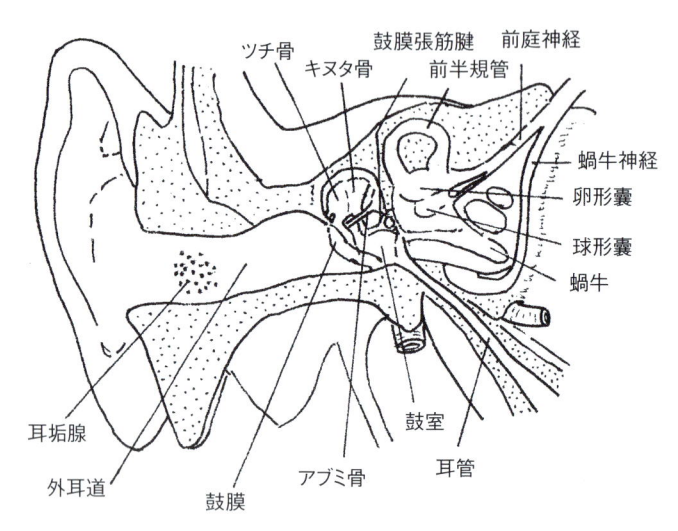

図 5-114　耳の構造の模式図（外耳・中耳・内耳）

鳴を訴える患者の多くは自覚的耳鳴である．自覚的耳鳴は原因不明のものも多い．
　①非振動性耳鳴：聴覚伝導路を含む聴器のどこかに生じた機械的，化学的刺激が原因で生じる耳鳴である．自覚的耳鳴がこれに含まれる．
　②振動性耳鳴：筋肉性（耳小骨筋や口蓋帆筋などの攣縮による）や血管性（耳近傍や脳底の動静脈瘤など）のものがある．他覚的耳鳴ともよぶ．

（2）難聴の分類

　聴覚に障害が生じ，機能低下が起こると聞こえが悪くなる（難聴）．難聴は障害部位（図 5-114）によって，伝音難聴，感音難聴，混合難聴の3つに分けられる．
　①伝音難聴：空気の振動が内耳に存在する聴覚細胞に感受されるまでの経路（外耳から中耳まで）の障害による難聴をいう．耳垢栓塞，慢性中耳炎などがこれにあたる．
　②感音難聴：蝸牛に存在する聴覚細胞より中枢側（内耳から聴皮質まで）に生じた障害による難聴をいう．突発性難聴，メニエール病，老人性難聴，騒音性難聴，ストレプトマイシン中毒，聴神経腫瘍による難聴などがこれにあたる．
　③混合難聴：伝音難聴と感音難聴が合併した難聴をいう．老人における中耳炎，中耳炎の内耳感染などがこれにあたる．

（3）臨床症状

　内耳性や中枢性の耳鳴は高音の耳鳴が多く（キーンなど），中耳性の耳鳴は低音の耳鳴が多いとされる．筋性の耳鳴はポコポコやパチパチという音で表現されることが多く，血管性では血管の拍動とほぼ同期して耳鳴を感じることが多い．
　老人性難聴では高音域の聴力から低下してくることが多いが，個人差がある．また，高音の耳鳴では高音域の難聴が，低音の耳鳴では低音域の難聴が生じることがある．

聴神経腫瘍（多くは前庭神経から発生した良性腫瘍）では，腫瘍が大きくなるにつれて耳鳴・難聴だけでなく小脳症状や脳圧亢進症状を呈する．

(4) 西洋医学的治療

突発性難聴やメニエール病，中耳炎など耳鳴や難聴の原因（疾患）に応じた治療が行われる．聴神経腫瘍の場合は基本的に外科的治療（手術）が行われる．一般的に耳鳴に対しては循環改善剤，ステロイド剤，ビタミン剤，精神安定薬や抗不安薬（耳鳴患者の中にはうつ状態や精神的な不安を訴えるものもいるため）などの薬物治療が行われることが多い．しかし，原因が特定できないことも多く，あまり効果がみられないことがある．手術療法では，慢性中耳炎に対する鼓室形成術やメニエール病に対する内リンパ嚢減荷術などがある．バイオフィードバック療法，Tinnitus Retraining Therapy（耳鳴に順応させることを目的とする）などの心理学的療法，高圧酸素療法などが行われることもある．難聴に対しては補聴器が使用されることもあるが，感音難聴では効果がみられないことがある．

(5) 鍼灸治療および評価

鍼灸治療の目的は，主として以下の3つからなる．
①鍼刺激が有する血流改善作用により（耳鳴・難聴を軽減改善するために），耳部や内耳の血流改善を目的として鍼治療を行う．
②強い肩こりや頸肩部の筋緊張に伴って耳鳴が生じたり，または増悪する患者に対しては，頸肩部の筋血流改善および筋の過緊張の緩和を目的とした頸肩部の鍼治療を追加する．
③心身の強いストレスが耳鳴を誘発，または増悪させることを患者が訴える場合には，リラックス効果を目的とした鍼治療を併せて行う，などである．

また，耳周囲や後頸部の圧痛や違和感のある経穴，および指頭での圧迫によって耳鳴の大きさや音質が変化する経穴への刺鍼も重要である．鍼灸治療による耳鳴・難聴の改善効果については，これまでにいくつかの研究があり，時として有効であることが報告されている．

鍼治療は，上肢にある合谷・外関・手三里，耳周囲の耳門・聴宮・聴会・角孫・翳風・完骨，後頸部の天柱・風池などの経穴に置鍼術などを行う．皮下出血が起こらないように注意しながら，1番鍼などの細い鍼を用いた軽刺激から治療を始める．肩こりや頭痛，不眠，不安感などの随伴症状があるときには，頸肩部の肩井，肩中兪，肩外兪，曲垣，天宗，肺兪，厥陰兪，頭部の百会（鎮静安心作用），脳戸（清頭目作用），四神聡などの筋緊張や圧痛，喜按のある経穴に刺鍼する．冷えがある場合には，手足の経穴に灸をしてもよい．

鍼灸治療の効果判定として，耳鳴の大きさや難聴の程度をVASやフェイススケールなどを用いて確認する．また，何種類の耳鳴が聞こえるかや耳鳴の音質（高低），

耳鳴がどの程度気になるかについても聴取しておく．随伴症状についても VAS などを用いて確認しておくことが望ましい．また，Weber 法などの音叉を用いた検査を行っておくことも効果判定に有用なことがある．

> ※ Weber 法：振動する音叉を頭頂部の正中に立て，音がどちらの耳に偏して聞こえるかを調べる．伝音難聴があれば患側の耳に，感音難聴があれば健側の耳に大きく聞こえる．難聴がなくなれば，両方の耳でほぼ同じ大きさに聞こえる．
>
> ※ Rinne 法：骨導と気導の聴取時間を比較する方法である．振動する音叉を片側の乳様突起にあて（骨導），音が聞こえなくなったときに，その音叉をすぐ同側の耳の横にかざして（気導），聞こえるか否かを検査する．検査は片側ごとに行う．Rinne 陽性は，気導の聴取時間の方が骨導より長いときであり（健常者または感音難聴が疑われる），陰性は気導の聴取時間の方が骨導より短いときである（伝音難聴が疑われる）．
>
> また，問診において，耳鼻科受診時の聴力検査の結果について患者の分かる範囲で確認することも有用なことがある．

(6) 鍼灸治療の注意点

耳鳴・難聴に対する治療は，基本的に西洋医学的治療との併用が良いと考えられる．耳鳴・難聴の原因は多岐にわたっており，すぐに耳鼻科を受診した方がよい疾患（突発性難聴やメニエール病など）や重篤な疾患（聴神経腫瘍など）が潜んでいることもあるからである．したがって，耳鼻科をまったく受診していない患者や長期間受診していない患者で耳鳴や難聴を訴える場合の鍼灸治療には細心の注意を払い，鍼灸治療の適否を見極めることが必要である．鍼灸治療の効果がみられない場合や増悪してくる場合には耳鼻科専門医の診断を仰ぐことが必要である．また，耳鳴は日々変動することがあり，鍼灸治療によって一時的に改善した場合でも再び増悪することがあるため，慎重に問診や経過観察を行う必要がある．

2) めまい

めまいとは，自分や周囲のものが運動していないのに運動しているように感じる錯覚あるいは異常感覚をいう．内耳が有する聴覚以外のもう1つの重要な働きは身体の平衡を司ることにある．平衡覚には内耳にある耳石器と半規管が関係する．耳石器と三半規管を合わせて前庭系という．平衡機能を保持する器官には，前庭系以外に視器系，深部知覚運動系などがある．平衡機能とは，起立時や歩行時に身体がふらつくことのないように頭部，四肢の相互関係を調節する機能をいう．

三半規管内にはリンパ液（内リンパ）が入っている．身体や頭を回転させたとき，それに合わせて内リンパが管の中を動き，それを感覚細胞がとらえることによって回

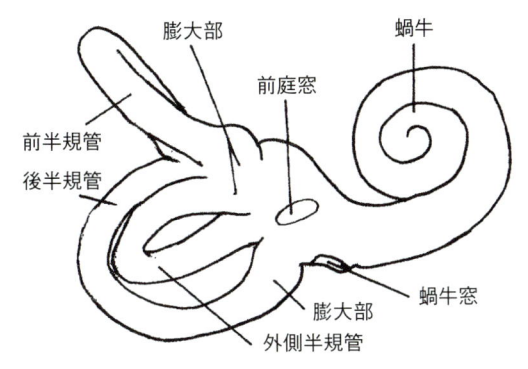

図 5-115 三半規管の模式図

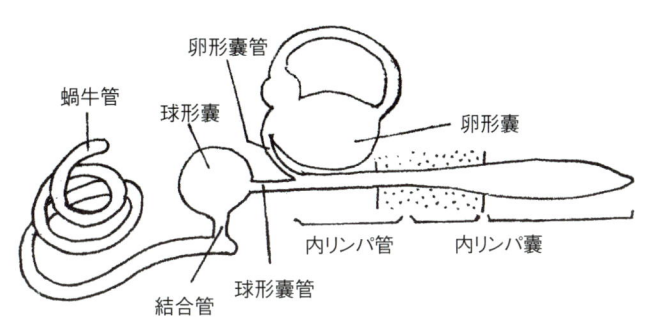

図 5-116 球形嚢と卵形嚢の模式図

転やスピードの程度を感知する（図 5-115）．耳石器は卵形嚢と球形嚢の2つの袋からできており（図 5-116），重力や直線的な加速度を感じる器官である．また，三半規管や卵形嚢，球形嚢から起こる前庭神経はすべて前庭神経節を通って延髄に入り，小脳や脳幹の神経核と反射路を形成している．

(1) めまいの分類

めまいは，前庭性と非前庭性に分けられる．前庭性めまいは，さらに中枢性めまいと末梢性めまい（耳性）に分けられる．

■1 前庭性めまい

中枢性めまいと末梢性めまいがある．

(a) 末梢性めまい

主に耳石器や半規管，前庭神経などの障害によって生じる．

(b) 中枢性めまい

中枢に原因のあるめまいをいう．中枢性めまいの原因は腫瘍，血管病変，変性疾患など多岐にわたる．めまい以外の他の脳神経症状（複視・構音障害・嚥下障害）を合併することもある．

■2　非前庭性めまい

鼻性または歯性，眼科的疾患（弱視や眼精疲労など），内科的疾患（血液疾患や循環器疾患など），精神医学的疾患，婦人科的疾患（月経や更年期障害など），神経症，自律神経不安定症などに由来するめまいをいう．

（2）めまいの臨床症状

めまいには回転性（vertigo）と非回転性（dizziness）がある．

■1　回転性めまい

天井や周りの景色がグルグルと回っているように感じる．
メニエール病，突発性難聴，良性発作性頭位眩暈症，前庭神経炎などの末梢性めまいだけでなく，脳腫瘍や小脳出血，一過性脳虚血発作などの中枢性めまいでも生じやすい．

■2　非回転性めまい

フラフラしたり，フワフワと揺れるような感覚（浮動感）を伴うめまい．椎骨脳底動脈循環不全症や脳動脈硬化症，脳腫瘍などで生じやすい．
※一般的に，中枢性めまいは回転性より浮動性が多く，末梢性めまいは回転性が多いともいわれるが，症状からだけでは原因の特定は難しい．

（3）西洋医学的治療

原因疾患に応じた治療が行われる．抗めまい薬としては循環改善剤や脳代謝賦活剤，ビタミン剤，自律神経調整薬，精神安定薬などが処方される．

（4）鍼灸治療および評価

平衡覚や視覚，深部感覚に加えて，自律神経もめまいに関与すると考えられる．とくに前庭系や脳に異常がない場合，自律神経機能に異常のある場合がある．このようなときに自律神経機能を調整することを目的として鍼治療を行う．また，めまいを訴える患者で頸肩部の筋に過緊張を起こしているものもいるため，胸鎖乳突筋や僧帽筋，肩甲挙筋，菱形筋，棘上筋，棘下筋などに筋緊張緩和，筋血流改善を目的として鍼治療を行う．過度の精神的ストレスによってもめまいが生じることがあるため，心身のリラックスを目的として治療を行う．使用する経穴については耳鳴・難聴の鍼灸治療に準じる．
診察時にロンベルグ（Romberg）検査やマン（Mann）検査，片足立ち（単脚直立）検査などの平衡機能検査を行っておくのも経過をみる上で有用である．

> ※ロンベルグ検査：両足を揃えて直立させ，身体が安定しているか否かをみる．次に，閉眼時に身体が動揺するか否かをみる．閉眼時に身体が大きく揺れたり，倒れてしまう場合にロンベルグ徴候陽性とする．ロンベルグ徴候陽性は末梢性前庭障害や下肢の深部感覚障害があるときにみられる．
>
> ※マン検査：片足のつま先にもう片足の踵をつけ，両足を縦一列にして起立させる．次に，閉眼時に身体の動揺が激しくなり，倒れそうになるか否かをみる．開眼，閉眼ともに30秒以内に直立姿勢がとれなくなった場合を異常とする．末梢性前庭障害や小脳障害では患側に倒れやすいとされる．
>
> ※片足立ち検査：片足で立てるか否かを左右の足で行う．諸説あるが，開眼で30秒以内，閉眼で10秒以内にふらついて反対側の足をつけたら異常とする．この検査が正常であれば，良好な直立機能を維持しているとされる．
>
> ロンベルグ検査→マン検査→片足立ち検査という順番で直立姿勢の維持が難しくなる．

(5) 鍼灸治療の注意点

基本的に西洋医学的検査または治療との併用が必要である．めまいを生じる疾患は非常に多岐にわたっているため，まず，原因疾患を確定し，その治療を行うことが重要である．しかし，時には原因不明のめまいを訴えるものもいるため，そのようなときに自律神経機能の調整，血流改善，心身のリラックスを目的に鍼灸治療を行い，効果的な場合がある．

〔鶴　浩幸〕

参考文献

1) 中村辰三・他：眼の調節機能と鍼治療．全日本鍼灸学会雑誌，33 (2)：138-144, 1983.
2) 内田輝和・他：近視に対する鍼治療の効果．全日本鍼灸学会雑誌，35 (1)：42-46, 1985.
3) 西田章通・他：VDT作業による眼精疲労に対する鍼刺激—眼の調節機能低下に及ぼす影響について—．臨床眼科，42 (6)：712-716, 1988.
4) 森和彦・他：鍼刺激に対する眼底局所血流動態変化のレーザードップラー眼底血流計を用いた検討．臨床眼科，51 (6)：1037-1040, 1997.
5) 所　敬，吉田晃敏・編：現代の眼科学（改訂第10版）．東京，金原出版，2009.
6) 福野梓・他：置鍼刺激が網膜感度とその測定に与える影響．全日本鍼灸学会雑誌,56(4)：628-635, 2006.
7) 坪田一男，大鹿哲郎・編：Text眼科学（改訂第2版）．東京，南山堂，2007.
8) Tsuru H, et al：Acupuncture on the blood flow of various organs measured simulta-

neously by colored microspheres in rats. *eCAM*, : 1-7, 2007.
9) 相良淑子・他：コントラスト感度視力検査装置による緑内障患者に対する鍼治療の視機能評価．眼科臨床医報，101（6）：715-718，2007．
10) 水上まゆみ・他：遠隔部経穴への鍼刺激が眼循環動態に及ぼす影響―合谷・風池・肝兪・光明・曲池の比較―．全日本鍼灸学会雑誌，58（4）：616-625，2008．
11) 福野梓・他：鍼刺激による屈折変化非依存性の視力向上効果．全日本鍼灸学会雑誌，58（2）：195-202，2008．
12) 鶴浩幸・他：鍼刺激が矯正視力と眼精疲労および心拍数に与える影響．東方医学，26(4)：11-16，2011．
13) 鶴浩幸：白内障と緑内障に対する鍼治療の観点．鍼灸OSAKA，27（2）：41-46，2011．
14) 伊藤壽一，中川隆之：発達期から老年まで600万人が悩む難聴Q＆A．京都，ミネルヴァ書房，2005．
15) 賀久一郎・他：鍼による聾・難聴の治療経験．全日本鍼灸学会雑誌，31（2）：181-184，1981．
16) 久住真理・他：耳鳴り患者の実態と鍼治療．全日本鍼灸学会雑誌，32（4）：280-287，1983．
17) 田辺成蹊・他：突発性難聴に対する鍼治療の検討．全日本鍼灸学会雑誌，35（3,4）：196-199，1985．
18) 切替一郎：新耳鼻咽喉科学．東京，南山堂，2001．
19) 小田恂：Primary care note めまい・難聴・耳鳴．日本医事新報社，東京，2005．
20) 中野雄一：講義ノート「新耳鼻咽喉科学入門」．考古堂書店，新潟，2008．
21) 呉孟達・他：迷路性耳鳴に対する"中西医結合診療"の臨床研究―鍼治療の有用性について―．全日本鍼灸学会雑誌，58（4）：626-641，2008．
22) 安藤文紀：耳鳴の鍼治療．季刊東洋医学，15（1）：19-24，2009．
23) 鶴浩幸：耳鳴・難聴に対する鍼治療．医道の日本，784：219-225，2009．
24) 小川郁・編：よくわかる聴覚障害 難聴と耳鳴の全て．大阪，永井書店，2010．

第6章

高齢者の保健・福祉

1. 医療保険制度

1) わが国の医療保険制度

　わが国の医療保険の制度は，長年，健康保険法（大正11.4.22），船員保険法（昭和14.4.6），国民健康保険法（昭和33.12.27），私立学校教職員共済組合法（昭和28.8.21），国家公務員共済組合法（昭和33.5.1），地方公務員等共済組合法（昭和37.9.8）により制定されており，大きく健康保険，船員保険，国民健康保険，各種共済（国家公務員・地方公務員・私立学校教職員共済組合）の4種類の保険により構成されていたが，平成20年（2008年）4月から主に75歳以上を対象とする「後期高齢者医療制度」が加わった．雇用されて給与収入を得ている者が加入する保険は「被用者保険」といわれ，そのほかの農林業，漁業，自営業者などのような給与収入を得ていない人たち（非被用者）が加入する国民健康保険は「非被用者保険」といわれる．

　高齢者の医療制度は，平成19年度（2007年度）までは老人保健法による医療等（老人医療ほか主に70歳以上）および医療等以外の保健事業（健康診査，健康相談，健康教育ほか）が行われていたが，平成20年度（2008年度）から，老人保健法が廃止され，新たに高齢者の医療の確保に関する法律（高齢者医療確保法）による制度が始まり，前記のように75歳以上の者および65歳以上75歳未満の者で一定程度の障害の状態にあり広域連合の認定を受けた者を対象に「後期高齢者医療制度」が発足した．

　しかし，後期高齢者という一定の年齢に達することによって特別な集団として扱われることへの反発（従来の医療保険には年齢によって加入が義務づけられる保険はなかった．）や制度上の種々の問題点が指摘され，見直しの必要性がいわれている．

　現状（2012年度）における高齢者の医療は，65〜74歳の高齢者（前期高齢者．ただし，一部の後期高齢者医療該当者を除く）は，健康保険，各種共済，船員保険の被保険者本人（保険料負担あり）や扶養家族（保険料負担なし）となっている場合にはその保険で受療し，それ以外は国民健康保険に加入（保険料負担あり）して受療するようになっている．一方，75歳以上（後期高齢者）は，全員が強制加入により後期高齢者医療保険（保険料負担あり）の被保険者となっている．

　鍼灸の保険取り扱いは，療養費払いとして6疾患（頸腕症候群，頸椎捻挫後遺症（むちうち），五十肩，腰痛症，神経痛，関節リウマチ）について，各医療保険者と都道府県鍼灸師会，鍼灸マッサージ師会との協定により，医師の同意書があれば可能とな

っている．

　国民医療費は，平成23年度（2011年）37兆8千億円（1人当たり29.6万円）であり，そのうち70歳以上は17兆円で44.9%を占め，前年に比して8千億円増加した．1人当たりの国民医療費は70歳以上が80.6万円で，70歳未満（17.9万円）に比して4.5倍となっている．なお，75歳以上の1人当たりは91.6万円であり，高齢になるほど顕著に増加している．

　各医療保険の名称，保険者（保険の運営主体），加入者数，保険給付のうちの現金給付の種類，および費用負担の国庫負担・補助を表6-1に示した．

表6-1　医療保険制度の概要（2011年4月現在）

制度名		保険者	2011年3月末加入者数（万人）	保険給付のうちの現金給付	費用負担の国庫負担・補助
健康保険	一般被用者 全国健康保険協会管掌健康保険（協会けんぽ）（旧政府管掌）	全国健康保険協会	総数 3,485 本人 1,958 家族 1,527	傷病手当金，出産育児一時金，家族出産育児一時金，出産手当金，埋葬料，家族埋葬料	給付費の16.4%（1兆1,822億円）
	組合管掌健康保険（組合健保）	健康保険組合 1,458	総数 2,961 本人 1,557 家族 1,403	同上（附加給付あり）	定額（16億円）（予算補助）
	健康保険法第3条第2項被保険者（日雇特例被保険者）	国	総数 2	同上	給付費の16.4%
船員保険		国	総数 14	同上	定額
各種共済組合	国家公務員	21共済組合	総数 919 本人 452 家族 467	同上（附加給付あり）	なし
	地方公務員等	62共済組合			
	私学教職員	1事業団			
国民健康保険	農業者，自営業者	市町村 1,723	総数 3,877 市町村 3,549 国保組合 328	傷病手当金，出産育児一時金，出産手当金，埋葬料，葬祭費	給付費等の50%（3兆4,459億円）
		国保組合 165			同 42%（2,842億円）
後期高齢者医療	75歳以上の者，65〜74歳で広域連合認定者（※）	都道府県ごとの広域連合 47	総数 1,458		国庫負担は給付費等の約50%，6兆1,774億円

注）国庫負担額は平成24年度予算ベースである．
※65〜75歳未満の該当者は，広域連合の区域内に住所を有し，一定程度の障害の状態にあって広域連合の認定を受けた者である．なお，生活保護受給者および適応除外とすべき特別な理由がある者は後期高齢医療から除外されている．

2）一部負担金（自己負担）

　　義務教育就学後から69歳は，外来，入院ともに，本人，家族ともに3割である．義務教育就学前は2割である（平成20年4月から1割に据え置き）．また，70～74歳は2割であるが，経過措置として1割となっている．75歳以上（後期高齢者医療）は1割である．ただし，70～74歳，75歳以上のいずれも現役並み所得者は3割である．現役並み所得者（上位所得者）とは，標準報酬月額53万円以上（70歳以上は，28万円以上で，年収が夫婦520万円，単身383万円以上）をいう．

3）高額療養費制度

　　自己負担額（一部負担金）が所定の月額限度額を超過した分を高額療養費とし，申請により後日支給（償還払い）されるものである．限度額は，一般，上位所得者，低所得者等の所得や年齢で異なる．ちなみに，一般は80,100円＋（総医療費－267,000円）×1％である（平成24年度）．

　　以上の他，世帯合算基準額制度，多数回数該当世帯の負担軽減制度，長期高額疾病患者の負担軽減制度，高額医療，高額介護合算制度などがある．

2. 高齢者の福祉制度

　　社会福祉とは，「すべての人びとが人生の諸段階を通じ幸せな生活を送ることができるようにする社会的施策」を意味する（2005年「国民福祉の動向」p.47）．すなわち，国民の幸せな生活を実現するための制度である．社会福祉の関連法の沿革を表6-2に示す．

　　老人福祉法では，基本的理念で，高齢者を「敬愛され，生きがいをもった健全で安らかな生活を保障されるべき存在」と位置づけ，それを実現するための国，地方公共団体，事業者の責任を明確にするとともに，本人の心身の健康保持や社会的活動への参加等の努力義務を課している．

1）高齢者福祉制度のポイント

（1）在宅サービス（居宅サービス）の重視

　　障害高齢者や虚弱高齢者の増加に伴い，施設に入所してサービスを受ける施設福祉中心から在宅福祉を重視するようになってきている．また，①ホームヘルプサービス（訪問介護），②ショートステイ（短期入所生活介護），③デイサービス（通所介護（日帰り介護））を在宅サービスの三本柱と位置づけ，その充実を図っている．

表 6-2 社会福祉の関連法の沿革

1) 昭和 21.11.3：社会福祉の用語の初めての法的使用（日本国憲法）
   第 25 条第 1 項　すべて国民は健康で文化的な最低限度の生活を営む権利を有する．
         第 2 項　国は，すべての生活部面について，社会福祉，社会保障及び公衆衛生の向上及び増進に努めなければならない．
2) 昭和 21. 4：閣議決定 「生活困窮者緊急生活援護要項」
3) 昭和 21.10：旧・生活保護法
4) 昭和 22.12.12：児童福祉法，10.18 災害救助法
5) 昭和 24.12.26：身体障害者福祉法
6) 昭和 25. 5. 4：新・生活保護法
7) 昭和 26. 3.29：社会福祉事業法（現・社会福祉法）
8) 昭和 35. 3.31：精神薄弱者福祉法（平成 10 年に知的障害者福祉法に改称）
9) 昭和 36 年：国民皆保険制度，国民皆年金制度はじまる．
   （昭和 33.12.27 国民健康保険法，昭和 34.4.16 国民年金法）
10) 昭和 38. 7.11：老人福祉法
11) 昭和 39. 7. 1：母子福祉法（56 年に，母子及び寡婦福祉法に改称）
12) 昭和 46. 5.27：児童手当法
13) 昭和 48. 1　：老人福祉法改正による老人医療費支給制度（一部負担金の公費負担）
14) 昭和 57. 8.17：老人保健法（58.2.1 施行）…老人医療で一部負担金制度導入
15) 昭和 62. 5.26：社会福祉士及び介護福祉士法
◆以後，各法律で多くの改正が行われた．

（2）保健・福祉・医療各施策の総合的推進

高齢者のニーズ（健康づくり，予防，治療，リハビリテーション，療養等）に応じて保健・福祉・医療各施策間の調整を行い，適切に対応できるシステムが必要である．都道府県，市町村においては高齢者サービス総合調整会議があり，また，市町村には在宅介護支援センターがある．

（3）福祉マンパワー，介護マンパワーの養成と確保の促進

専門職としての①社会福祉士（身体上や精神上の障害，環境上の理由で日常生活を営むのに支障がある者の福祉の相談に応じ，助言，指導，援助を行う），②介護福祉士（身体上や精神上の障害で日常生活を営むのに支障がある者に対する入浴，排泄，食事その他の介護や，本人や介護者への指導を行う），③ホームヘルパー（訪問介護士：身体上や精神上の障害で日常生活を営むのに支障がある高齢者の家庭に派遣され，身体の介護や家事，相談，助言等を行う）があり，また，介護保険制度による新たなマンパワーとして④介護支援専門員（ケアマネージャー：要介護認定審査のための訪問調査，ケアプラン作成，調整などを行う），⑤介護予防運動指導員（要介護状態にならないための予防運動の指導を行う）などが創設された．

2）在宅サービスの概要

福祉サービスは，自宅にいて，あるいは出かけていってサービスを受ける在宅サー

表6-3 在宅サービスと施設サービスの種類

在宅サービス	施設サービス
①ホームヘルプサービス ★	①特別養護老人ホーム
②ショートステイ ★	②養護老人ホーム
③デイサービス（A～E型）★	③軽費老人ホーム（A型）
④在宅介護支援センター	④軽費老人ホーム（B型）
⑤老人日常生活用具給付等事業	⑤軽費老人ホーム（介護利用型＝ケアハウス）
⑥高齢者サービス総合調整推進事業	⑥高齢者生活福祉センター
⑦高齢者総合相談センター（シルバー110番）	⑦老人福祉センター
⑧高齢者能力開発情報センター	⑧老人憩の家
⑨老人クラブの育成	⑨老人休養ホーム
★印は在宅サービスの3本柱	⑩有料老人ホーム

ビス（居宅サービス）と，施設に入所して，あるいは施設を利用してサービスを受ける施設サービスに分類される．それぞれに表6-3のようなサービスがある．介護保険の適応者は介護保険で行う．

(1) ホームヘルプサービス事業（訪問介護）

ホームヘルパー（訪問介護士）が日常生活に支障のある高齢者の家庭を訪問して，介護・家事サービス等を提供して，①高齢者の健全で安らかな在宅生活の継続の支援，②家族の介護負担の軽減を図る．

実施主体は市町村（介護保険では市町村，特別区）であるが，事業の一部の委託ができる．委託先は社会福祉協議会，福祉公社，農業協同組合，民間事業者（シルバーサービス）等である．派遣対象世帯は，老衰，心身の障害および傷病等のために日常生活に支障のあるおおむね65歳以上の者がいる世帯である．費用負担は，課税世帯は5階層区分となっているが，低所得世帯（生活保護世帯，非課税世帯）は無料である．

サービス内容には，①身体の介護，②家事，③相談がある．身体の介護には，食事介護，排泄介護，衣類着脱介護，入浴介護，身体の清拭，洗髪，通院等の介助，その他必要な身体介護などがある．家事には，調理，衣服の洗濯，住居等の掃除，整理整頓，生活必需品の買い物，関係機関との連絡，その他必要な家事などがある．相談・助言には生活，身の上，介護に関する相談・助言がある．

(2) ショートステイ事業（短期入所生活介護）

寝たきり老人等を，短期間一時的に老人ホームに入所させ，介護者に代わって介護することにより，家族の介護負担の軽減を図る．

利用の要件は，社会的理由（疾病，出産，冠婚葬祭，事故，災害等）および私的理由（介護疲れによる休養，旅行等）による．利用対象者は，おおむね65歳以上の在宅寝たきり高齢者や重度身体障害者である．実施施設は，市町村長指定の特別養護老

人ホーム，養護老人ホーム，老人短期入所施設である．利用期間は，原則として7日以内．計画的利用の場合には3か月以内は可能である．定員20人以上の場合は送迎が必要である．なお，ナイトケア促進事業として夜間の介護を得られない寝たきり高齢者や認知症性高齢者を夜間のみ預かり保護することがある．

(3) デイサービス事業（日帰り介護＝通所介護）

寝たきり高齢者や虚弱高齢者を，送迎用リフトバス等を用いてデイサービスセンターに来所させたり，居宅に訪問してサービスを提供することにより，高齢者の心身機能の維持および介護家族の負担の軽減を図る．

利用対象者は，おおむね65歳以上の高齢者や身体障害者で，身体の衰弱や寝たきり等のために，日常生活に支障のある者である．実施施設は，特別養護老人ホーム（特養），養護老人ホーム，老人福祉センターに併設のデイサービスセンター（**表6-4**）．ただし，事業が適切に実施されると認められた場合は，単独設置または他の施設への併設も可能である．

サービスの内容には，①基本事業，②通所事業，③訪問事業がある．基本事業には生活指導，日常動作訓練，養護，家族介護者教室，健康チェック，送迎などがあり，通所事業には入浴サービス，給食サービスがあり，訪問事業には入浴サービス，給食がある．

(4) 在宅介護支援センター運営事業

①在宅介護に関する相談，助言，②連絡，調整（公的サービスが受けられるよう市町村等と調整），③介護機器の展示，使用方法の指導等，④その他地域住民への公的サービスの周知，利用についての啓発などがある．

(5) その他の事業

①老人日常生活用具給付等事業

寝たきり高齢者や一人暮らしの高齢者に対し，特殊寝台その他の日常生活用具を給

表6-4 デイサービスセンター等の型（型によって提供する事業内容が多少異なる）

デイサービスセンター等の型	利用対象者	標準利用人員	利用対象者の条件等
A型（重介護型）	寝たきり高齢者等の重介護の必要者	15人以上	利用人員の内，特養対象程度者10人以上．
B型（標準型）	A型とC型の中間（混合）	15人以上	利用人員の内，特養対象程度者5人以上．
C型（軽介護型）	主に虚弱高齢者	15人以上	
D型（小規模型）	虚弱高齢者	8人以上	
E型（認知症性高齢者向け毎日通所型）	認知症性高齢者	8人以上 5人以上も可	

付または貸与する．

②高齢者サービス総合調整推進事業

都道府県，指定都市における「高齢者サービス総合調整推進会議」，市町村における「高齢者サービス調整チーム」がある．

③高齢者総合相談センター（シルバー110番）

電話相談，面接相談，情報収集・整理等を行う．プッシュ回線『♯8080（ハレバレ）』が設置されている．

④高齢者能力開発情報センター

就労斡旋事業および福祉情報等サービス事業（社会参加促進サービス，福祉情報サービス）を行う．

⑤老人クラブの育成

老人クラブは，2000年にはクラブ数が133,138，会員数8,739,542人であったが，2011年（3月末）にはクラブ数109,156，会員数6,674,739人（岩手・宮城・福島県を除く）であり，年々減少している．主に①シルバーボランティア活動（友愛訪問活動，交通安全奉仕，地域美化運動等），②教養講座開催（老人健康食講座，生きがい講座，郷土文化等の継承など），③スポーツ振興事業（歩け歩け運動，ゲートボール等）などの活動をしている．

3）施設サービスの概要

施設に入所して，あるいは施設を利用してサービスを受けるものであり，表6-5に示すものがある．なお，福祉施設ではないが，医療機関から自宅に戻るまでの中間施設であり，介護保険施設である老人保健施設も参考のために示した．特別養護老人ホーム（特養）のうち，指定介護老人福祉施設となったものへの入所は介護保険の適応になっている．

3．介護保険制度

1）介護とは

介護は，身体や精神の障害あるいは老化のために日常生活に支障が生じて維持できなくなった者に対して，健康なときには自分でしていた食事や排泄，入浴その他の「日常生活行動・動作を補助し支える」ことである．すなわち，生活の自立をはかるための「生活の場面での介助および家事や健康管理などの援助をすること」であり，その目的は，「自立」と「QOL（生活の質）の向上」である．介助は，ある目的動作を助けることであり，障害者などの日常生活動作や起居動作の手助けをいう．

介護という用語の法的使用の最初は，明治25年（1892年）の［陸軍軍人傷痍疾病恩給等差例］であり，「不具モシクハ廃疾トナリ常ニ介護ヲ要スムモノハ～」と記さ

表 6-5 施設サービスの種類と概要

①特別養護老人ホーム	常時介護が必要で，家庭での生活が困難な高齢者のための福祉施設． (2010 年 10 月) 5,676 施設，定員 403,313 人 (1) 設置主体：地方公共団体，社会福祉法人　(2) 入所：措置（行政権限で決定） (3) 定員等：原則 50 人以上．一定条件下で 30 人以上．条件により 3 割限度内で個室． (4) 費用負担：本人（収入により 24 万円以下）と扶養義務者（措置額との不足分）．
②養護老人ホーム	身体上，精神上，環境上，経済的な理由で 居宅での生活が困難な者（日常生活に支障があったり住宅に困窮）のための福祉施設． (2011 年 10 月) 893 施設，定員 58,083 人 (1) 設置主体：地方公共団体，社会福祉法人 (2) 入所：措置（行政権限で決定）　(3) 定員等：50 人以上． (4) 費用負担：本人（収入により 14 万円以下）と扶養義務者（措置額との不足分）．
③軽費老人ホーム （A 型） 給食サービス付．	60 歳以上の者で，家庭環境，住宅事情等 の理由で，居宅での生活が困難な者のための福祉施設．（給食サービス付） (2011 年 10 月) 208 施設，定員 12,232 人 (1) 設置主体：社会福祉法人　(2) 入所：契約　(3) 定員等：50 人以上． (4) 費用負担：本人
④軽費老人ホーム （B 型） 給食なし．自炊．	60 歳以上の者で，家庭環境，住宅事情等の理由で，居宅での生活が困難な者のための福祉施設．（給食サービスなし．自炊） (2011 年 10 月) 24 施設，定員 1,090 人 (1) 設置主体：社会福祉法人　(2) 入所：契約 (3) 定員等：50 人以上．併設では 20 人以上．　(4) 費用負担：本人
⑤軽費老人ホーム （介護利用型）＝ ケアハウス	車いすやホームヘルパー等を活用し，自立した生活を継続できるように工夫された新しい軽費老人ホーム (2011 年 10 月) 1,769 施設（前年比 +51），定員 71,898 人 (1) 設置主体：社会福祉法人　(2) 入所：契約 (3) 定員等：30 人以上．併設では 15 人以上 (4) 設備：個室＝単身 1 人当たり　21.3㎡以上，夫婦＝31.9㎡以上．車いす可能． (5) 費用負担：本人．生活費，管理費，事務費
⑦老人福祉センター	相談，健康増進，教養の向上，レクリエーション等のための便宜を供与． (2011 年 10 月 1 日) 1,933 施設 A 型（標準的機能），特 A 型（健康関係部門強化→健康づくり活動の場），および B 型（A 型の機能の補完事業）．（注）A 型と特 A 型には浴場設備． (1) 設置主体：特 A 型＝市町村．その他は地方公共団体又は社会福祉法人 (2) 利用料：原則無料
⑧老人憩の家	老人福祉センターより小規模で，60 歳以上の高齢者に対し，教養の向上，レクリエーション等のための場を供与する．近年減少している． (2009 年 10 月 1 日) 2,585 施設 (1) 設置主体：市町村　(2) 利用料：原則無料
⑨老人休養ホーム	景勝地，温泉地等の休養地に設置された宿泊施設で，おおむね 60 歳以上の高齢者（及び付添人）の保健休養，安らぎの場に利用する．近年減少している． (2009 年 10 月 1 日) 28 施設 (1) 設置主体：市町村
⑩有料老人ホーム	常時 10 人以上の高齢者を入所させて，給食その他日常生活に必要な便宜を供与する． (2011 年 10 月 1 日) 4,640 施設，定員 216,174 人 (利用料は全額入所者負担)
（参考） ◆老人保健施設	病状安定期にあり，入院治療は必要ではないが，家庭に復帰するために機能訓練や看護・介護が必要な寝たきり高齢者等のための施設． (2010 年 10 月 1 日) 3,382 施設，定員 306,642 人 (1) 設置主体：医療法人，社会福祉法人，市町村

れており，公的な給付対象者の特定のために用語が作られた．その後，恩給法，救護法，傷兵保護に関する規則などに使用された．戦後の最初の使用は「児童扶養手当法施行令」である．また，介護それ自体を公的な施策のテーマとして規定したものとして，1962年（昭和37年）の老人福祉法の制定を求めた中央社会福祉審議会の答申「老人福祉施策に関する意見」の中に「精神上又は身体上著しい欠陥があるために常時の介護を要する老人については…」として使用された．

2）介護専門職の出現

（1）介護福祉士

1963年（昭和38年）に老人福祉法が制定されて寝たきり高齢者を対象とする「特別養護老人ホーム（特養）」が新設されてから，日常生活でその人が自立的にはできないことを手助けして行わせてあげる介護の専門家が生まれ，1987年（昭和62年）には国家資格である介護福祉士が誕生した．（社会福祉士及び介護福祉士法）

同法による介護福祉士の「介護の対象者」は，身体上または精神上の障害があることにより日常生活を営むのに支障がある者であり，「業務の内容」は，入浴，排泄，食事その他の業務を行い，ならびにその人および介護者に対して介護に関する指導を行うことである．

（2）ホームヘルパー

ホームヘルパーとは，訪問介護員であり，老衰や心身の障害などによって日常生活を営むのに支障をきたしている高齢者や障害者の家庭を訪問して，身体の介護や家事のサービスを提供したり，相談，助言を行って，その人の生活を支える仕事，すなわち「訪問介護」を行う者である．この事業を訪問介護事業(ホームヘルプ事業)という．

身体の介護とは，食事，排泄，入浴，衣服の着脱，身体の清拭・洗髪，通院などの手助けをすることであり，家事に関することとは，調理，洗濯，掃除，買い物，補修，関連機関への連絡などである．相談・助言とは，生活，介護，身の上などに関する相談を受けたり助言をすることである．

ホームヘルパーの資格は国家試験によるのではなく，規定の時間の講習を修了することで与えられる．ホームヘルパーには1級と2級がある．かつて3級もあったが，家事援助が中心であり，2009年4月から介護保険のサービス報酬の対象でなくなったため廃止された．なお，ホームヘルパーの資格は制度改変により介護福祉士に統一されることになり，2014年4月からは2級養成講座受講修了に代わり，まず「介護職員初任者研修」修了者に介護職員の資格が与えられる．さらに実務者研修を経て介護福祉士になることができ，さらにその上に認定介護福祉士の資格がある．

（3）介護支援専門員（ケアマネージャー）

2000年（平成12年）の介護保険制度の新設に伴って新たに作られた専門職の国家資格であり，介護認定の申請者に対する訪問調査，要介護認定を受けた人の介護計画（ケアプラン）の作成，サービスの依頼，サービス内容の適否の検討，介護計画の再作成などの支援を行う．

介護支援専門員になるためには，実務研修受講試験に合格し，介護支援専門員実務研修を受講して修了しなければならない．受験資格は，保健・医療・福祉の国家資格所有者で，かつ，その分野で5年以上，500日以上の実務経験者，あるいは，資格を有さず，介護等の業務への従事期間が通算10年以上，1,800日以上の者である．保健・医療・福祉の国家資格とは，医師，歯科医師，看護師，理学療法士ほか多くの資格があるが，はり師，きゅう師も含まれているので，条件を満たしていれば実務研修受講試験を受験できる．

（4）介護予防運動指導員

介護予防運動指導員は，高齢者が介護の手を必要とすることなく，健康で生き生きとした生活を送れるよう，高齢者筋力向上トレーニングなどの介護予防サービスを行ってサポートする者であり，介護予防のプログラム立案と運動指導（指導と効果判定）を行う．介護予防運動指導員になるためには，介護予防運動指導員講座を受講し，修了試験に合格し，認定されなければならない．受講条件は医療・福祉・介護の資格を有し，2年以上の経験を有するものであるが，はり師，きゅう師も含まれているので受講できる．認定は財団法人東京都高齢者研究・福祉振興財団から行われる．

3）介護保険法（平成9.12.17）

介護保険法は，加齢に伴って生ずる心身の変化に起因する疾病等により要介護状態となった者等に対して，本人の能力に応じて自立した日常生活を営むことができるように，必要な保健医療サービス及び福祉サービスの給付を行うために必要な事項を定めて，国民の保健医療の向上及び福祉の増進を図ることを目的としている（第1条）．原因が加齢に伴って生じたものでない場合は対象にならない．たとえば交通事故によるものは自賠責保険，仕事での事故によるものは労災保険による．

4）介護保険制度の概要

（1）介護保険の保険者とは（介護保険法・第3条）：市町村，特別区である．

（2）保険者（市町村）を支援する重層の仕組みとは

国，道府県，医療保険者，年金保険者に支援の責務を負わせている．

（3）被保険者とは（介護保険法・第9条）

次の①または②の者をいう．
① 1号被保険者：市町村の区域内に住所を有する65歳以上の者．
② 2号被保険者：市町村の区域内に住所を有する40歳以上65歳未満の医療保険加入者．

（4）要介護者とは（介護保険法・第7条）

① 要介護状態にある65歳以上の者
② 要介護状態にある40歳以上65歳未満の者で，その要介護状態の原因である身体上又は精神上の障害が加齢に伴って生ずる心身の変化に起因する疾病であって政令で定めるもの（＝特定疾病という．）であるもの．

（5）要支援者とは（介護保険法・第7条）

① 要介護状態となるおそれがある状態にある65歳以上の者．
② 要介護状態となるおそれがある状態にある40歳以上65歳未満の者で，その要介護状態となるおそれがある状態の原因である身体上又は精神上の障害が，加齢に伴って生ずる心身の変化に起因する疾病であって政令で定めるもの（＝特定疾病）であるもの．

（6）要介護状態とは

身体上または精神上の障害があるために，入浴，排泄，食事等の日常生活における基本的な動作の全部または一部について，厚生労働省令で定める期間（＝6か月）にわたり継続して，常時介護を要すると見込まれる状態であって，その介護の必要の程度に応じて厚生労働省令で定める区分（＝要介護状態区分）のいずれかに該当する状態をいう．

（7）要支援状態とは

身体上または精神上の障害があるために，入浴，排泄，食事等の日常生活における基本的な動作の全部もしくは一部について，厚生労働省令で定める期間にわたり継続して，常時介護を要する状態の軽減もしくは悪化の防止に特に資する支援を要すると見込まれ，又は身体上もしくは精神上の障害があるために厚生労働省令で定める期間にわたり継続して日常生活を営むのに支障があると見込まれる状態であって，支援の必要の程度に応じて厚生労働省令で定める区分（＝要支援状態区分）のいずれかに該当する状態をいう．

表6-6 特定疾病

①がん（末期）…治療に反応せず，進行性かつ治癒困難なものに限る）	⑨閉塞性動脈硬化症
②初老期の認知症（アルツハイマー病，脳血管性認知症，レビー小体病等）	⑩慢性閉塞性肺疾患（肺気腫，慢性気管支炎，気管支喘息，びまん性汎細気管支炎）
③脳血管疾患（脳出血，脳梗塞等）	⑪両側の膝関節または股関節の著しい変形を伴う変形性関節症
④進行性核上性麻痺，大脳皮質基底核変性症，パーキンソン病（パーキンソン病関連疾患）	⑫関節リウマチ
⑤脊髄小脳変性症	⑬後縦靱帯骨化症
⑥多系統萎縮症	⑭脊柱管狭窄症
⑦筋萎縮性側索硬化症	⑮骨折を伴う骨粗鬆症（脊椎圧迫骨折，大腿骨頸部骨折・転子部骨折等）
⑧糖尿病性神経障害，同腎症，同網膜症	⑯早老症（ウェルナー症候群）

（注）多系統萎縮症＝シャイ・ドレーガー症候群，オリーブ橋小脳萎縮症，線条体黒質変性症

（8）特定疾病とは

　加齢に伴って生ずる心身の変化に起因する疾病であって政令で定めるものをいう．当初は15疾病であったが，平成18年度（2006年度）からがん（がん末期）が加わり16疾病となった（表6-6）．

　これらの疾病が原因で日常生活の自立が困難になり，要介護あるいは要支援状態が6か月以上にわたって続くことが予想される場合との条件がある．

5）介護保険の手続き

　サービスの提供を受けるためには，要支援者か要介護者の認定を受けた者でなければならない．被保険者は介護保険を運営する保険者である市町村等に認定審査の依頼をする．認定されたら，介護サービス提供機関にサービスの依頼をして，介護プラン（ケアプラン）をたてて契約し，居宅サービスあるいは施設サービスの提供を受ける．要支援は地域包括支援センターに，要介護は介護事業者に依頼する．サービスを受けた者は，介護利用料として自己負担分の1割を支払う．介護サービス提供機関は利用者の負担分以外の残額については，国保連合会に対してサービス費の請求を行って支払いを受ける．国保連合会は支払ったサービス費を保険者に請求する．

　認定診査の依頼を受けた保険者は，訪問調査を行って依頼者の状況を把握して診査資料とする．訪問調査は，原則として市町村の調査担当者である介護支援専門員（ケアマネージャー）などが実施し，その記録に基づいて，コンピューターによる「一次審査（判定）」が行われる．一次判定の結果とかかりつけ医からの意見書に基づいて介護認定審査会で審査される（図6-1）．

6）介護保険料の納付

　1号被保険者には，老齢退職年金から天引きされる特別徴収と口座振替による普通徴収がある．2号被保険者は，医療保険者が徴収して社会保険診療報酬支払基金へ納付する．

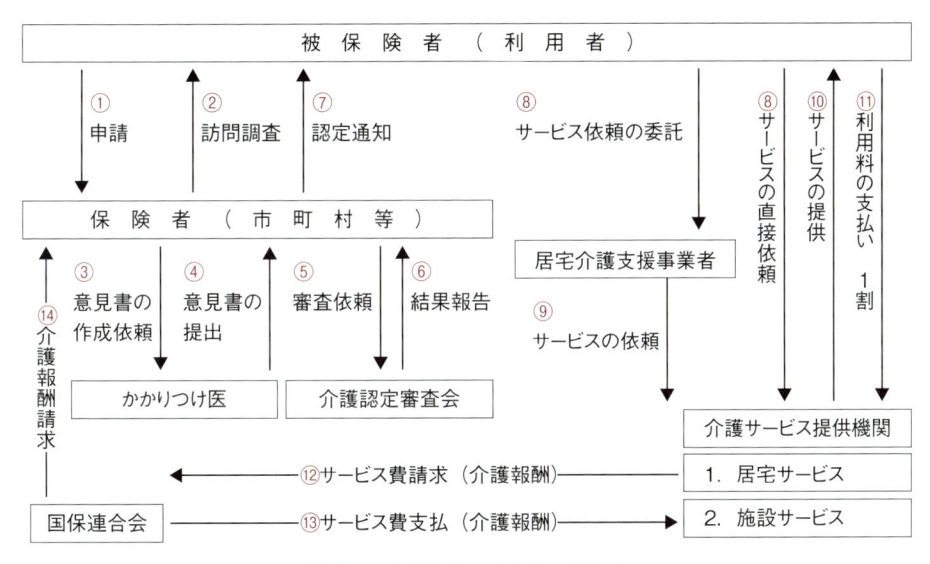

図6-1 介護保険の手続きの流れ

7) サービスの概要

(1) サービスの種類

要介護者に対する介護給付サービスおよび要支援者に対する予防給付サービスの種類を**表6-7**に示す.

(2) 施設サービスについて

(a) 介護保険施設とは（介護保険法・第7条）

介護福祉施設と介護保健施設および介護療養施設の3種類がある.

①指定介護老人福祉施設（介護保険法・第86〜93条）

老人福祉法における老人福祉施設（第5条の3）のうち，申請して知事から指定を受けた特別養護老人ホームである（**表6-5**参照）．老人福祉施設では，特別養護老人ホームだけが介護保険施設になることができる．指定辞退は1ヵ月以上の予告期間をおく．変更届出は10日以内に行う．

②介護老人保健施設（介護保険法・第94〜106条）

知事から許可を受けた老人保健施設である．病状が安定期にあり，入院治療の必要はないがリハビリや看護・介護を中心とした医療ケアを必要とする高齢者を受け入れ，医療ケアと生活サービスを併せて提供して家庭への復帰を目指す施設であり，介護士のほかに看護師と，医師，理学療法士，作業療法士等も勤務している．病院（入院）と自宅（在宅）の中間施設の位置づけであるが，現状は特別養護老人ホームの入所待機者が多くを占める．変更届出は10日以内に行う．

費用，料金は，治療や検査内容などで料金が変わってくる一般病院とは違い，入所期間に応じた定額の料金方式になっている．

表 6-7 サービスの種類

介護給付のサービス	予防給付のサービス
都道府県が指定・監督を行うサービス	
居宅サービス ①訪問介護（ホームヘルプサービス） ②訪問入浴介護 ③訪問看護 ④訪問リハビリテーション ⑤居宅療養管理指導 ⑥通所介護（デイサービス） ⑦通所リハビリテーション（デイケア） ⑧短期入所生活介護（ショートステイ） ⑨短期入所療養介護 ⑩特定施設入居者生活介護（有料老人ホーム等） ⑪福祉用具貸与 ⑫特定福祉用具販売	介護予防サービス ①介護予防訪問介護（ホームヘルプサービス） ②介護予防訪問入浴介護 ③介護予防訪問看護 ④介護予防訪問リハビリテーション ⑤介護予防居宅療養管理指導 ⑥介護予防通所介護（デイサービス） ⑦介護予防通所リハビリテーション（デイケア） ⑧介護予防短期入所生活介護（ショートステイ） ⑨介護予防短期入所療養介護 ⑩介護予防特定施設入居者生活介護 　（有料老人ホーム等） ⑪介護予防福祉用具貸与 ⑫介護予防特定福祉用具販売
市町村が指定・監督を行うサービス	
地域密着型サービス ①小規模多機能型居宅介護 ②夜間対応型訪問介護 ③認知症対応型通所介護 ④認知症対応型共同生活介護（グループホーム） ⑤地域密着型特定施設入居者生活介護 ⑥地域密着型介護老人福祉施設入所者生活介護	地域密着型介護予防サービス ①介護予防小規模多機能型居宅介護 ②介護予防認知症対応型通所介護 ③介護予防認知症対応型共同生活介護 　（グループホーム）
その他の給付（現金給付）	
住宅改修費支給	住宅改修費

③指定介護療養型医療施設（介護保険法・第5条の3）

病状が安定している長期療養患者であって，カテーテルを装着しているなどの常時医学的管理が必要な要介護者で，医療保険適用の者以外を対象とする施設である．申請して知事から指定を受けた療養型病床群等を有する病院，診療所である．指定辞退は1ヵ月以上の予告期間をおく．また，変更届出は10日以内に行う．

指定介護療養型医療施設には，(1) 介護療養病床：病院，診療所，(2) 介護力強化型病院，(3) 老人性認知症疾患療養病棟の3種類がある．ただし，(1) は2012年4月から廃止が決まっていたが，2018年3月まで猶予されている．

(b) 施設サービスの種類

①介護福祉施設サービス…介護（排泄，食事，入浴等），日常生活上の世話，機能訓練，健康管理，療養上の世話

②介護保健施設サービス…看護，医学的管理下での介護（排泄，食事，入浴等），日常生活上の世話，機能訓練，その他の必要な医療

③介護療養施設サービス…療養上の管理，看護，医学的管理下での介護（排泄，食事，入浴等），日常生活上の世話，機能訓練，必要な医療

8）介護保険における訪問調査，かかりつけ医の意見書

（1）訪問調査

　介護保険のサービスの給付を受けたいときは，被保険者（利用者）が，保険者（市町村，特別区）へ審査の申請をし，保険者による訪問調査を受ける．

　訪問調査には概況調査と基本調査がある．概況調査の項目には，①調査実施者，②調査対象者，③現在受けているサービス，施設利用，④日常生活自立度，⑤認知症老人の日常生活自立度，⑥症状，⑦家族状況，⑧居住環境，⑨虐待の有無などがある．基本調査項目には，①直接生活介助関連（入浴，排泄，食事などの介助：身体介護），②間接生活介助関連（洗濯，掃除，買い物等の日常生活の世話：家事援助），③問題行動関連（徘徊や，便をいじる弄便などの不潔行為の後始末等の対応），④機能訓練関連（飲み込みの訓練や歩行などの身体訓練や補助），⑤医療関連行為（呼吸管理や褥瘡の処置などの診療補助）などがある．

（2）かかりつけ医の意見書の内容

　①診察状況（最終診察日，他科受診の有無），②傷病に関する意見，③診断名および発症年月日，④障害の直接の原因となっている傷病の病状，経過および投薬内容，⑤検査所見およびＸ線所見，⑥特別な医療（処置内容，特別な対応，失禁への対応），⑦心身の状況に関する意見，⑧認知症の有無，⑨精神・神経症の有無，⑩身体の状況，⑪その他の身体症状の有無，⑫介護に関する意見，⑬今後3ヵ月以内に発生の可能性が高い病態とその対処方針，⑭医学的管理の必要性，⑮介護サービスにおける医学的観点からの留意項目

9）要介護認定における一次判定

　介護支援専門員（ケアマネージャー）などによる訪問調査の記録に基づいて，コンピューターによる一次判定（一次審査）が行われて認定審査の資料とされる．一次判定は，5つの分野ごとに計算される各介助や行為（表6-8）の要介護認定等基準時間の長さをもとに，介護に要する合計時間が算出され，それによって要支援，要介護に相当するか否かが判断される（表6-9）．

表6-8　介助や行為の5つの分野の内容

直接生活介助	入浴，排泄，食事等の介護
間接生活介助	洗濯，掃除等の家事援助等
問題行動関連行為	徘徊に対する探索，不潔な行為に対する後始末等
機能訓練関連行為	歩行訓練，日常生活訓練等の機能訓練
医療関連行為	輸液の管理，褥瘡の処置等の診療の補助

表 6-9 要介護認定等基準時間による要支援度，要介護度

要支援 1	要介護認定等基準時間が 25 分以上 32 分未満またはこれに相当する状態
要支援 2 要介護 1	要介護認定等基準時間が 32 分以上 50 分未満またはこれに相当する状態
要介護 2	要介護認定等基準時間が 50 分以上 70 分未満またはこれに相当する状態
要介護 3	要介護認定等基準時間が 70 分以上 90 分未満またはこれに相当する状態
要介護 4	要介護認定等基準時間が 90 分以上 110 分未満またはこれに相当する状態
要介護 5	要介護認定等基準時間が 110 分以上またはこれに相当する状態

表 6-10 要介護状態区分の内容と月額限度額

	内　容
区分1	【生活の一部について部分的介護を要する状態】「入浴」に関連する能力に若干の低下，「立ち上がり」「立位保持」「歩行」の不安定，「物忘れ」等が見られることがある．「清潔・整容」「衣服着脱」「居室の掃除」「薬の内服」「金銭の管理」等の行為の，最小限1つの分野で少なくとも毎日1回の介護が必要．
区分2	【中等度の介護を要する状態】「入浴」の直接介護，「排泄」の間接的介護を要する場合が要介護状態区分1よりも増加．「清潔・整容」「食事摂取」「衣服着脱」「排泄」「入浴」等の行為の，最小限2つの分野で，少なくとも毎日1回の介護が必要，など．
区分3	【重度の介護を要する状態】「入浴」「排泄」「衣服着脱」「清潔・整容」に対して，部分的または全面的な直接介護を要する場合が要介護状態区分2よりも増加．「清潔・整容」「食事摂取」「衣服着脱」「排泄」「入浴」等の行為の最小限3つの分野で，少なくとも毎日2回の介護が必要，など．
区分4	【最重度の介護を要する状態】「入浴」「排泄」「衣服着脱」「清潔・整容」の全般にわたって，部分的または全面的な介護を要する．「清潔・整容」「食事摂取」「衣服着脱」「排泄」「入浴」「寝返り」「起き上がり」等の行為のうち，複数の分野で少なくとも1日に3〜4回は，異なる時間に介護が必要，など．
区分5	【過酷な介護を要する状態】生活の全般にわたって，部分的または全面的な介護を要する．「嚥下」に障害がある．自力での「寝返り」「座位保持」はほとんどできない場合が多い．「清潔・整容」「食事摂取」「衣服着脱」「排泄」「入浴」「寝返り」「起き上がり」「立ち上がり」「立位保持」「歩行」等の行為の複数の分野で少なくとも1日に5回以上は，異なる時間に介護が必要．

10）介護認定審査結果の種類

①自立：支援や介護を要さず自立しているもの．

②要支援1，2：現在は介護を要さないが，このままの状態では介護が必要になるので予防が必要なもの．

③要介護1〜5：介護が必要な状態（必要とするサービスのレベルにより段階付け）

要支援と要介護が給付の対象になる．なお，介護認定の有効期間は，初期申請による認定は6か月間，更新後は1年間である．要介護状態区分の内容を表 6-10 に示す．

11）要介護度別認定者数（2012 年 3 月末現在）

総数は 541.56 万人であり，要支援 1：69.72 万人，要支援 2：71.74 万人，要介護合計 400.10 万人（要介護 1：97.95 万人，要介護 2：96.63 万人，要介護 3：73.64 万人，

要介護 4：68.40 万人，要介護 5：63.49 万人）である．

12）ケアプランの作成

　　ケアプランとは，要支援者と要介護者の個別の介護課題を明らかにし，その解決と実現のためにどのようなサービスを受けるかの計画をたてて作成されるものであり，本人または家族等の同意が得られたのちに介護サービス提供機関へサービスの依頼を行う．ケアプランの作成は家族が自分で作成することもできるが，居宅介護支援事業者へサービス依頼の委託をして介護支援専門員に作成してもらうのが一般的である．介護保険制度によるサービスは市町村等が決めて提供する措置制度とは異なり，本人の選択に基づいてサービスの提供を求めるものであるので，ケアプランに対する本人あるいは家族の同意が必要となっている．ケアプランの作成にあたっては，サービス費用（介護報酬）を考慮して種類や数量を選択することが必要である．各サービスの介護報酬の詳細は成書を参照されたい．

4. 年金制度

1）公的年金制度の仕組み

　　日本の年金の特徴は，全国民が社会保険方式による被保険者となる「国民皆年金制度」であり，また，現役世代が高齢者世代を支える「世代間扶養の制度」でもある．
　　年金制度は 3 階建あるいは 2 階建の制度といわれる．図 6-2 のように 1 階に全国民共通の「国民年金（支給される年金の名称は基礎年金）」があり，2 階に会社員や公務員，私立学校教職員等の被用者（雇用されている労働者，いわゆる勤務労働者をいう．）の給与等に比例する「報酬比例年金」である「厚生年金」や「共済年金」があり，さらに 3 階に任意加入の年金がある．2 階および 3 階部分は「上載せ年金」ともいう．大きく基礎年金と上載せ年金に分けて 2 階建の制度ともいわれる．自営業者や農林漁業者などの非被用者は 2 階部分の上載せ年金がない．年金の増額を希望する場合は任意加入の年金（3 階部分）に加入する．共済年金には国家公務員，地方公務員，私立学校教職員の 3 種類がある．また，共済年金の「職域加算」は廃止が決まっている．
　　国民年金は，1985 年の改正によって全国民共通の基礎年金となったので，厚生年金や共済年金も基礎部分の国民年金（基礎年金）の上に報酬比例年金が上載せされることとなった．
　　確定給付企業年金は，納付（拠出）する年金保険料に応じて給付される年金額が決まっているものである．確定拠出年金は，被用者を対象とした企業型と被用者以外を対象とする個人型があり，納付（拠出）金額は本人が決めるが，資金の運用は本人の責任において信託会社等に指示して行うので，受け取る年金額は決まっていない．

国民年金基金	確定拠出年金 (個人型)	確定拠出年金 (企業型)	確定給付 企業年金	厚生年金 基金	
55 万人	12 万人	371 万人	727 万人	447 万人	（職域加算部分）
なし	なし	厚生年金保険 3,441 万人	（代行部分）		共済年金 442 万人

国民年金（基礎年金）6,806 万人（平成 20 年 6,936 万人）
〔内訳：第 1 号被保険者 1,938 万人，第 2 号被保険者 3,883 万人，第 3 号被保険者 1,005 万人〕

図 6-2　公的年金制度（平成 23.3.31 現在）

2）年金制度の体系の概要

（1）公的年金の種類

　国民年金（基礎年金），厚生年金，共済年金には，それぞれに，高齢になって受給する「老齢年金」（共済年金では「退職年金」という．）のほかに，年齢にかかわらず一定の障害の状態に陥ったことにより本人が受給する「障害年金」と，死亡により扶養されていた遺族が受給する「遺族年金」がある．

基礎年金(国民年金)：老齢基礎年金，障害基礎年金，遺族基礎年金
厚　生　年　金：老齢厚生年金，障害厚生年金，遺族厚生年金
共　済　年　金：退職共済年金，障害共済年金，遺族共済年金

　この他に，年金受給に必要な納付期間を待たずに高齢になってしまう人に対する福祉の観点からの「老齢福祉年金」があり，原則として国民年金制度発足時（1961 年）に 50 歳を超えていた人（明治 44 年 4 月 1 日以前に生まれた人）について 70 歳から支給されている．2011 年現在の受給者数は 1 万人以下で，年金額は約 40 万円である．

（2）年金受給に必要な年金保険料納付期間

①国民年金の老齢基礎年金の受給年齢と受給に必要な納付期間

　国民年金の老齢基礎年金の受給は原則 65 歳からであり，年金の受給権を得るためには年金保険料を 25 年以上納付する必要がある（注：期間は短縮が検討されている）．ただし，保険料免除期間がある場合は，この期間を含む納付可能期間（加入可能年数）は原則 40 年間であり，40 年間納付で満額受給となる．40 年未満は，納付期間に応じて減額される．また，保険料納付の免除あるいは延納の制度（後述）があるが，免除期間は年金額には反映されないので減額される．

②国民年金の加入可能年数

40年間加入が可能であるが，昭和16年4月1日以前生まれの人までは短縮されている．すなわち，大正15年4月2日から昭和2年4月1日までに生まれた人は25年，それ以降は昭和16年4月1日生まれの人まで生年月日に応じて26年から39年に短縮されている．

3）国民年金の保険料

（1）国民年金（基礎年金）第1号被保険者の保険料

保険料は，平成16年度までは13,300円であったが，17年度（4月）より毎年280円引き上げて29年度以降は16,900円になるとされている．実際には，これに，さらに賃金変動率と物価変動率を乗じた額であり，19年度以降は予定金額よりも少し減額になっている（2012年度保険料は14,980円）．

（2）付加保険料

第1号被保険者・任意加入被保険者で，国民年金基金に加入中でない人が基礎年金に上載せされる「付加年金」を希望する場合に，定額保険料にプラスして納付するものである．老齢基礎年金と合わせて受給できる終身年金である．付加年金の年間受給額は，65歳から受給した場合，付加保険料月額400円に対して，〔200円×付加保険料納付月数〕である（たとえば，10年間納付した場合の年間受給額は，200円×120月＝24,000円）．

（3）国民年金保険料の延納制度（学生納付特例制度）と納付免除制度

延納制度は，正式には「学生納付特例制度」といい，国民年金に加入する義務のある20歳以上の学生の本人所得が基準以下の場合に，保険料支払いを1年単位で猶予する制度である（20歳になった翌月末日までに住民登録の市区町村年金窓口に申し込む）．納付免除には，全額免除制度と一部納付（免除）制度があり，1号被保険者のみに①申請免除（所得がない場合や生活扶助以外の援助を受ける場合で納付が困難な場合），②法定免除（生活保護法の生活扶助を受ける場合や障害基礎年金の受給権者である場合），③フリーター等の申請免除（30歳未満の第1号被保険者）などがある．

（4）国民年金保険料の追納制度

保険料免除期間や学生納付特例での猶予期間の保険料を10年以内に納付できる制度である．一括と分割がある．2年以降は利子に相当する「加算額」が加わる．

4）厚生年金および共済年金の保険料率（掛金率）

保険料は標準報酬月額×保険料率で算出される．標準報酬月額は，給与と賞与を含

めた年収から算出した平均収入月額（報酬月額）である．厚生年金および共済年金の保険料は労使折半で負担する．

厚生年金の保険料率（掛金率）は，平成24年は16.766%であるが，年に0.354%ずつ引き上げられて平成29年（2017年）から18.30%に，国家・地方公務員共済は年に0.354%ずつ引き上げられて平成35年（2023年）から19.8%に，私学共済は13.292%であるが，年に0.354%ずつ引き上げられて平成42年（2030年）から19.4%になり，以後は固定される．

5）国民年金の支給

国民年金は基礎年金として支給される．受給には，保険料納付済期間と免除期間の合計が25年以上必要である（注：期間の短縮が検討中）．開始年齢は原則65歳である．ただし，60歳からは減額された年金額での「繰上げ支給」を，また，66歳から70歳までの希望する年齢からの増額された年金の「繰下げ支給」を請求できる．

老齢基礎年金（支給開始65歳）の額は保険料納付済期間と保険料免除期間の合計の年数によって異なる．40年で満額であるので，40年に満たない場合はその期間に応じて減額される．また，65歳よりも前から受給する「繰上げ支給」では減額され（繰り上げ1ヵ月当たり0.7%），66歳以降から受け取る「繰下げ支給」では増額される．

なお，支給は口座振込みで，偶数月に2ヵ月分が振り込まれる．

また，第1号被保険者として保険料を3年以上納付した者が，老齢基礎年金・障害基礎年金のどちらも受給せずに死亡し，その遺族が遺族基礎年金を受給できない場合に，死亡一時金が支給される（12万～32万円）．

6）老齢厚生年金の支給

支給要件は，老齢基礎年金の支給要件を満たしていること，および厚生年金保険の被保険者期間が1ヵ月以上あることが必要である．ただし，65歳未満の者に支給する老齢厚生年金については，1年以上の被保険者期間が必要である．

支給開始年齢は，原則として一部（坑内員，船員＝56歳）を除いて60歳である．ただし，基礎年金は65歳からであるので，64歳までは「定額部分（基礎年金部分に相当）」と，「特別支給の報酬比例年金」が支給される．ただし，男性は平成25年度（2013年度）以降，女性は平成30年度（2018年度）以降は65歳未満の者の定額部分の支給はなくなる．

また，厚生年金の支給開始年齢は，男性は平成25年度（2013年度），女性は平成30年度（2018年度）から3年ごとに1歳ずつ引き上げられることになっているので，男性は平成37年度（2025年度）から，女性は平成42年度（2030年度）からは65歳が支給開始となる．

老齢厚生年金額は，65歳以上は，報酬比例年金額＋加給年金額となる．65歳未満の者は，〔基礎年金に相当する定額部分＋報酬比例部分〕の金額に加給年金額を加え

たものが支給額になる．

　加給年金は，年金受給者に生計を維持されている配偶者や子ども，障害者の子がいる場合に加算して支給されるものである．対象者は，年金保険の被保険者期間が20年以上または40歳（女性の場合は35歳）以降15年ある者が，定額部分支給開始年齢に達した時点で，その人に生計を維持されている65歳未満の配偶者，18歳未満の子（1級・2級の障害の状態にある子は20歳未満）がいる場合に支給される．

　厚生年金と同様に，加算年金の支給および在職者の退職共済年金の全額または一部の支給停止がある．

　勤務先で厚生年金保険に加入しながら老齢厚生年金を受給している60歳代前半（60歳から65歳になるまでの間）の者，厚生年金保険の適用事業所に勤務の70歳以上の者については，給料と年金の合計額に応じて年金の支給が停止される場合がある．

5. 生活保護制度

1）生活保護制度とは

　生活保護制度とは，憲法25条で規定されている「健康で文化的な最低限度の生活」を実現するために「生活保護法」で定められた公的扶助制度であり，「生活に困窮するすべての国民に対し，その困窮の程度に応じて必要な保護を行い，健康で文化的な最低限度の生活を保障し，併せてその自立を助長する制度」である．生活保護について定めた法律は，旧・生活保護法が昭和21年（1946年）5月に制定され，昭和25年（1950年）5月に新・生活保護法が制定された．

2）生活保護の対象者および理由

　生活保護の対象者は，「資産（預貯金，生命保険，不動産等），能力（稼働能力等），扶養義務者の扶養，その他あらゆるものを生活に活用しても最低生活の維持が不可能な者」である．このように，収入が最低生活費に満たないために生活ができない者を支援する制度であるので，保護費の受給中は収入の状況の毎月申告，就労に向けた助言や指導，福祉事務所のケースワーカーの訪問調査を受けるなどの義務がある．

　2012年7月の被保護人員数は212万人を超え，世帯数は155万世帯で，そのうち高齢者が4割を占めており，年々増加している．

　2010年の高齢者の保護開始の主な理由は，「貯金等の減少・喪失」が32.4％と最も多く，次いで「老齢による収入の減少」17.0％，「傷病」14.9％，「社会保障給付金・仕送りの減少・喪失」8.8％，「定年・失業」6.1％となっている．

3）生活保護の手続き

　住所地を所管する福祉事務所へ事前相談を行い，希望する場合は申請を行う．福祉

事務所は，生活状況把握のための家庭訪問等による実地調査，預貯金，不動産，保険等の資産調査，扶養義務者による仕送り等の援助による扶養の可否の調査，年金等の社会保障給付，就労収入等の収入の調査，就労の可能性の調査などを行う．保護の決定後も，生活保護費の受給中は収入状況を毎月申告しなければならない．また，世帯の実態に応じて，福祉事務所のケースワーカーによる年数回の訪問調査，就労の可能性のある者に対する就労に向けた助言や指導が行われる．

4）生活保護の種類と保護費の額

　生活保護には，表6-11に示すように，生活，住宅，教育，医療，介護，出産，生業，葬祭の8種類の扶助があり，これに条件によって各種加算が加えられる．

　生活保護費の額は，居住する地域で生活するための「最低生活費」である各扶助の基準額の合計額から，収入がある場合には「収入充当額」が控除された額であり，「扶助額＝最低生活費－収入充当額」である．収入充当額は，収入から必要経費や各種控除額を差し引いた額，すなわち「平均月額収入－（必要経費＋各種控除）」の額である．

　最低生活費の算出に必要な各扶助の基準額を表6-11に示す．

5）生活扶助基準月額の算出方法

　表6-11の①生活扶助基準月額は，第1類の額と2類の額の合計で求められる．第1類の額は，食費，被服費などの「個人として生活に必要な金額」であり，世帯員の各年齢別基準額（たとえば1級地-1は年齢により20,900〜32,340円）の合計である．基準額は子の年齢および居住地（3〜1級地）で異なる．第2類の額は，電気代，水道代，ガス代などの「世帯として必要な金額」であり，世帯人数別基準額と地区別冬季加算額の合計である．

（松本　勅）

表6-11　最低生活費算出のための各扶助の基準額（平成23年度）

①生活扶助	日常生活に必用な費用．飲食物費，光熱水費，被服費，家具什器等．基準額＝基準生活費＋加算（妊産婦，障害者，重度障害者，児童養育等）
②住宅扶助	アパート等の家賃．基準額＝一般基準：家賃（1・2級地 13,000円以内．ただし，地域によって別に特別基準あり．例：東京 69,800円以内）．
③教育扶助	義務教育の費用．学用品費，実験実習見学費，通学用品費，教科外活動費，書籍購入費，学校給食費
④医療扶助	医療費．
⑤介護扶助	介護費用．
⑥出産扶助	出産費用．基準額＝分娩費用（分娩介助料，処置料等）…82,000円以内
⑦生業扶助	就労に必用な技能の修得等にかかる費用．基準額＝生業費，技能修得費（70,000円以内），就職支度費
⑧葬祭扶助	葬祭のために必要な諸経費．…199,000円以内（1・2級地，大人）

付　表
高齢者評価法のいろいろ

付-1　日常生活機能（ADLとIADL）の評価

1) 歩行	3点	完全自立（補助具や介助不要）[① 10m以上可能，② 45m以上可能]
	2点	てすり，杖，歩行器などを利用して自立．監視不要
	1点	他者の監視下，または部分的介助を要する
	0点	他者の全面的介助を要する，または不能
2) 階段昇降	3点	補助なしにできる
	2点	てすり，杖，歩行器利用
	1点	介助または監視を要する
	0点	全介助または不能
3) 食事	3点	箸（あるいはスプーン）を使用して，通常の食物はすべて自分で食べられる
	2点	食器の工夫，自助具の利用により軽食は自分で食べられる
	1点	部分的に（おかずのとり分け，魚の骨はずしなど）介助または監視を要する
	0点	介護者に口に運んでもらう，あるいは飲み込むことができない
4) 更衣	3点	自分ひとりでできる
	2点	ボタンやファスナーなどを変えあるいは自助具などを利用してある特定の衣服は可能
	1点	介助者が手伝えばできる（監視を含む）
	0点	全介助または不能
5) 排泄	3点	自分ひとりでできる
	2点	自助具あるいは集尿器などを利用するが，自分で処理できる
	1点	介助者の手助けを必要とする（排泄後の処理，下着の着脱など）
	0点	全介助または常時失禁する
6) 入浴	3点	浴槽の出入りがひとりでき，身体を洗うタオルを絞れる
	2点	浴室内に手すりを必要とし，自助具などを利用して自分ひとりでできる
	1点	介護者の手助けまたは監視を要する
	0点	全介助またはシャワーもできない
7) 電話	3点	自由に電話をかけられる（電話帳を調べたり，ダイヤル番号を回すなど）
	2点	2～3のよく知っている番号のみにかけられる
	1点	かかってきた電話にはでるが，自分からかけることができない
	0点	全く電話を使用できない
8) 薬の服用	3点	決められた時間に正しい量の薬を飲むことができる
	2点	ときどき飲み間違いが目立つが，原則として自分で管理している
	1点	家族や他人が準備すれば自分で内服できる
	0点	自分では全く内服できない

（注）ADL：1)～6)　IADL：7)，8)
ADLの分については，Barthel Index（付-4）を用いている機関もある．

付-2　身体情報機能の評価

1) 視力	3点	眼鏡使用でも一応日常生活に支障はない
	2点	新聞の小さい字は読めないが，中等以上は読める．手紙などは書けない
	1点	読むことはできない．人の顔は分かるが特徴は分からない
	0点	明暗程度の弁別かあるいは全盲
2) 聴力	3点	問題なし（補聴器可）
	2点	正常より大声が必要
	1点	大声でゆっくり，反復が必要
	0点	ほとんど，全く聞こえない
3) コミュニケーション	3点	問題なし
	2点	家族，付添いなら可能
	1点	家族でも困難
	0点	全く不能
4) 尿失禁	3点	なし，あるいは時に漏らすことがあっても問題にならないくらい
	2点	時々あり，自分でも気にしているが自分で始末可能
	1点	頻回に失禁あり，同居生活者にも多大の支障がある（一部おむつ使用）
	0点	常に失禁（おむつ使用）

付-3　社会生活の評価

1) 経済状態	3点	余裕があり，子供や他人への援助も可能
	2点	自分の生活だけは困らない
	1点	一部子供や他人による援助が必要
	0点	全面的な援助が必要
2) 婚姻状況	3点	結婚し配偶者がいる
	2点	離婚した
	1点	死別した
	0点	未婚
3) 家族状況	3点	子供（または親）と同居（近くに住んでいて毎日行き来する場合も含む）
	2点	配偶者と2人暮らし
	1点	兄弟，親類または他人と同居
	0点	ひとりぐらし，または入院，施設内居住
4) 家族関係	3点	親密，交流十分
	2点	普通の交流あり
	1点	あまり交流なく，家族とも疎遠
	0点	交流皆無（家族がないか，あっても全く交流なし）
5) 集団行動	3点	積極的：積極的に世話人になったり，アイデアを出して行動する
	2点	参加可能：ときどき参加する程度．積極的ではない
	1点	促されれば何とか集団にはいれるが，すべて消極的
	0点	拒否，無関心あるいは病気によりできない（高度認知症，寝たきりも含む）

付-4 バーセルインデックス (Barthel Index)

1. 食事		10：自立．自助具などの装着可．標準的時間内に食べ終える 5：部分介助（たとえば，おかずを切って細かくしてもらう） 0：全介助
2. 車椅子からベッドへの移乗		15：自立．車椅子のブレーキやフットレストの操作も含む（歩行自立も含む） 10：軽度の部分介助または監視を要す 5：座ることは可能であるが，ほぼ全介助 0：全介助または不可能
3. 整容		5：自立（洗面，整髪，歯磨き，ひげ剃り） 0：部分介助または不可能
4. トイレ動作		10：自立．衣服の操作，後始末を含む．ポータブル便器などを使用している場合はその洗浄も含む 5：部分介助．体を支える，衣服，後始末に介助を要する 0：全介助または不可能
5. 入浴		5：自立 0：部分介助または不可能
6. 歩行		15：45m以上の歩行．補装具（車椅子，歩行器は除く）の使用の有無は問わない 10：45m以上の介助歩行．歩行器の使用を含む 5：歩行不能の場合，車椅子にて45m以上の操作可能 0：上記以外
7. 階段昇降		10：自立（手すりなどの使用の有無は問わない） 5：介助または監視を要する 0：不能
8. 着替え		10：自立．靴，ファスナー，装具の着脱を含む 5：部分介助．標準的な時間内．半分以上は自分で行える 0：上記以外
9. 排便コントロール		10：失禁なし．浣腸，坐薬の取り扱いも可能 5：ときに失禁あり．浣腸，坐薬の取り扱いに介助を要する者も含む 0：上記以外
10. 排尿コントロール		10：失禁なし．尿器の取り扱いも可能 5：ときに失禁あり．尿器の取り扱いに介助を要する者も含む 0：上記以外

(Mahoney. F. I & Barthel. D. W：Functional evaluation：The Barthel Index. Maryland. State. Med. J. 14（2）：61-65,1965），石田 暉．脳卒中後遺症の評価スケール．脳と循環 1999；4：151-159 より改変．

付-5 老研式活動能力指標：手段的日常生活動作能力検査 (Instrumental ADL；IADL)

	項目	配点 1	配点 0	ADLの種類
1	バスや電車を使って一人で外出ができますか	はい	いいえ	手段的ADL
2	日用品の買物ができますか	はい	いいえ	
3	自分で食事の用意ができますか	はい	いいえ	
4	請求書の支払いができますか	はい	いいえ	
5	銀行預金，郵便貯金の出し入れが自分でできますか	はい	いいえ	
6	年金などの書類が書けますか	はい	いいえ	知的ADL
7	新聞などを読んでいますか	はい	いいえ	
8	本や雑誌を読んでいますか	はい	いいえ	
9	健康についての記事や番組に関心がありますか	はい	いいえ	
10	友達の家を訪ねることがありますか	はい	いいえ	社会的ADL
11	家族や友達の相談にのることがありますか	はい	いいえ	
12	病人を見舞うことができますか	はい	いいえ	
13	若い人に自分から話しかけることがありますか	はい	いいえ	

注）手段的ADLスコア（5点満点），知的ADLスコア（4点満点），社会的ADLスコア（4点満点），でそれぞれのADLを評価する．総計を高次ADLスコアとする．カットオフ値はない．

(古谷野 亘・他；地域老人における活動能力の測定―老研式活動能力指標の開発―日本公衆衛生雑誌 1987；34：109-114）より改変．

付-6 自己評価うつ病スケール（SDS：Self-rating Depression Scale）

下記の20項目のそれぞれについて，現在のあなたの状態に近いのを4つの中から1つ選び，印をつけてください

項　目	まれに	時々	しょっちゅう	ほぼ常に
1. 私は気が沈み，憂うつです				
2. 朝は私の最も気分のよい時です				
3. 泣いたことや，泣きたくなることがあります				
4. 夜よく眠れません				
5. 以前と同じくらい食べます				
6. まだセックスを楽しんでいます				
7. 体重の減っていくのが自分でわかります				
8. 私は便秘に悩んでいます				
9. 心臓が通常より速く拍動します				
10. わけもなく疲れます				
11. 私の心は以前と同じようにすっきりしています				
12. 物事をいつものように気楽にやれます				
13. 私は落ち着きがなくじっとしていられません				
14. 自分の将来については希望をもっています				
15. いつもよりいらいらします				
16. 気楽に決断することができます				
17. 自分は役に立ち必要な人間であると感じます				
18. 私の人生はかなり充実しています				
19. もし私が死んだら他の人たちはもっとよい暮らしができるのにと思います				
20. 以前からの趣味をまだ楽しんでいます				

配点：第1, 3, 4, 7, 8, 9, 10, 13, 15, 19項目に対しては左から右へ1点, 2点, 3点, 4点と配点し, 残りの10個の項目に対しては右から左へ1点, 2点, 3点, 4点と配点する.
評価：合計点（20〜80点）が, 55点以上：うつ病　33〜54：うつ状態　32点以下：正常

付-7 改訂　PGCモラールスケール

	質問事項	回答
1	あなたの人生は，年をとるにつれてだんだん悪くなってゆくと思いますか	0. そう思う　1. そうは思わない
2	あなたは去年と同じように元気だと思いますか	1. はい　0. いいえ
3	さびしいと感じることがありますか	1. ない　1. あまりない　0. 始終感じる
4	最近になって小さなことを気にするようになったと思いますか	0. はい　1. いいえ
5	家族や親戚，友人との行き来に満足していますか	1. 満足している　0. もっと会いたい
6	あなたは，年をとって前よりも役に立たなくなったと思いますか	0. そう思う　1. そうは思わない
7	心配だったり，気になったりして，眠れないことがありますか	0. ある　1. ない
8	年をとるということは，若い時に考えていたよりも，良いことだと思いますか	1. よい　0. 同じ　0. 悪い
9	生きていても仕方がないと思うことがありますか	0. ある　1. あまりない　1. ない
10	あなたは，若い時と同じように幸福だと思いますか	1. はい　0. いいえ
11	悲しいことがたくさんあると感じますか	0. はい　1. いいえ
12	あなたは心配なことがたくさんありますか	0. はい　1. いいえ
13	前よりも腹をたてる回数が多くなったと思いますか	0. はい　1. いいえ
14	生きることは大変厳しいと思いますか	0. はい　1. いいえ
15	今の生活に満足していますか	1. はい　0. いいえ
16	物事をいつも深刻に考えるほうですか	0. はい　1. いいえ
17	あなたは心配事があると，すぐにおろおろするほうですか	0. はい　1. いいえ

17点満点で高得点ほどQOL（モラール）が高いと判断される.
地域在住高齢者での参考基準値は8〜15点.

（古野谷　亘：QOLなどを測定するための測度（2）老年精神医学雑誌 1996；7：431-44）

索　　引

欧文

3Ms　24, 159
4Ds　24
4の字テスト　102
5ls　24
24時間血圧測定　61
α_1-アンチトリプシン欠損症　128
ABA法　168
ADL　13
AFR　168
ATR　97
Baker 囊腫　108
Barthel Index　45
Borg Scale　129
CGA　42
COPD　128
DBS　119
DSM-IV　123
EHL　95
FHL　95
FNS　95
Fretcher-Hugh-Jones の分類　129
FT関節　104
GDS　44, 123
GDS15　44
GDS簡易版　15, 44
HDS-R　43
Hoehn と Yahr の重症度分類　117
hyperbaric index　61
ICD-10　123
IPSS　168
IQ　14
Katz Index　45
klotho 遺伝子　18
L-DOPA療法　115
Lasegue 徴候　95
MAO-B　119
MFR　168
MMSE　43
MMT　95
MRI検査　43
OBASS　164
O脚　110
PF関節　104
PHN　154
PTR　97
QOL　14, 46
Rinne法　180
SDS　46
SF36　46
SLR　54, 95
Thomas テスト　95
TUGT　30

UPDRS　118
WAIS 成人知能診断検査　13
WBI　30
Weber法　180
WHO/QOL26　46

あ

アイロン体操　82
アウエルバッハ神経叢　145
アキレス腱反射　97
アミロイド沈着　27
アルツハイマー型認知症　27
アルツハイマー病　27
アロディニア　157
あぐら　101
軋轢音　103
安静時狭心症　140
安静時振戦　116
安定狭心症　140

い

イートンテスト　71
インキンタムシ　153
生きがい喪失　12
生きがいづくり　16
医原性疾患　23
医師の同意書　185
医療機関別受療率　8
医療保険制度　185
胃回腸反射　145
胃結腸反射　145
移乗動作　25, 39
異所性骨化　72
遺族年金　202
遺伝子支配説　18
一次判定　199
一部負担金　187
一過性単純性便秘　147
陰虚証　155

う

ウエクスラー式成人知能検査　13
うつ状態　12, 28, 122
うつ病　12, 28, 122
うつ病性仮性認知症　123
烏口鎖骨間メカニズム　75
烏口突起炎　74
腕落下テスト　78
上載せ年金　201
運動開始時痛　110
運動鍼　69

え

エストロゲン　152
エラー説　18
衛気　154
栄養性骨粗鬆症　87
営衛　21
腋窩神経　77
円背　32
延納制度　203
鉛管様筋強剛　116
塩酸アマンタジン　119

お

黄色靱帯骨化症・石灰化症　73
黄色靱帯肥厚症　73

か

かかりつけ医の意見書　199
かさつき　152
下肢伸展挙上テスト　95
下寿　20
下部尿路症状　161
可撓性　32
加齢白内障　171
仮面高血圧　137
家族介護力低下　16
家庭血圧測定　138
過活動膀胱　59, 162
過活動膀胱症状質問票　164
過活動膀胱の病因　163
過伸展圧迫検査　71
顆間隆起　106
顆粒層　151
鷲足　107
介護支援専門員　188
介護福祉士　188
介護保険制度　16
介護保険の保険者　194
介護予防運動指導員　188
介護老人保健施設　197
介助　13
回転性めまい　182
改訂 PGC モラールスケール　46
改訂長谷川式簡易知能評価スケール　42
外肛門括約筋　146
外出動作　13
外側骨折　102
外側側副靱帯　107
各種共済　185
角質間脂質　150
角質細胞　150

索引

角質層　150
確定給付企業年金　201
確定拠出年金　201
片足起立時間　30
片足立ち検査　183
肩関節　74
肩関節周囲炎　73
肩こり　84
肩複合体　74
活性酸素説　18
亀背　32
肝鬱気滞　147
冠血管攣縮性狭心症　140
間欠性跛行　93
嵌頓症状　106
感音難聴　29, 178
寛骨臼　98
関節腫脹　110
関節水腫　110
関節内骨折　103
関節鼠　106
簡易生命表　5
丸薬まるめ様振戦　116
眼圧　175

き

キメ　152
気管支拡張薬　132
気虚証　155
気秘　148
気分　50
肌理　152
記憶　20
記憶力　13
記銘　13
記銘障害　13
起立性低血圧　117
基質　151
基礎年金　201
基底層　151
基底膜　151
期外収縮　143
器官・系の老化　20
器質性狭心症　140
器質性便秘　147
機能性便秘　147
偽関節　103
喫煙　128
急性冠症候群　140
急性感染症　1
巨大結腸症　147
去痰剤　132
居宅サービス　187
虚血性心疾患　140
虚秘　148
共済年金　201
狭心症　140
胸鎖関節　75
仰臥位　40
近親者との離別　12
筋強剛　115
筋・筋膜性頸部痛　67

筋・筋膜性背部痛　84
筋・筋膜性腰痛症　89
筋ポンプ作用　85
禁煙　132
緊張性頭痛　68

く

クロスリンキング説　19
車いす　37

け

ケアプラン　201
ケアマネージャー　188
ケラトヒアリン顆粒　150
脛骨粗面　106
経済的問題　12
敬愛の念　25
軽費老人ホーム　192
痙攣性便秘　147
頸椎症性神経根症　70
血圧測定　137
血圧値分類　138
血管障害性パーキンソニズム　115
血虚証　155
結晶性能力　19
結帯動作　78
結髪動作　78
結脈　144
月状面　98
見当識　13, 43
肩甲胸郭関節　75
肩甲上神経　77
肩甲上腕関節　74
肩鎖関節　75
肩峰下滑液包炎　74
健康感　16
健康寿命　5
健康状態の意識度　7
健康保険　185
健忘　14
健忘症候群　27
腱板炎　74
腱板損傷　73
腱板負荷テスト　78
言語　20
原発開放隅角緑内障　175
原発閉塞隅角緑内障　175
現役並み所得者　187

こ

コッドマン体操　82
コラーゲン　151
コンドロイチン　151
小じわ　152
股関節痛　98
胡座　101
五十肩　73
公的年金制度　201
公的扶助制度　16
抗ウイルス剤　157

抗菌薬　133
抗コリン剤　119
幸福感　16
後期高齢者医療制度　185
後縦靱帯骨化症・石灰化症　71
後弯症　31
厚生年金　201
高回転骨粗鬆症　87
高額療養費制度　187
高血圧　60
高齢化社会　2
高齢者医療確保法　185
高齢者うつスケールGDS　42
高齢社会　2
高齢者総合的機能評価　42
高齢者のイメージ　15
高齢者の疾病の特徴　23
高齢者の証　22
高齢者の問題　12
高齢者の問題点　24
絞扼神経障害　73
構築性側弯症　32
膠原線維　151
国際前立腺症状スコア　162, 168
国民医療費　186
国民健康保険　185
国民生活基礎調査　6
国民年金　201
国家公務員共済組合　185
骨性癒合　103
骨折　31
骨頭下骨折　102
混合難聴　178

さ

坐骨神経痛　95
坐骨大腿靱帯　99
再生　13
最大尿流率　168
最低生活費　206
在宅介護支援センター運営事業　190
在宅サービス　187
在宅サービスの三本柱　187
在宅酸素療法　133
三焦気化　133
残尿量　59
残便感　145

し

ショートステイ　187
ショートステイ事業　189
シルバー鍼灸等調査研究事業　52
ジスキネジア　118
ジャクソンテスト　71
弛緩性便秘　147
死亡数　1
私立学校教職員共済組合　185
姿勢異常　31
姿勢の変化　52
姿勢反射障害　117

施設サービス 197
指定介護療養型医療施設 198
指定介護老人福祉施設 191, 197
脂肪組織 150
脂漏性湿疹 153
脂漏性皮膚炎 153
紫外線 151
視覚障害 29, 171
視野変化 175
耳鳴 177
自己評価うつ病スケール 46
自己負担額 187
自殺念慮 28
自律神経障害 117
自立度 13
湿熱証 156
膝窩 108
膝蓋下滑膜ヒダ 106
膝蓋下脂肪体 106
膝蓋腱反射 97
膝蓋骨圧迫テスト 112
膝蓋骨のざらつき 112
膝蓋上包 107
膝蓋靭帯 106, 108
膝蓋大腿関節 104
膝蓋跳動 112
膝蓋軟骨軟化症 104
社会福祉士 188
主観的QOL 16
主観的幸福感 46
受療状況 8
出生数 1
初期関節症 101
徐脈性不整脈 143
少産少死時代 2
少子高齢化 2
症候性認知症 27
傷害蓄積説 18
障害高齢者の日常生活自立度 47
障害年金 202
上位所得者 187
上寿 20
上殿皮神経領域 94
上腕二頭筋長頭腱腱鞘炎 74
常習性便秘 147
情緒の評価 44
食事性便秘 148
褥瘡 34, 153
心筋梗塞 140
心房細動 143
身体的機能低下 13
身体的障害 13
神気 21
神経血流 97
神経原線維 27
神経根症状 72
神経内分泌説 19
真核細胞 17
真気 21
真菌 153
真皮 150, 151
振戦 115
振動性耳鳴 178

進行期関節症 101
診察室血圧測定 137
鍼灸治療の役割 63
鍼灸の保険取り扱い 185
人工骨頭置換術 104
人口ピラミッド 3
腎気の盛衰過程 21

す

スカルパ三角 100
ステロイド外用薬 153
ストレス 7
ストレス下高血圧 137
ストレッチ 82
ストレッチテスト 80
スパーリングテスト 71
スパイロメトリー 129
スピードテスト 80
水痘 154
水痘・帯状疱疹ウイルス 154
睡眠状態 50
随時血圧測定 60

せ

セラミド 150
ゼニタムシ 153
井穴 157
生活習慣病時代 2
生活の質 14, 46
生活扶助基準月額 206
生活保護 16
生活保護制度 205
生活満足感 16
生産年齢人口 3
生理的老化 151
清濁の分別 146
聖人 21
精神障害 28
精神遅滞 14
精神的障害 14
精神的負担 12
脊髄症 70
脊髄症状 72
脊柱管狭窄症 72
脊椎分離・すべり症 92
脊椎分離症 92
切迫性尿失禁 59
石灰沈着性腱板炎 74
船員保険 185
線維芽細胞 151
線状DNA 17
全身状態 50
前股関節症 101
前庭性めまい 181
前頭側頭型認知症 27
前立腺肥大症 168
前弯症 32
蠕動運動 145

そ

早朝高血圧 137
搔痒感 153
総腓骨神経 109
糟粕の伝化 146
増殖性変化 100
促脈 144
側弯症 32
続発緑内障 175

た

ターンオーバー 151
多鋼線固定法 104
多細胞生物 17
多産少死時代 2
多産多死時代 1
多臓器疾患 23
代謝調節説 19
代脈 144
体位変換 25, 35, 41
体重支持指数 30
退行性変化 100
退職年金 202
帯状疱疹 154
帯状疱疹後神経痛 154
大うつ病 122
大後頭神経 67
大腿脛骨関節 104
大腿骨頭 98
大腿骨頭壊死 104
大腿骨頭靭帯 99
大腿骨頭靭帯動脈 99
大腿三角部 91
大腿神経伸展テスト 95
大腿神経痛 95
大腿動脈 108
大腸性便秘 147
大便秘結 148
第2肩関節 75
第一次ベビーブーム 2
第二次ベビーブーム 2
単一被検体法 168
単細胞生物 17
短期入所生活介護 187
団塊の世代 2
弾性線維 151

ち

地方公務員等共済組合 185
知能 13
知能指数 14
知能障害 14
知能評価法 13
恥骨大腿靭帯 99
中間骨折 102
中寿 20
中毒性パーキンソニズム 116
昼間排尿間隔 59
超高齢社会 2

腸脛靱帯　107
腸脛靱帯炎　107
腸脛靱帯摩擦症　107
腸骨大腿靱帯　99
腸蠕動　147
腸燥便秘　147
腸腰筋由来の腰痛　91
聴覚障害　29, 177
聴診三角　84
直腸性便秘　147
直腸反射　148

つ

追想　13
追納制度　203
椎間関節性腰痛　94
椎間孔圧迫検査　71
椎間板症　71
通院者率　8
通所介護　187
爪白癬　153

て

テロメア仮説　18
テロメア構造　17
デイサービス　187
デイサービス事業　190
手伸ばし試験　30
低回転骨粗鬆症　87
低周波鍼通電療法　157
天寿　20
天年　20
転子間貫通骨折　103
転子間骨折　103
転倒　30
伝音難聴　29, 178

と

トーマステスト　95
ドパミンアゴニスト　118
ドロップアームテスト　78
兎糞状便　149
徒手筋力検査　95
閉じこもり　13
疼痛性肩関節制動症　74
洞不全症候群　143
動作緩慢　115
道術者　21
特定疾病　196
特発性変形性股関節症　101
特別徴収　196
特別養護老人ホーム　192
床ずれ　153
床につききり　13, 33
突発性難聴　29

な

内肛門括約筋　146
内側骨折　102

内側側副靱帯　107
内転筋管　108
内転筋裂孔　109
内反膝　110
内分泌性骨粗鬆症　87
悩み　7
難聴　177

に

二次性認知症　27
二次性変形性股関節症　101
日常生活動作　7
日常生活への影響　7
尿意切迫　161
尿意切迫感　163
尿流動態検査　59
尿路障害　29
認知症　13, 27
認知障害　27
認知症性高齢者の日常生活自立度判定基準　47

ね

ネガティブイメージ　15
寝たきり　33, 153
寝たきり高齢者　13
寝たきりゼロへの10か条　34
寝たきり度　46
熱秘　148
年金制度　16
年少人口　3
年齢3区分別人口　3

の

脳萎縮　27
脳血管障害　62
脳血管性認知症　27
脳梗塞　115
脳深部刺激療法　119

は

パーキンソニズム　115
パーキンソン症候群　115
パーキンソン病　115
パテラセッティング　54
パトリックテスト　102
把持　13
歯車様筋強剛　116
馬尾　93
馬尾性間欠性跛行　93
背臥位　40
肺気腫　128
背部痛　83
排尿困難　59
排尿障害　29
白衣高血圧　137
白癬菌感染　153
白内障　171
肌荒れ　152

発汗障害　117
発達緑内障　175
反射性交感神経性ジストロフィー　73
反射性の放散痛　94
半月板　105

ひ

ヒアルロン酸　151
ヒルシュスプルング病　147
ピック病　28
日帰り介護　187
引きこもり　13
皮下組織　150
皮脂　151
皮脂欠乏性湿疹　153
皮脂腺　151
皮脂膜　151
皮膚バリア　151
皮毛　154
泌尿器障害　159
非アルツハイマー病型変性認知症　27
非回転性めまい　182
非振動性耳鳴　178
非前庭性めまい　182
非定型的症候　23
非被用者保険　185
被保険者　195
被用者保険　185
光老化　151, 152
膝の側方動揺　110
表皮　150
表皮ランゲルハンス細胞　151
病的姿勢　32
頻脈性不整脈　143

ふ

フリーラジカル説　18
プラスイメージ　15
プログラム説　18
不安定狭心症　140
不随意運動　118
不整脈　142
不撓性　32
不良姿勢　32
付加年金　203
振り子体操　82
普通徴収　196
伏臥位　41
伏痰　133
副腎皮質ステロイド　132
腹臥位　41
腹皮攣急　149
腹部膨満　147
分節運動　145

へ

ベーカー嚢腫　108
ペインスケール　49

ペインフルアークサイン 78
平均寿命 5
平均尿流率 168
閉経後骨粗鬆症 87
閉鎖孔 100
変形性関節症 105
変形性頸椎症 70
変形性股関節症 100
変形性膝関節症 110
変形性膝関節症評価票 54
変形性腰椎症 58, 91
便臭 149
便秘 117, 145

ほ

ホームヘルパー 188
ホームヘルプサービス 187
ホームヘルプサービス事業 189
ポジティブイメージ 15
歩行異常 33
歩行状態 50
歩行速度 30, 51
歩行分析 30
保険料率 203
訪問介護 187
訪問介護士 188
訪問調査 199
報酬比例年金 201
棒体操 82
膀胱コンプライアンス 59
本態性高血圧 136

ま

マイスナー神経叢 147
マイナスイメージ 15
マラセチア真菌 153
マン検査 183
末期関節症 101
慢性・退行性疾患 50
慢性・退行性疾患時代 2
慢性感染症 1
慢性感染症時代 1
慢性気管支炎 128
慢性閉塞性肺疾患 128

み

みずぼうそう 154
水虫 153

む

無症候性心筋虚血 140
無分離・すべり症 92

め

メラニン 151
メラニン細胞 115
メルケル細胞 151
めまい 180
免疫異常説 19

も

モノアミン酸化酵素阻害剤 119

や

ヤーガソンテスト 80
夜間高血圧 137
夜間痛 74
夜間排尿回数 59
夜間頻尿 161
夜間頻尿の変化 52
薬物性パーキンソニズム 115

ゆ

有棘層 151
有訴者率 6
有痛弧徴候 78
有病率 6
有料老人ホーム 192

よ

要介護・要支援認定者数 16
要介護者 195
要介護状態 13, 195
要介護状態区分 200
要介護状態の原因 24
要介護度別認定者数 200
要支援者 195
要支援状態 195
要支援状態の原因 24
腰三角 90
腰神経後枝内側枝 94
腰腿点 97
腰部脊柱管狭窄症 58, 93
養護老人ホーム 192
抑うつ傾向 15
抑うつ状態 12
翼状ヒダ 106

ら

ラクナ梗塞 115
ラセーグ徴候 95

り

流涎 117
流動性能力 20
良性姿勢 32
療養費払い 185
緑内障 174
輪状収縮 145

れ

レビー小体型認知症 27
冷秘 148

ろ

ロンベルグ検査 183
老化 17
老化学説 17
老化に関する10原則 17
老化の4原則 17
老化の原因 17
老化抑制遺伝子 18
老研式活動能力指標 45
老人憩の家 192
老人医療 185
老人休養ホーム 192
老人クラブ 191
老人行動評価尺度 62
老人性円背 32
老人性乾皮症 152
老人性骨粗鬆症 87
老人性難聴 29
老人性皮膚掻痒症 152
老人性変形性股関節症 101
老人斑 28
老人病 24
老人福祉制度 187
老人福祉センター 192
老人福祉法 25
老人保健法 185
老年医学的総合評価 42
老年期の人格の特徴 25
老年期の心身の特徴 25
老年症候群 27
老年人口 3
老年人口指数 4
老年病 24
老齢基礎年金 202
老齢厚生年金 204
老齢年金 202
労作性狭心症 140

【編著者略歴】

松本　勅
（まつもと　ただす）

1944年　長野県に生まれる
1972年　東京教育大学教育学部理療科教員養成施設（現筑波大学）卒業
1972年　同研究生（臨床専攻生）
1975年　順天堂大学医学部麻酔科研究員
1978年　明治鍼灸短期大学講師
1983年　明治鍼灸大学講師
1985年　明治鍼灸大学助教授
1990年　医学博士（京都府立医科大学）
1991年　明治鍼灸大学教授
1993年　明治鍼灸大学・大学院教授兼任
1999年　介護支援専門員（ケアマネージャー）資格
2008年　明治国際医療大学（旧明治鍼灸大学）教授，大学院教授
2011年　明治国際医療大学退職　名誉教授
　　　　現在に至る

高齢鍼灸学
高齢者の保健・福祉と鍼灸医療　　　ISBN978-4-263-24053-3

2013年3月20日　第1版第1刷発行

編著者　松　本　　　勅
発行者　大　畑　秀　穂
発行所　医歯薬出版株式会社

〒113-8612　東京都文京区本駒込1-7-10
TEL.（03）5395-7641（編集）・7610（販売）
FAX.（03）5395-7624（編集）・8563（販売）
http://www.ishiyaku.co.jp/
郵便振替番号 00190-5-13816

乱丁，落丁の際はお取り替えいたします　　印刷・木元省美堂／製本・明光社
© Ishiyaku Publishers, Inc., 2013. Printed in Japan

本書の複製権・翻訳権・翻案権・上映権・譲渡権・貸与権・公衆送信権（送信可能化権を含む）・口述権は，医歯薬出版㈱が保有します．

本書を無断で複製する行為（コピー，スキャン，デジタルデータ化など）は，「私的使用のための複製」などの著作権法上の限られた例外を除き禁じられています．また私的使用に該当する場合であっても，請負業者等の第三者に依頼し上記の行為を行うことは違法となります．

JCOPY ＜㈳出版者著作権管理機構 委託出版物＞

本書を複写される場合は，そのつど事前に㈳出版者著作権管理機構（電話 03-3513-6969，FAX 03-3513-6979，e-mail：info@jcopy.or.jp）の許諾を得てください．